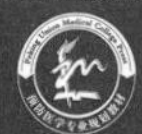

全国高等职业教育预防医学专业规划教材

健康教育与健康促进

（供预防医学、健康管理、公共卫生管理、卫生信息管理及相关专业使用）

主　编　顾　娟　任　森

中国协和医科大学出版社

北　京

内容提要

本教材是“全国高等职业教育预防医学专业规划教材”之一，系根据本套教材的编写指导思想和原则要求，结合专业培养目标和本课程要求的教学目标编写而成，内容涵盖了健康相关行为及行为改变理论、健康传播方法与技术、重要场所的健康教育与健康促进等。此外，本教材还增加了教学课件、思维导图、能力测试等数字资源，丰富了教材内容，增强了线上和线下教学的联动性，以提升学生学习的主动性和积极性。

本教材主要供预防医学、健康管理、公共卫生管理、卫生信息管理及相关专业使用，也可作为公共卫生专业人员、卫生管理人员、社区卫生服务工作者等开展健康教育活动的参考用书。

图书在版编目（CIP）数据

健康教育与健康促进 / 顾娟，任森主编. -- 北京：中国协和医科大学出版社，2024.7
（全国高等职业教育预防医学专业规划教材）
ISBN 978-7-5679-2384-3

Ⅰ. ①健…　Ⅱ. ①顾… ②任…　Ⅲ. ①健康教育－高等职业教育－教材　Ⅳ. ①R193

中国国家版本馆CIP数据核字（2024）第086057

主　　编　顾　娟　任　森
策划编辑　沈紫薇
责任编辑　张秋艳
封面设计　邱晓俐
责任校对　张　麓
责任印制　黄艳霞
出版发行　**中国协和医科大学出版社**
（北京市东城区东单三条9号　邮编100730　电话010-65260431）
网　　址　www.pumcp.com
印　　刷　涿州汇美亿浓印刷有限公司
开　　本　889mm×1194mm　1/16
印　　张　11.25
字　　数　320千字
版　　次　2024年7月第1版
印　　次　2024年7月第1次印刷
定　　价　58.00元

全国高等职业教育预防医学专业规划教材建设指导委员会

编者名单

主　编　顾　娟　任　森

副主编　胡晓江　王丽萍

编　者（按姓氏笔画排序）

王丽萍（盐城市疾病预防控制中心）

井杏雨（泰山护理职业学院）

边　静（广州卫生职业技术学院）

任　森（长沙卫生职业学院）

李丽娟（肇庆医学院）

邱　静（盐城市第三人民医院）

何　昊（泰山护理职业学院）

苑佼佼（沧州医学高等专科学校）

郑　洋（江苏医药职业学院）

胡晓江（江苏卫生健康职业学院）

顾　娟（江苏医药职业学院）

徐东剑（江苏卫生健康职业学院）

出版说明

随着我国公共卫生事业的发展和社会对公共卫生服务需求的增加，预防医学在保障人民健康、提高生活质量方面的作用日益突出。高等职业教育作为培养高素质预防医学人才的摇篮，承担着重要的使命与责任。在国家教育改革的引领下，高等职业教育逐渐向现代化、职业化和信息化发展，对教材编写提出了更高要求。

本套教材是以实践科学发展观为指导思想，以服务教学、指导教学、规范教学、适应我国医学教育改革为宗旨，立足高等职业教育教学实际，以胜任能力培养为目标，使课程设置与理论实践紧密衔接，突出教材内容的实用性、先进性、科学性和通用性。本套教材为新形态教材，具体体现为：体现教育改革精神与职业教育特色；注重产教融合，突出实践教学；以实际操作技能为导向，融入新技术、新方法；融合思政，强化价值引领；以学生为中心，丰富模块设计；纸质教材与数字教材融合；教材编写在贯彻职业教育理念的同时，亦充分体现现代化的教育思想和方法，以全面提升学生的创新精神、人文素养、胜任能力等综合素质，培养适应医疗卫生体制改革的复合型和应用型人才。

同时，本套教材的编写遵循教材编写的基本规律，秉持“三基、五性、三特定”的原则，注重基础理论、基本知识和基本技能的培养，内容深度和广度适应全国高等职业教育的需求。教材编写以预防医学专业的培养目标为导向，着重培养学生的职业技能，满足职业岗位需求、学生学习需求和社会需求。教材内容涵盖了预防医学领域工作岗位所需的知识、技能和素质，帮助学生全面理解工作岗位，培养科学的临床思维和学习方法，以满足社会对学生知识和技能的要求，强调培养学生的创新能力、信息获取技能和终身学习能力，确保教材的启发性。在编写过程中，我们充分考虑到高等职业教育的多样性，确保教材既能适应不同院校的需求，又能满足学生毕业时的知识和技能要求。

本套教材涵盖流行病学、传染病学、卫生统计学等10门课程，定位清晰、特色鲜明，具有以下特点。

一、体现教育改革精神与职业教育特色

本套教材强调实际操作和技能培训，注重培养学生的职业素养和实际工作能力。内容贴近职业实践，力求使学生能够顺利进入职业领域，成为胜任基层医疗机构或预防医学相关岗位的高级技术型专业人才。编写过程中，我们注重教材内容与实际工作岗位匹配，确保教材内容符合基层实际工作的需求。

二、注重产教融合，突出实践教学

高等职业教育强调产教深度融合，创新培养模式，这是职业教育的重要发展方向。本套教材的建设始终把提高人才培养质量放在首位，密切联系实际，突出实践教学，将专业内容设置与行业需求对接；推动教学与行业技术发展同步，使课程内容与职业标准对接；完善职业教育教学过程机制，使教学过程与实际工作过程对接。

三、以学生为中心，丰富模块设计

考虑到职业教育学生的年龄和学习特点，本套教材的模块设置丰富多样，包括案例导入、思维导图、执考知识点总结、习题等模块。这种结构不仅有助于学生理解和记忆知识点，还能提高学生的学习兴趣和效果。每个模块设计精细，既有理论讲解，又有实践应用，旨在全面提升学生的综合素质。

四、贴合公共卫生执业助理医师资格考试

为了帮助学生更好地应对公共卫生执业助理医师资格考试，本套教材对比了2019版和2024版考纲，将最新考纲的变化细致拆解到各章中，方便学生掌握最新的考试要求。这一设计使教材更具针对性和实用性，帮助学生高效备考，提升考试通过率。

五、纸数融合，丰富学习体验

本套教材采用纸数融合的形式出版，即在纸质教材内容之上，配套提供数字化资源。通过思维导图、课件等多种媒体形式强化内容呈现，丰富教学资源。读者可以直接扫描书中二维码，阅读与教材内容相关联的课程资源，从而丰富学习体验，使学习更加便捷。这种创新的学习方式，不仅提高了教学效果，也提升了学生的学习积极性和主动性。

希望本套教材的出版，能够推动高质量预防医学专业人才的培养，促进我国预防医学学科或领域的教材建设与教育发展，为我国公共卫生事业的发展和人民健康的保障作出积极贡献。

前言

“健康教育与健康促进”是高等职业教育预防医学专业的核心课程，它是一门以健康相关行为为研究对象，研究健康教育和健康促进理论、方法和实践的科学。在国际上，健康教育与健康促进是五大公共卫生能力培养目标之一，是解决现代社会重要公共卫生问题的核心策略。健康教育与健康促进不仅具有自身的理论体系，而且也具有很强的实践性。

本教材是“全国高等职业教育预防医学专业规划教材”之一，系根据本系列教材的编写指导思想和原则要求编写而成，以人才培养目标为依据，以高等职业教育预防医学专业岗位核心能力培养为导向，结合全国公共卫生执业助理医师资格考试大纲要求进行内容设计，强化理实一体，注重理论知识与岗位需求结合，以真实案例为导入点，突出加强学生健康教育与健康促进的基本技能培养。

本教材内容包括七章，第一章和第二章是健康教育与健康促进的基本理论；第三章和第四章是健康教育与健康促进的基本技能与方法；第五章至第七章是健康教育与健康促进的实践应用。本教材通过导入真实案例，激发学生思考，引导学生学以致用，用理论知识解决实际问题；通过知识拓展形式，引入健康教育与健康促进的先进理念、实践经验和策略指导，以拓展学生的视野，帮助学生更深入地理解健康教育与健康促进对建设健康中国、提高全民健康水平所具有的重要意义。此外，为体现教材的先进性，突出内涵培养，本教材还融入课程思政案例，实现思政育人全程化目标。本教材主要供高等职业院校预防医学专业使用，也可作为公共卫生执业助理医师资格考试的备考用书。

本教材配备丰富多样的数字化资源，构建立体化教学体系，为提升教学质量、促进师生互动、提高教学水平和提升人才培养质量提供支撑。

本教材的编者来自全国多所高等职业院校，有多位行业一线专家参与，大家齐心协力，克服时间紧、任务重、参考资料少等困难，努力完成了本教材的编写。编者的辛勤工作和专业精神，使本教材成为了一个汇集学科知识、创新理念和实用技能的宝贵资源。教材编写经过了多轮的互审与修订，在此感谢各位编者的辛勤付出，同时也感谢在教材出版过程中给予支持和帮助的所有单位和个人。

尽管力臻完善，但书中难免有疏漏和不足之处，敬请各院校师生和广大读者提出宝贵意见，以便进一步修订与完善。

编　者

2024年4月

目录

第一章　绪论……………………………………………………………………001

第一节　健康的概念与影响因素 ………………………………………… 001

一、健康的概念及标准 ……………………………………………… 002

二、影响健康的因素 ………………………………………………… 002

第二节　健康教育、健康素养与健康促进的概述 ………………………… 005

一、健康教育的概述 ………………………………………………… 005

二、健康素养的概述 ………………………………………………… 008

三、健康促进的概述 ………………………………………………… 009

第三节　健康教育与健康促进的意义及发展历程 ………………………… 011

一、健康教育与健康促进的意义 …………………………………… 011

二、健康教育与健康促进的发展历程 ……………………………… 012

第二章　健康相关行为及行为改变理论……………………………………015

第一节　行为与人类行为的概述 ………………………………………… 015

一、行为与人类行为的基本概念 …………………………………… 015

二、人类行为的特点 ………………………………………………… 016

三、人类行为的发展 ………………………………………………… 018

第二节　健康行为及健康相关行为 ……………………………………… 018

一、健康行为及健康相关行为的概述 ……………………………… 018

二、促进健康的行为 ………………………………………………… 020

三、危害健康的行为 ………………………………………………… 021

四、健康行为生态学模型 …………………………………………… 022

第三节　健康相关行为理论 ……………………………………………… 025

一、知信行模式 ……………………………………………………… 025

二、健康信念模式 …………………………………………………… 026

三、阶段变化理论 …………………………………………………… 028

第三章　健康传播方法与技术………………………………………………033

第一节　健康传播的概述 ………………………………………………… 033

一、传播的概念 ……………………………………………………… 033

二、传播的模式 …… 034
三、健康传播 …… 036
第二节 健康传播的种类 …… 038
一、人际传播 …… 038
二、群体传播 …… 041
三、组织传播 …… 042
四、大众传播 …… 043
五、新媒体传播 …… 044
第三节 健康传播材料的制作与使用技巧 …… 047
一、健康传播材料的制作 …… 047
二、健康传播材料的使用技巧 …… 050
第四节 健康传播效果的影响因素及对策 …… 051
一、传播者因素及其对策 …… 051
二、信息因素及其对策 …… 052
三、传播媒体因素及其对策 …… 052
四、受传者因素及其对策 …… 053
五、环境因素及其对策 …… 053
第四章 健康教育与健康促进项目的计划设计、实施与评价 …… 056
第一节 健康教育与健康促进项目的计划设计 …… 056
一、健康教育与健康促进项目计划设计的概述 …… 056
二、健康教育与健康促进项目计划设计的程序 …… 058
第二节 健康教育与健康促进项目的实施 …… 062
一、制订项目实施进度表 …… 062
二、控制实施质量 …… 063
三、建立实施的组织机构 …… 065
四、培训项目的实施人员 …… 065
五、配备所需的设备器材 …… 068
第三节 健康教育与健康促进项目的评价 …… 068
一、项目评价的目的与意义 …… 069
二、项目评价的种类和内容 …… 069
三、评价设计方案 …… 072
四、影响评价结果的因素 …… 073
第五章 重要场所的健康教育与健康促进 …… 076
第一节 国家基本公共卫生服务 …… 077
一、国家基本公共卫生服务的概述 …… 077
二、健康教育服务规范 …… 080
第二节 社区健康教育与健康促进 …… 085
一、社区健康教育与健康促进的概述 …… 085

二、社区健康教育与健康促进的内容 …… 087
三、社区健康教育与健康促进的策略 …… 093
第三节 学校健康教育与健康促进 …… 094
一、学校健康教育与健康促进的概述 …… 094
二、学校健康促进的意义 …… 097
三、学校健康教育和健康促进的内容 …… 097
四、学校健康教育与健康促进的评价 …… 100
第四节 工作场所健康教育与健康促进 …… 101
一、工作场所健康教育与健康促进的概念 …… 101
二、工作场所健康教育与健康促进的意义 …… 102
三、工作场所健康教育与健康促进的内容 …… 103
四、工作场所健康教育与健康促进的策略 …… 105
五、工作场所健康教育与健康促进的实施原则 …… 106
六、工作场所健康教育与健康促进的评价 …… 106
第五节 医院健康教育与健康促进 …… 107
一、医院健康教育与健康促进医院的概念 …… 107
二、医院健康教育和健康促进的意义 …… 108
三、医院健康教育与健康促进的形式和内容 …… 109
四、医院健康教育与健康促进的实施 …… 112
第六章 重点公共卫生问题的健康教育与健康促进 …… 115
第一节 慢性非传染性疾病健康教育与健康促进 …… 115
一、高血压 …… 116
二、糖尿病 …… 119
三、恶性肿瘤 …… 120
第二节 传染病健康教育与健康促进 …… 123
一、艾滋病 …… 124
二、结核病 …… 126
三、病毒性肝炎 …… 129
第三节 成瘾行为健康教育与健康促进 …… 131
一、成瘾行为概述 …… 132
二、吸烟行为 …… 132
三、饮酒行为 …… 136
四、药物滥用行为 …… 138
第四节 意外伤害健康教育与健康促进 …… 139
一、意外伤害的分类与危险因素 …… 139
二、意外伤害的健康教育与健康促进 …… 141
第五节 突发公共卫生事件健康教育与健康促进 …… 142
一、突发公共卫生事件概述 …… 142

二、健康教育在应对突发公共卫生事件中的应用 …… 145
第七章 健康教育活动 …… 149
第一节 健康教育活动的概述 …… 149
一、健康教育活动的概念及特点 …… 150
二、健康教育活动的要素、类型及作用 …… 151
三、健康教育活动的影响因素 …… 152
第二节 健康教育活动的策划与实施 …… 154
一、活动策划的概述 …… 154
二、活动策划的步骤 …… 156
三、活动实施的注意事项 …… 160
第三节 健康教育活动的评价、总结与报道 …… 162
一、健康教育活动的评价 …… 162
二、健康教育活动的总结 …… 163
三、健康教育活动的报道 …… 163
参考文献 …… 165

第一章　绪　　论

学 习 目 标

素质目标： 通过本章的学习，学生能够深刻理解健康教育与健康促进是医学模式转变的必然，树立以健康为中心的观念和以预防为主的大健康观。

知识目标： 掌握健康教育与健康促进的概念、特点和任务；熟悉影响健康的因素，健康的评价标准和健康促进的基本策略；了解国内外健康教育与健康促进的发展历程。

能力目标： 具备分析健康影响因素的能力。

案例导入

【案例】

2016年8月19日至20日，全国卫生与健康大会在北京举行。中共中央总书记、国家主席、中央军委主席习近平出席会议并发表重要讲话。他强调，没有全民健康，就没有全面小康。要把人民健康放在优先发展的战略地位，以普及健康生活、优化健康服务、完善健康保障、建设健康环境、发展健康产业为重点，加快推进健康中国建设，努力全方位、全周期保障人民健康，为实现“两个一百年”奋斗目标、实现中华民族伟大复兴的中国梦打下坚实健康基础。同年8月26日，中共中央政治局召开会议，审议通过“健康中国2030”规划纲要，会议强调，“健康中国2030”规划纲要是今后15年推进健康中国建设的行动纲领。

【问题】

将普及健康生活列为健康中国建设首位的理由是什么？

核心知识拆解

第一节　健康的概念与影响因素

了解健康及相关的基本概念，是做好健康教育与健康促进工作的前提，深入了解影响健康的诸多因素，才能有针对性地开展各个环节的工作。

一、健康的概念及标准

健康是人类生存的第一前提和基本要素，是人类最宝贵的财富。世界卫生组织（World Health Organization，WHO）指出："健康是基本人权，达到尽可能高的健康水平是世界范围内一项最重要的社会性目标。"健康是各国政府和公众所追求的共同目标，促进健康也就是促进经济发展。健康不仅代表一个人的体质、智力、发育和健康程度，也影响着整个国家的竞争力与创造力，同时还影响着社会的文明进步和经济发展。我国在2016年召开的全国卫生与健康大会上，明确指出卫生与健康是整个政府和全社会的共同责任，强调了要把人民健康放在优先发展的战略地位，加快推进健康中国建设。

1948年，WHO在世界保健宪章中提出"三维健康观"的概念，明确指出"健康不仅仅是没有疾病或不虚弱，而是保持身体、心理的健康和良好的社会适应状态"。1989年，WHO又一次深化了健康的概念，认为健康包括躯体健康、心理健康、社会适应良好和道德健康，即"四维健康观"。只是其中的"道德健康"更属于社会范畴，所以大多学者仍习惯沿用"三维健康观"。

WHO制定的身体健康的初测十项标准：精力充沛，生活工作不疲劳；乐观积极，承担责任不挑剔；善于休闲，睡眠良好；适应各种环境，应变能力强；能抵御一般的感冒和传染病；体重适中，体型比例协调；视力良好，反应灵敏，眼睑不发炎；牙齿清洁，齿龈正常不出血；毛发有光泽，无头屑；皮肤、肌肉有弹性，步履轻松有力。

1999年，WHO又提出了衡量个人健康的新标准，即"五快三良好"。"躯体五快"：吃得快、走得快、说得快、睡得快、便得快。"心理三良好"：良好的个性、良好的处世能力、良好的人际关系。良好的个性是指性格温和，意志坚定，感情丰富，胸怀坦荡，豁达乐观；良好的处世能力包括观察问题客观实在，能适应复杂的社会环境，具有较好的自控能力；良好的人际关系包括在人际交往和待人接物时，能助人为乐，与人为善，对人充满热情。

以上内容都从不同角度具体地阐述了健康的定义，表明健康涵盖了生理、心理和社会等诸多方面的内容，是大众化的健康标准。但衡量一个人健康与否，除一般标准外还有一些特殊的标准。比如，一般职员和运动员的健康标准就不相同。从医学上讲，人体健康方面的具体指标在不同年龄阶段、不同性别、不同地域、不同民族之间也不尽相同。可见，健康是许多综合指标的体现，很难有绝对统一的要求和标准。

二、影响健康的因素

根据WHO"健康"的定义及生物心理社会医学模式，影响健康的因素被划分为6类，即行为和生活方式因素、心理因素、环境因素、生物学因素、卫生保健服务因素和伤害。

（一）行为和生活方式因素

影响健康的危险因素中，不良行为和生活方式因素占主要部分。行为和生活方式可概括为人们在衣、食、住、行、爱好、嗜好、业余活动、风俗习惯与信仰等各方面的活动行为方式。不健康的行为和生活方式是许多疾病尤其是慢性非传染性疾病（以下简称慢性病）发生的主要危险因素，行为和生活方式因素可以直接或间接地给健康带来不同程度的损害。例如，慢性病范围的糖尿病、高血压、冠状动脉性心脏病、结肠癌、前列腺癌、乳腺癌、肺癌、肝癌、胃癌、食管癌、肥胖症、精神疾病、支气管炎、肺气肿、慢性阻塞性肺疾病、慢性胃炎、消化性胃溃疡、胰腺炎、胆石症、血脂紊乱、痛风、营养缺乏、骨关节痛、骨质疏松症、阿尔茨海默病等均与行为和生活方式有关。由微生物引起的各种传染病和大多数的寄生虫病也与人们的卫生习惯和行为密切相关。

慢性病已经成为威胁全球人群健康的主要原因，对人类发展构成极大的负面影响。据《中国疾病预防控制工作进展（2015年）》发布的数据，中国因慢性病导致的死亡人数已占全国总死亡人数的86.6%，导致的疾病负担约占总疾病负担的近70%。《2017中国卫生和计划生育统计年鉴》数据显示，2016年心脑血管疾病、癌症和慢性呼吸系统疾病是我国城乡居民健康的“头号杀手”。《中国居民营养与慢性病状况报告（2020）》数据显示，2019年我国因慢性病导致的死亡人数占全国总死亡人数的88.5%，其中心脑血管疾病、癌症、慢性呼吸系统疾病死亡比例为80.7%。同时，我国慢性病危险因素居高不下。我国成年居民超重肥胖率超过50%，6岁至17岁的儿童青少年超重肥胖率达到19%，6岁以下的儿童达到10.4%。《2022年我国卫生健康事业发展统计公报》调查显示，2022年全国卫生总费用初步推算为84 846.7亿元，约占国内生产总值（gross domestic product，GDP）的7.0%。以上情况表明，我国慢性病患者基数仍将不断扩大，防控工作仍面临巨大的挑战。

（二）心理因素

随着社会的发展与科技的进步，整个社会的运作速度也随之加快，与此同时给人们也带来了更大的竞争与生存压力，由此引发的各种心理问题或疾病日益严峻，对人类的健康构成了极大威胁。

心理状态对健康的影响早在《黄帝内经》中就有记载：“喜则气缓，怒则气上，思则气结，悲则气消，恐则气下，惊则气乱。所谓喜伤心，怒伤肝，忧伤肺，思伤脾，恐伤肾。”根据《中国国民心理健康发展报告（2021—2022）》，2021年至2022年，中国科学院心理研究所科研团队对近20万人次进行了调查，结果显示我国国民抑郁风险检出率为10.6%，焦虑风险检出率为15.8%。青年群体、低收入群体心理健康风险较高，抑郁与焦虑风险检出率高于其他群体；无业、失业人群的抑郁风险为其他职业人群的3倍以上。抑郁风险呈现低龄化倾向，其中18～24岁青少年抑郁风险最高。因此，心理健康教育及早期的心理服务就显得尤其重要。

心理健康是“三维健康观”的重要组成部分。心理因素与身体疾病的产生和防治密切相关，消极的心理状态能引起许多疾病，积极的心理状态是保持和增进健康的必要条件。医学临床实践和科学研究证明，消极情绪如焦虑、怨恨、悲伤、恐惧、愤怒等可使人体各系统功能失调，导致失眠、心动过速、血压升高、食欲减退、月经不调等，积极、乐观的心理状态能经得起各种应激的考验。总之，心理状态是社会环境与生活环境的反映，是影响健康的重要因素，健康管理工作者应予以高度重视，但也要防止出现心理问题“泛化”或“被心理问题”“被精神病”现象。

（三）环境因素

环境因素是指以人为主体的外部世界。因为人类不仅生活在自然界，还生活在人与人之间关系总和的复杂社会中，所以人类既具有生物属性，又具有社会属性。因此，人类环境包括自然环境和社会环境两个部分。根据WHO的报告，环境造成的死亡人数占全球死亡总人数的23%。

自然环境是人类赖以生存和发展的物质基础，包括阳光、空气、水、气候、地理等。环境污染是指人类直接或间接地向环境排放超过其自净能力的物质或能量，并在环境中扩散、迁移、转化，使环境系统结构与功能发生变化，从而使环境的质量降低，对人类的生存与发展、生态系统和财产造成不利影响的现象。

由于自然环境中的有害因素的多样性及其有害作用机制的复杂性，环境污染对机体可能造成多种危害，包括急性危害和慢性危害。急性危害是指环境污染物在短时间内大量进入环境，使暴露人群在短时间内出现不良反应、急性中毒甚至死亡，如英国伦敦煤烟型烟雾事件，美国洛杉矶、纽约及日本大阪、东京发生的光化学型烟雾事件等。工业中由于各种原因产生的有害废气、废水或其他有毒有害物质大量进入环境，也会导致排放源附近及整个污染区的人发生急性中毒。慢性危害是指环境中有害因素低浓度、长时间反复作用于人体所产生的危害。这类危害除了会对人产生非特异性影响（如生理功能、免疫功能下降，易发生感染等），还有可能直接造成机体某种慢性疾病，如慢性阻塞性肺疾病。同时，慢性危害还包括有毒物质在体内的蓄积，如各类重金属。有研究指出，环境污染还会导致肿瘤和畸形的发生，例如，1945年日本广岛和长崎遭受原子弹爆炸后，放射性污染诱发胎儿小头畸形和智力低下率增加。

自然灾害是自然环境损害人群健康的另一种形式，也会对人群健康造成严重损害。自然灾害通常指自然事件（如地震、台风、洪水）及其带来的破坏效应。我国各种自然灾害种类多、分布广、频率高、损失大，是世界上遭受自然灾害较严重的国家之一。2008年5月12日14时28分，四川汶川发生里氏8.0级大地震，共造成69 227人遇难，374 643人受伤，17 923人失踪，直接经济损失8451.4亿元人民币。地震、台风、洪水等自然灾害会对人群生存环境造成巨大破坏，尤其对公共卫生工程系统、设施的损坏，直接威胁人类健康，造成安全饮用水短缺、垃圾粪便收集困难、污水任意排放，加上食品安全难以保障、居住条件恶化、灾民与病媒生物的接触机会增多、人群抵抗力降低、人口流动性大、公共卫生服务能力受损、卫生服务可及性差等原因，极易发生传染病的大规模流行。

影响人类健康的社会环境因素更为复杂和广泛，包括战争、社会制度、公共政策、经济状况、文化教育、法治建设、风俗习惯、人口增长、社会保障、食品安全、工作环境、家庭环境、人际关系等因素。它们对人类的健康均有着不同程度的影响，其中社会制度、经济状况中的收入、社会地位、社会保障、教育文化、就业和工作环境等对人类生存和健康起着极其重要的作用。已有不少国家和地区的实践证实，社会经济发展与健康的双向作用尤为明显。

（四）生物学因素

影响人类健康的生物学因素大致有三类，即生物性致病因素、遗传因素、个人的生物学特征。

1. 生物性致病因素　是指病原微生物和寄生虫为主的病原体及有害动物。病原微生物包括细菌、病毒、真菌等。病原寄生虫主要是指原虫和蠕虫，也包括可传播疾病的媒介生物，如蚊、蝇、蟑螂等，这些病原体曾是人类疾病与死亡的主要原因，现在在一些发展中国家，也仍然是人群疾病的主要原因之一，是导致人类出现新传染病的罪魁祸首。由于我国城镇化工业化还不成熟，对生物性致病因素要引起格外重视。此外，由于全球化的快速发展，近现代出现的新旧传染病流行，已打破了洲际界线，出现了现代传染病“全球化”。人口拥挤、垃圾堆积、污水横溢等状况，也更有利于病菌的生成与存活。不良卫生习惯、滥用抗生素类药品、大规模人口全球流动，使得病菌难以防控和灭活。食用驯化野生动物、大批量家禽饲养、宠物饲养使得动物与人类疾病传播的机会也越来越多。

2. 遗传因素　现代医学发现，遗传病有近3000种之多，约占人类疾病总数的20.0%。根据国家卫生健康委员会2018年公布的数据，中国出生缺陷总发生率约为5.6%，目前每年新增出生缺陷病例约90万例。近十年，前10位出生缺陷病种主要是先天性心脏病、多指（趾）、口唇裂、马蹄内翻等结构畸形。除明确的遗传疾病外，许多疾病的发生也包含有一定的遗传因素，如高血压、糖尿病等。关于寿命的长短，遗传是一个不可排除的重要因素。到目前为止遗传病尚无根治的办法，只能预防。随着我国社会经济的快速发展和医疗服务水平的提高，婴儿死亡率和5岁以下儿童死亡率持续下降，危害儿童健康的传染性疾病逐步得到有效控制，然而出生缺陷问题开始凸显，逐渐成为影响儿童健康和出生人口素质的重大公共卫生问题。国家近年鼓励地方政府推广免费婚检，但婚检率仍然不高，不去检查的主要原因是缺乏健康意识，观念不到位。专业人员应教育、引导准备结婚的男女双方，本着对对方负责、对未来家庭负责、对社会负责的态度，自觉到医疗保健机构进行婚前医学检查。有专家呼吁国家应采取自愿强制相结合的政策，希望能起到一定的效果。

3. 个人的生物学特征　包括年龄、性别、形态、生长发育、衰老状况等，一个人的健康状况与自己的生物学特征有关。

（五）卫生保健服务因素

卫生保健服务又称健康服务，微观上指卫生系统应用卫生资源和医疗防疫手段，向个体、群体和社会提供的服务活动。WHO把卫生保健服务分为初级、二级和三级。初级（基本）卫生保健服务主要指社区卫生服务中心和乡镇卫生院等基层卫生服务机构提供给人群的卫生服务，二级和三级卫生保健服务主要是指医院和医疗网提供给人群的卫生服务，以疑难复杂病种及专科医疗为主。由于卫生保健服务关系到人的生、老、病、死全部过程，因此，卫生保健服务质量的优劣，以及医疗卫生机构、人员、资源（经费与设施）是否能科学、合理地分配，对个体和群体的健康影响重大。三级卫生保健服务包括预防服务、医疗服务和康复服务，在卫生服务工作中的医疗水平低、医疗机构管理不善、误诊漏诊、医源性疾病、工作人员责任心不强、卫生技术人员不足、初级卫生保健不健全、卫生经费过少、卫生资源分配不合理、重治轻防、卫生保健服务利用率低等都是不利于健康的危险因素。近年来，我国不断强化基本公共卫生服务，截至2023年人均投入达到89元。在此基础上，政府通过完善医疗卫生服务体系，创新医疗卫生服务供给模式，不断提升医疗服务水平和质量，如鼓励社会办医，通过松散型、紧密型“医联体”建设，推进家庭医师签约服务覆盖率等，提供立体、多样化的医疗服务。

（六）伤害

伤害是指由运动、热量、化学、电或放射线的能量交换超过机体组织的耐受水平而造成的组织损伤和由于窒息而引起的缺氧，以及由此引起的心理损伤等。它对人类健康造成的损害已越来越引起人们的关注，其种类主要有车祸、飞机失事、沉船、恐怖事件、火灾、火器伤、煤气中毒、电击伤、矿难、坠落伤、烧烫伤、溺水、动物伤害、中毒、气管异物等。国际疾病分类（internatinal classification of diseases，ICD）将伤害单独列为一类疾病。我国的伤害按死亡率由高到低的顺序依次为：①交通事故。②中毒。③跌伤。④烧伤。⑤溺水。⑥其他意外损伤。

伤害是一个全球性公共卫生问题，也是威胁人类健康的主要问题之一。据WHO估计，每年全球伤害造成的死亡人数约500万人，1500万人遗留不同程度的功能障碍，800万人终身残疾，严重影响人群健康和生命质量。与此同时，伤害因医疗、康复以及残疾或功能丧失而消耗着巨额费用，给社会经济、家庭和个人造成损失。国际权威医学杂志《柳叶刀》（*The Lancet*）刊登的一篇论文通过对近30年中国居民死因分析得出，因道路交通伤害造成的每十万人寿命损失年数为751年，位居死因第六。

上述六类影响健康的因素往往有所交叉，互相作用。分类是为了帮助专业人员和大众全面认识各类因素的作用。一个人的健康、疾病往往同时受上述两种或多种因素的影响。专业人员就是要正确把握影响人类健康的因素，并以此教育引导人群认识并尽量避免有害因素的影响，维护自身健康。

第二节 健康教育、健康素养与健康促进的概述

一、健康教育的概述

（一）健康教育的概念

WHO把健康教育（health education）、计划免疫、疾病监测定为预防和控制疾病的三大措施。健

康教育是卫生与健康服务工作的基础和先导，是普及健康生活、提高公民健康素养的主要工作和手段，也是健康管理的适宜技术。

健康教育是以传播、教育、行为干预为手段，为学习者提供获取健康知识、树立健康观念、掌握健康技能的机会，帮助他们作出有益于健康的决定并养成健康行为的系列活动及其过程。

从医学的角度来看，健康教育是对人们进行健康知识、技能和行为教育，从而解决健康问题，保护和促进健康。从教育的角度来看，健康教育是人类教育的一部分，其实质是把人类有关医学或健康科学的知识和技术转化为人们的健康素养和有益于健康的行为，也是医学和健康科学通过教育活动进行社会化的过程。从狭义上来看，健康教育的主要手段包括讲授、培训、训练、咨询、指导等；从广义上看，一切有目的、有计划的健康知识传播、健康技能传授或健康相关行为干预活动都属于健康教育范畴。健康教育不仅在于帮助人们掌握健康知识，更在于让人们能学会相应的技能、强化保健观念，树立自信心，通过获取、理解、评价和应用健康信息作出解决健康问题的正确行为选择，从而维护和促进健康。也就是说，每个人都是自己健康的第一责任人。

（二）健康教育的特点

1. 以增权、帮助人群行为改变为目标 行为与生活方式是健康的重要决定因素之一，健康教育的核心是养成健康行为。一切健康教育活动，最终都要落实到目标人群的行为改善上。值得注意的是，目标人群的行为改变应以知情和自愿为原则，健康教育工作者要始终保持中立，只讲科学道理，不强加于人，助人自助，实施行为干预应以遵循伦理学为准则。换言之，就是“提供值得信赖的健康信息，增权受众，帮助他们作出明智的选择”。

2. 具有方法学与应用学科的双重性 健康教育既是一门学科，也是一项工作。作为方法学，健康教育有自己的理论体系、技术和方法，所有卫生体系专业人员都应掌握。同时，健康教育本身又是一项工作。例如，在政府卫生与健康服务体系，健康教育是一项独立的工作，它有组织、有标准。

3. 具有多学科性 健康教育在充分吸收和运用医学、传播学、教育学、心理学、行为科学等多学科理论的基础上，形成自身独特的理论体系，具有交叉学科的特点，它不仅具有自然科学的特征，更具有社会学科的特征。

4. 其效果评价具有不确定性和长期性 目标人群获得健康知识较容易，由知识转化为行为却比较难，常常是一个反复的、循序渐进的过程。因为行为改变引起健康状况的改善，需要相当长时间才能观察到，不一定就是某项、某次教育的直接作用。健康教育的近期效应通常需要3～6个月，远期效应则可能需要几年，甚至几十年。这也是健康教育不被理解和重视的一个原因。

5. 其评价具有连续性，评价方法、评价指标具有多样性 健康教育工作需要评价才能证明是否有效果。健康教育的评价包括形成评价、过程评价、效果评价和总体评价。评价的核心指标是行为改善状况。

6. 源于卫生宣教，高于卫生宣教 我国当前的健康教育是在过去卫生宣教的基础上发展起来的，现在健康教育的一部分措施仍可称为卫生宣教。两者的区别为：一是比起卫生宣教，健康教育明确了自己特定的工作目标是促使人们改善健康相关行为，而不仅仅是作为一种辅助方法，为某一时间的卫生工作中心任务服务；二是健康教育不是简单的、单向的信息传播，而是既有调查研究又有干预的，有计划、有组织、有评价的，涉及多层次多方面对象和内容的系统活动。卫生宣教也可以看作是健康教育的一部分，但健康教育更强调信息的双向流动，强调需求评估、科学设计和效果评价。

（三）健康教育的原则

1. 思想性 健康教育可能涉及政治、管理问题，因此，一定要在思想上与党中央保持一致，要注意环境与场所，需谨慎用词并掌握尺度，不能出现不利于团结、不利于管理、不利于大局治理的观点，本着“帮忙不添乱”的原则，为国家治理健康做贡献。特别是当心理健康教育涉及人生观、价值观和世界观时，要恰当地与思想政治教育相结合，互相渗透。敏感热点公共健康问题教育要与国家主管部委、专业权威机构一致。

2. 科学性 健康教育的生命力在于科学性，背离科学性就会误导公众，直接后果就是不但不能保健还会损害健康。所以需要筛选、甄别健康传播的内容，保证信息科学真实且查有出处，切忌道听途说，不准确、不确定、没把握的知识宁愿不讲，避免说过头、片面、绝对的话。

3. 针对性 有针对性地实施健康教育是效果的保证。不同年龄、性别、学历、职业、成长环境、收入、健康状况的群体或个体对健康教育内容、形式方面的需求各不相同。此外，在开展健康教育时，还应考虑政策、民族、文化、地域、经济等社会因素的差异性，否则难以达到预期效果。对于一些具有时效性的热点健康问题，应注意及时更新其知识与技能。

4. 通俗性 健康教育的内容一定要经过加工，达到通俗易懂的水平，否则，目标人群听不懂、看不懂，就谈不上教育效果。医学深入难，浅出更难，根据教育对象的特点把信息加工到他们能听懂、看懂的水平不是一件容易事，需要借助科普创作文字功底和社会人文知识底蕴来实现。

5. 实用性 健康教育最终是让目标人群学有所用，所以，教育时要考虑所选内容对目标人群是否有用，并且核心实用信息应占教育时间的一半以上，同时要考虑到目标人群的可操作性。

6. 趣味性 健康教育和其他教育一样本身是枯燥的，如果要让目标人群愿意听、愿意看且乐于接受，就必须在趣味性、艺术性上多下功夫，力争做到形式丰富多样，寓教于乐，取得最佳效果。

（四）健康教育的任务和作用

健康教育的总体目标是通过开展健康教育活动，帮助人们养成有益于健康的行为和生活方式，维持、促进和改善个人和人群的健康。

健康教育的主要任务：一是增权，提高人们自我保护和促进健康的能力；二是激发人们的健康意识、态度和动机，改善人们的行为；三是开展有效的健康传播，提高民众的健康素养；四是实施商定的行为干预，帮助消除行为危险因素；五是组织指导和适宜技术推广；六是开展健康相关行为的科学研究。

健康教育的社会作用有以下几个方面。

1. 健康教育是实现初级卫生保健的先导 《阿拉木图宣言》把健康教育列为初级卫生保健各项任务之首，并指出健康教育在所有卫生问题、预防方法及控制措施中最为重要，是能否实现初级卫生保健任务的关键。多年的实践证明，健康教育在实现所有健康目标、社会目标和经济目标中具有重要的地位和价值。

2. 健康教育是卫生事业发展的战略举措 这一点已经得到全世界的公认，当今发达国家和我国的疾病谱、死亡谱发生根本性变化，主要死因已不再是传染病和营养不良，而被慢性病所取代（如冠状动脉性心脏病、肿瘤、脑卒中），这些疾病多与不良的生活方式和行为（约占60%）、职业和环境因素有关。只能通过健康教育促使人们自愿地采纳健康的生活方式与行为，降低致病的危险因素，预防疾病，促进健康。有实践证明，健康教育能有效地防治心血管疾病、恶性肿瘤、艾滋病等。

3. 健康教育是一项低投入、高效益的保健措施 健康教育可以改变人们不良的生活方式和行为，减少自身制造的危险性，是一项一本万利的事业。我国有专家研究得出结论，心血管疾病社区预防花1元钱，医疗费能节省8.59元，而相应的终末抢救费，据测算能省约100元。

4. 健康教育是提高国民健康素养的重要渠道 自我保健是保健模式从“依赖型”向“自助型”发展的体现，它以具备一定的健康素养而发挥个人的主观能动作用为表现。纵观全球，多国政府发展提高国民健康素养的策略和行动，着眼于动员民众的自我保健意识、参与态度和实践，激发人们对自己的健康负责。自我保健意识和能力不能自发产生和拥有，只有通过系统的健康教育才能掌握和提高，增强其自觉性和主动性，促使人们实行躯体上的自我保护、心理上的自我调节、行为与生活方式上的自我控制和人际关系上的自我调整，以维护并促进健康。

二、健康素养的概述

健康素养是《“健康中国2030”规划纲要》的预期指标之一，也是全球健康教育与健康促进领域的一个热点。国内外的理论和实践显示其不仅可以作为健康教育的目标，也可以评价健康教育工作的效果，还可以反过来促进健康教育朝着更广的范围发展。本部分将通过介绍健康素养的起源、概念、国内外研究和实践，帮助健康管理工作者了解并有效使用这一概念。

（一）健康素养的概念

健康素养这一概念起源于西方，最早是指人们在各类医学服务过程中的听、说、算、写、读技能，反映的是个人在其中所发挥的作用。

我国学者对健康素养有明确的定义：健康素养是指在卫生服务过程中，个人获取和理解基本健康信息和服务，并运用这些信息和服务作出正确决策，以维护和促进自身健康的能力。健康素养是一种可由后天学习、训练而获得的能力，它可以随着个体生命进程而不断增加，贯穿生命全过程，但不等同于文化程度。

（二）健康素养的研究和应用

健康素养的研究可分为临床视角和公共卫生视角。美国健康素养的研究基于的是临床视角，最初是为了让医师能够更好地开处方，帮助患者理解和执行治疗方案。临床视角的健康素养倾向于把健康素养放在医疗环境下，把健康素养作为影响疾病结局的一个因素，认为健康素养水平是应该被识别的“风险因素”。公共卫生视角倾向于把健康素养视为健康教育和专业信息交流的产物。从这个角度讲，健康素养是知识、理念、认知、技能的综合反映，它不仅包括个体的读写听说能力、健康知识和健康态度，还包括理解能力、交流能力、获取健康信息的能力、获取健康服务的能力、批判性接受的能力。

我国基于国情和国民健康素养的现状，以简要、可行、有效为原则，对健康素养的研究是以公共卫生视角为切入点，重点强调预防，主要考察个体对基础保健知识、保健技能的掌握和健康行为的养成。

知识拓展

中国公民健康素养66条

我国健康素养的研究与促进行动是以政府为主导，业务机构研究推进，基层机构实施。早在2008年，我国卫生部首次发布了《中国公民健康素养——基本知识与技能（试行）》（又称“中国公民健康素养66条”），这是世界上第一份界定公民健康素养的政府文件。后经运用、实践与修订，于2015年、2024年分别发布《中国公民健康素养——基本知识与技能（2015年版）》和《中国公民健康素养——基本知识与技能（2024年版）》。

健康素养已经成为衡量卫生与健康工作和人民群众健康素质的重要指标，也是社会、经济发展水平的综合反映。个体公民掌握66条健康素养基本知识与技能对于健康管理仍然是远远不够的，随着健康素养研究的深入，各类人群、各专题的健康素养研究更加广泛和实用，随着新媒体技术的发展，健康素养监测体系也会越来越完善、先进。

三、健康促进的概述

（一）健康促进的概念

健康促进（health promotion）是在健康教育的基础上发展起来的，但后者的范围更大，远超前者的范畴。

“健康促进”这个词语最早出现在20世纪初的公共卫生文献中，于20世纪80年代得到较大发展。围绕这个词产生了“卫生工作、社会工作、政府职能、环境建设、小区增权、个人责任”等内容，并在西方世界的专家中引发了不少的争论。尤其在最近40多年，健康促进理念在争鸣中有了很大的发展，特别在全球公共健康领域产生了广泛的影响，这是人类在促进健康的实践中不断探索与总结的结果。

WHO对健康促进的定义是：“健康促进是促使人们维护和提高自身健康的全过程，是协调人类与环境的战略，它规定了个人与社会对健康各自所负的责任。”根据这一定义，健康促进无疑对人类健康和医学卫生工作具有战略意义。著名健康教育学家格林（Green）和库鲁特（Kreuter）等人认为“健康促进指一切能促使行为和生活条件向有益于健康改变的教育和环境支持的综合体”，将健康促进表达为一个指向行为和生活条件的“综合体”，即“健康教育＋环境支持”。1995年，WHO西太区办事处发表《健康新视野》，其中提出：健康促进指个人与其家庭、社区和国家一起采取措施，鼓励健康的行为，增强人们改进和处理自身健康问题的能力。在这个定义中，健康促进是指改进健康相关行为的活动。

由此可知，人们对健康促进存在着广义和狭义的理解。从社会发展层面（经济、生产力、文化等）和社会医学的高度将健康促进视为改变影响健康的社会决定因素、增进健康的总体战略，这是广义的健康促进，它主要由国家和政府主导，总体顶层设计与策划，调动、协调各方各类资源，统筹规划，全面推进。而狭义的健康促进是把健康促进本身看作公共健康领域的一项具体工作策略和思维模式，主要由卫生与健康体系人员理解与操作。现行多种专业书籍所表述的“健康促进”实际上就是这个层面的含义。它是社会研究者介绍给卫生体系人员维护公众健康的工作策略及思维模式，强调在做维护公众健康的具体工作中要争取政策、环境的支持，动员人群参与。不管是广义的健康促进还是狭义的健康促进，它们的根本目标都是维护公众健康，都能在不同的层面发挥各自的重要作用。

（二）健康促进的特点及应用

广义的健康促进中，政府是主导，卫生人员为主要技术力量。如果没有组织、政策、法规和环境的支持，预防、健康管理、健康教育、医疗等专业工作就显得软弱无力、效率低下。1957年我国成立的爱国卫生运动委员会以及在全国范围开展得轰轰烈烈的“爱国卫生运动”，就是一次基于我国当时实际情况、非常成功的健康促进实践典范。之后，民众的健康水平及期望寿命大幅提高。近年我国“艾滋病防控”“抗击非典”“健康城市”“‘健康中国2020’战略”“‘健康中国2030’规划纲要”“健康中国行动”等均是广义健康促进的实践探索。

我国的政治制度和行政体系对于开展全民健康促进而言，应当是一大中国特色，也是一个巨大的潜在优势。然而我们同时也必须十分清楚：这种“特色”和“潜在优势”并不会自动转化为健康促进的现实优势，更不会自然而然地形成推动健康促进的常态化机制。我们只有把全民健康上升到国家发展的战略高度，自觉而充分地发挥制度体制优势，全面科学规划“健康中国”，高效整合协调政府部门机构和社会资源，才能形成具有中国特色的、高效顺畅的全民健康促进常态化机制。应该说这是国家决策者和各部门工作者都要重点考虑的问题，因为健康促进是一个全社会的系统工程，没有政府的机制与政策支持、各部门的协调配合和群众的参与，仅靠卫生与健康部门单打独斗、点片状或岛状开展工作，不但效率低下，更难以达到全民健康的目的。正如布伦特兰博士指出:“健康促进是从获得知识到采取行动的过程，是全社会的责任，需要多部门更加积极和广泛地参与，其目的是不断提高人类的健康水平和生活质量。”

狭义的健康促进也可以描述为“小健康促进”，此类健康促进活动主要有“亿万农民健康促进行动”“全民健身计划”“全民健康生活方式行动”“慢性病防控”“健康促进学校”“健康促进医院”等。这一类型的健康促进活动由政府某一部门发起，有些名义上是多部门联合，但实际上仍是某一部门主导，其他部门参与度不大。还有一些活动则是由学术团体或民间组织策划实施，由于缺乏国家和政府层面强有力的规划、统筹和协调，缺乏系统性环境和社会资源的整合与支持，因而这些活动或项目呈现为点片状或孤岛状，整体效益不高，更难形成长效机制。

（三）健康促进的任务

《渥太华宣言》列出的健康促进工作五大领域被公认为是卫生与健康体系工作的指南，可以认为它就是健康促进的任务。

1. 建立促进健康的公共政策 公共政策是指由政府部门负责制定且影响公众利益的政策。健康促进强调了政府决策对健康问题的影响。具体是指各相关研究者、卫生与健康体系的管理者和工作者通过倡导促使政府及各级各部门将健康问题提到议事日程，使之了解其决策对健康的影响及其所需承担的健康责任，促使决策层面将健康融入所有政策。

2. 创造健康支持和有利于维护健康的环境 支持性环境从宏观讲是指有利于促进人群健康的物质、社会经济和政治环境。微观讲是为人们创造安全、满意、愉悦的环境，包括人们的家庭、工作和休闲地、社区，还包括人们获取健康资源的途径。

3. 强化社区行动 确定健康问题和需求是社区行动的出发点，开展以社区为基础的健康促进活动，社区群众自下而上地参与是社区行动的核心。这要求增权于社区群众，使他们能够集体决策并行动，靠社会和群体的力量使社区人群连续、充分地获得卫生信息、学习机会以及资金支持。

4. 发展个人技能 通过提供健康信息和教育来帮助人们提高作出健康选择的能力，并支持个人和社会的发展，可使人们更有效地维护自身健康和生存环境。学校、家庭和工作场所均有责任在发展个人技能方面提供帮助。

知识拓展

自我保健与自我健康管理

自我保健是指“自己”利用学到的保健知识和掌握的保健技能，进行自我预防、自我监测、自我治疗、自我护理、自我康复，养成良好的生活方式和行为，建立一套适合自己的养生方法，达到健身祛病、延年益寿的目的。自我保健是21世纪卫生保健发展的必然趋势，它将在未来的医学发展中发挥重要作用。

自我健康管理是自我保健的升级版，即在健康管理师的指导下科学管理自己健康的过程。通过收集健康信息，建立健康档案，由健康管理师评估健康状况及健康危险因素，然后在健康管理师的指导下，按照共同商定的健康管理计划积极行动，逐渐减少健康危险因素对自己的危害，达到可能达到的健康水平。自我健康管理比自我保健更加科学，更加有效。

5. 调整卫生服务方向 卫生与健康部门不应仅仅提供临床医疗服务，而应该将预防、健康促进、健康管理也作为服务的一部分，提供全生命周期的健康服务，以实现全民健康覆盖体系中的健康改善和公平性优化。卫生与健康研究和专业教育培训也应转变，要把完整的人的需求作为服务对象。卫生服务责任应由个人、卫生专业人员、社区组织、卫生机构、商业部门和政府共同承担。

（四）健康促进的基本策略

实现健康促进的方法和路径多种多样，在不同国家、不同地区、不同经济发展阶段，会有不同的选择和不同的重点，但客观上都要遵循健康促进的基本原则，即《渥太华宣言》提出的健康促进三项基本策略。

1. 倡导 是健康教育、健康管理工作者开发政策、社会资源的积极行动。为了创造有利于健康的社会、经济、文化和环境条件，要倡导政策支持，开发领导，争取获得政治承诺；倡导社会对各项健康举措的认同，激发社会对健康的关注以及群众的参与意识；倡导卫生及相关部门提供全方位的支持，最大限度地满足公众对健康的愿望和需求。

2. 增权 帮助公众具备正确的观念、科学的知识、可行的技能，激发其保健的潜力；使公众获得控制那些影响自身健康的决策和行动的能力，从而有助于保障人人享有卫生保健及资源的平等机会；赋予社区组织更多的权限，使社区行动能更大程度地影响和控制与社区健康和生活质量相关的因素；赋予专业人员更多的科普权限，调动积极性，做好医学科普。

3. 协调 开展各类健康促进、健康教育活动，仅靠卫生与健康部门难以推进。这就需要卫生与健康体系工作人员积极协调，使政府、社会职责及利益的各方组成强大的联盟，各负其责，共同努力，建设健康环境，实现健康目标。社会协调是卫生与健康体系工作人员的责任。

（五）健康促进的核心策略

健康促进的核心策略是社会动员。要想调动社会各层级力量共同维护和促进健康，这就要求在健康教育与健康促进工作中充分发挥社会动员的优势，动员广大人民群众积极参与到健康教育与健康促进工作中去。

1990年9月，联合国儿童基金会将社会动员引入卫生领域，这是一种广泛激发各种社会力量的参与，形成互相联系、互相补充的合力，以有效推进变革，实现既定目标的运动。作为一种有计划地促进变化和发展的综合性策略，社会动员由于能激发决策者、领导层支持健康促进规划的意愿，有促成众多社会部门和力量的有效合作、激发健康需求、调动社区和公众的主动参与等重要作用。这既顺应了健康促进的客观需求，又与健康促进的宗旨相吻合，因此近年来在健康促进领域得到越来越广泛的重视。

第三节 健康教育与健康促进的意义及发展历程

一、健康教育与健康促进的意义

健康教育与健康促进是我国卫生事业发展的战略措施，是我国实现初级卫生保健的基础，是一项低投入、高产出、高效益的保健措施，还是提高我国公民健康素养的重要渠道。

二、健康教育与健康促进的发展历程

（一）国外健康教育与健康促进的发展历程

世界各国健康教育的发展离不开国际组织的指导与协调。国际健康教育组织主要有两个：一是WHO公共卫生信息与健康教育司。WHO建立（1948年）伊始，就在总部设立了健康教育组，1977年制定了“健康为人人”的政策框架，并于1978年召开了国际初级卫生保健大会，发表了《阿拉木图宣言》，这是人人健康运动过程中的重要里程碑，也是健康促进发展的雏形。1989年，WHO又设立公共信息与健康教育司，并在各地区均设有健康教育机构。二是1951年成立于法国巴黎的国际健康教育联盟，它的宗旨是“通过健康促进与健康教育来提高人们的健康水平”，1994年更名为国际健康促进与健康教育联盟，是唯一的全球性健康促进与健康教育工作者的非政府机构，其活动方式更倾向于健康促进，每3年组织1次国际性大型专题研讨会，对促进各国健康教育与健康促进发挥了积极作用。

全球健康教育工作总体不错，但各国发展不平衡。发达国家比较重视健康教育工作，如建立健全了国家和地区级的健康教育机构；实施人才战略，重视健康教育专业教育与人才培养，在医学类和师范类院校设置教研室，在幼儿园、中小学、大学几乎都开设有健康教育课程；重视经费的筹措，经费来源多样化。发展中国家的健康教育工作参差不齐，工作内容也重视不一，总体差距较大。

健康促进这一概念基本伴随着健康教育的发展而发展。在维护公众健康的道路上，通过健康教育过分强调个人的健康责任而忽略社会决定因素以致收效甚微时，健康促进便开始萌芽。20世纪70～80年代，美国的“健康教育总统委员会”“健康人民”以及加拿大的“加拿大人健康新观点”等是最早在组织机构、工作领域、学术上的一些探索。此后，许多国家的政府和学者都纷纷提出了各自的理论概念，建立和采取了相应的实践模式。如前所述，1977年WHO提出的“2000年人人享有初级卫生保健”的总目标，是健康促进在全球范围内、在国家层面上加快发展的前奏。1986年，WHO在加拿大渥太华召开第一届全球健康促进大会，发表了著名的《渥太华宣言》。它以全世界的共识为基础，明确界定了健康促进的概念、健康促进的五项工作行动领域和三大策略，成为健康促进发展的基本理论指导。《渥太华宣言》是国际上公认的人类健康促进的里程碑。此后全球健康促进大会每隔2～4年召开1次，不断探索、总结健康促进的内涵与外延、意义及需要改进的领域，其总体趋势是更多地关注广义上的健康促进，做精狭义上的健康促进。

20世纪80年代以来，WHO和相关机构在全球陆续发起了建设“健康城市”“健康促进医院”“健康促进学校”“场所健康促进”等行动，这些专题性活动都从不同角度、不同范围推动了健康促进目标和任务的落实。就各国情况来看，由于经济、文化、政治等方面的差异，全球各国健康促进发展很不平衡，总体上发达国家要好于发展中国家，即使在发达国家，也存在对健康促进的理解不同和重视程度不同等情况。

（二）国内健康教育与健康促进的发展历程

我国健康教育与健康促进的发展经历了卫生宣传与健康教育的兴起时期、卫生宣教与爱国卫生运动时期、健康教育学科的建立与网络初步形成时期、健康教育与健康促进时期。

目前我国的健康教育网络已经形成，从中央到地方、从专业机构到基层组织都陆续建立和健全起来。现阶段我国健康教育工作体系由三个层次组成，即管理层、技术研究支撑层与实施层。管理层由国家卫生健康委员会宣传司健康促进处负责，主要制定健康教育与健康促进的目标、规划、政策和规范；技术研究支撑层主要由中国健康教育中心、省级健康教育机构和院校负责，主要研究解决健康教育工作环节的各种问题和研究各类健康干预技术方法并指导、服务基层；实施层是基层各类卫生与健康专业人员（专、兼职）和相关媒体，他们具体完成各项健康教育工作。

我国健康教育近年虽然进展很快，但仍然面临着许多严峻的挑战，如对健康教育工作的理解与认识不一，重视程度不够；健康教育工作各部门整合工作尚不完善；传播材料内容的针对性不强，设计科学性不足等。

健康促进在20世纪80年代后期进入我国学术论坛。1987年，在首届健康教育理论学习研讨会上，健康促进的概念及其相关认识第一次登上我国全国性健康教育学术会议。2000年10月，中国健康促进研讨会在北京举行。自此，有关健康促进的会议、文件逐渐丰富。在当时，健康教育是一项重要策略，早期狭义的健康促进也由健康教育发展而来，因此健康教育与健康促进经常同时出现，后来“健康教育与健康促进”就在组织机构、学术领域和实践工作中经常被融合或交互使用。国家管理部门最早出现“健康促进”的是1998年在卫生部妇幼保健与社区卫生司的健康促进与教育处，现其更名为国家卫生健康委员会宣传司健康促进处。1984年9月成立的“中国卫生宣传教育协会”于1990年更名为“中国健康教育协会”，2009年更名为“中国健康促进与教育协会”。2006年成立的“中国健康促进基金会”是全国公益性公募组织，在健康管理发展中起到了重要的推动作用。从2008年开始，由国家卫生健康委员会支持、中国健康教育中心主办的健康教育与健康促进大会每年举办一次。

2015年10月，党的十八届五中全会明确提出推进健康中国建设，从“五位一体”总体布局和“四个全面”战略布局出发，对更好保障人民健康作出了制度性安排。2016年8月19日至20日，党中央、国务院召开了全国卫生与健康大会，部署了健康中国战略，以“共建共享，全民健康”为战略主题，其中“共建共享”是建设健康中国的基本路径，“全民健康”是建设健康中国的根本目的。2016年10月25日，中共中央、国务院印发了《“健康中国2030”规划纲要》，并发出通知，要求各地区各部门结合实际认真贯彻落实，这是中华人民共和国成立以来首次在国家层面提出的健康领域中长期战略规划，也是2016年至2030年这15年推进健康中国建设的行动纲领。编制和实施《“健康中国2030”规划纲要》是贯彻落实党的十八届五中全会精神、保障人民健康的重大举措，对全面建成小康社会、加快推进社会主义现代化具有重大意义。同时，这也是我国积极参与全球健康治理、履行我国对联合国“2030可持续发展议程”承诺的重要举措。2016年11月21日至24日，WHO“第九届全球健康促进大会”在上海召开，这次大会不仅提升了健康促进在整个中国社会的认知度，也大幅提升了中国健康促进在国际上的地位，使我国健康促进工作提升到了一个新水平。

2018年8月，习近平总书记在全国卫生与健康大会上强调，“要坚持正确的卫生与健康工作方针，以基层为重点，以改革创新为动力，预防为主，中西医并重，将健康融入所有政策，人民共建共享。”“将健康融入所有政策”是国家卫生与健康工作方针的重要内容，成为推进“健康中国”建设，实现全民健康的重要手段之一。

本章小结

教学课件

执考知识点总结

本章涉及的2019版及2024版公共卫生执业助理医师资格考试考点对比见表1-1。

表1-1 2019版及2024版公共卫生执业助理医师资格考试考点对比

单元	细目	知识点	2024版	2019版
概论	健康教育	（1）影响健康的因素	√	√
		（2）健康教育的概念	√	√
		（3）健康素养的概念	√	√
	健康促进	（1）健康促进的概念	√	√
		（2）健康促进的活动领域	√	√
		（3）基本策略及核心策略	√	√
	健康教育与健康促进的意义及进展	（1）健康教育与健康促进的意义	√	√
		（2）国家基本公共卫生服务	√	√
		（3）将健康融入所有政策	√	√
		（4）健康中国战略	√	—

拓展练习及参考答案

（苑佼佼　顾　娟）

第二章　健康相关行为及行为改变理论

学 习 目 标

素质目标：树立正确的健康观念，形成积极的生活方式和健康行为习惯，关注个人和社会的健康问题，具备责任感和奉献精神。

知识目标：掌握健康相关行为的概念、分类、特点和内容，以及知信行模式、行为改变阶段理论；熟悉生态学模型；了解健康信念模式。

能力目标：能够根据实际情况选择合适的理论框架来指导健康行为改变。

案例导入

【案例】

患者，男性，42岁。平素饮食多为高脂、高热量、高盐食物，嗜烟酒。近半年患者感觉自己有头晕症状，一开始是偶尔发作，因此并未注意。最近在单位组织的体检中，发现血压已达190/105mmHg，经复查，被医师确诊为高血压病。

【问题】

1. 请谈谈患者患高血压病的主要原因是什么？

2. 如果你是一名社区服务中心的健康教育工作者，针对本辖区内与本例患者有相同健康问题的人群，应如何处理？

核心知识拆解

第一节　行为与人类行为的概述

一、行为与人类行为的基本概念

行为（behavior）是内外环境刺激下有机体为适应环境所产生的反应，也是有机体为维持个体生存和种族延续，在适应不断变化的环境中所作出的反应。有机体的行为过程可以用公式“S-O-R”表示，S（simulation）代表内外环境的刺激，O（organization）代表有机体，R（reaction）代表行为反应。

人类行为指具有认知、思维、情感、意志等心理活动的人对内外环境因素刺激所作出的能动反应。医学角度认为，人类行为可分为外显行为和内隐行为。外显行为是可被他人直接观察到的行为，如言谈举止；内隐行为是不能被他人直接观察到的行为，即通常所说的心理活动，但可通过测量和观察外显行为间接了解到，如意识、情绪等。两种行为都可对人自身或他人的健康产生影响。

人类行为由五个基本要素构成，健康教育工作者应对人类行为的五个基本要素进行考察和研究，了解人类行为自身的规律，为健康教育实践活动服务。①行为主体：人。②行为客体：人类行为所指向的目标。③行为环境：行为主体与行为客体发生联系的客观环境。④行为手段：行为主体作用于行为客体时的方式方法和所应用的工具。⑤行为结果：行为对行为客体所致的影响。

知识拓展

基因与人类行为

许多动物实验和跨文化人类学研究都证实，人的行为是有遗传基础的。基因除了影响行为，还能决定人的一系列行为性状和趋势。人类通过遗传物质把一些生物特征传递给后代，如性别、相貌、气质特征及某些动作特点等，其中包括某些能影响行为的潜能，如素质的潜能、气质的潜能等。研究证明，不少先天愚型的病态行为与遗传有密切关系，同卵双生者之间某些生理指数（如血压、心率、呼吸、脑电波图形）及一些动作特征都相似。不难理解，子代的生长发育、生活习惯、行为特点无不受到亲代遗传素质的影响。行为的遗传机制体现在以下两方面。

1.行为遗传的物质基础　一般认为，遗传因素对行为的控制和影响表现为基因的原发效应。其作用途径为：来自机体内外环境的刺激信息，通过各种感觉器官，传入神经系统，在内分泌腺的参与和大脑的控制调节下，经过综合分析，作出反应，产生行为。即刺激→感受器→改变输入信号→调控系统（神经系统和内分泌腺）→改变协调和理解能力→效应器→产生反应。

2.基因突变与行为的改变　基因对行为的影响主要是通过影响某些酶的作用，而酶的改变又间接地影响到神经生化、肌肉发育等情况。研究表明，单个基因的突变即可改变行为。

此外，大量研究资料表明，所有的行为包括学习行为的能力都是能够遗传的。基因的传递，使人类在长期进化中获得的优点得以继承，而基因的复杂性导致人类行为的多样性。因为遗传基因具有相当大的稳定性，所以行为能代代延续；遗传基因又在不断地突变、选择和整合，所以人类行为得以不断地发展和延伸。

二、人类行为的特点

（一）人类行为的生物性和社会性

人类行为区别于其他动物行为的主要特点是既具有生物性，又具有社会性。人类的行为是由人的生物性和社会性共同决定的。

1. 人类行为的生物性　人类的生物性决定了人类行为的生物性。人活着就必然会产生各种生理需求，这些生理需求是人启动行为的最初的和最基本的动力。人类最基本的生物性行为是人的本能行为。

（1）摄食行为：人类为了生存和繁衍后代所进行的寻食、进食、消化、吸收等各种有关活动称为摄食行为。摄食行为与健康有密切关系，它对人类的生长发育、智力发展、健康、衰老过程等起着重要作用。

（2）性行为：人类性行为是保存种族延续的本能行为活动。为了种族延续，人类需要有性行为。人类性行为是一个复杂现象，既有动物本能的一面，又受社会道德、社会意识、规范等的强烈影响，性行为必然要受到社会行为规范和法律的影响与调节。

（3）防御行为：是指人类对外来的威胁通过应对、防御机制取得身心安全的行动。防御行为是人类预防和保护性行为的基础。人在面对可能导致损伤的威胁时会本能地躲避，在遭遇威胁而情况不明时会本能地恐惧和焦虑等。

（4）好奇和追求刺激行为：人类天生具有好奇性并有追求刺激的本能。人类从未停止并永远不会停止对未知世界的探索。如不对其进行适当约束，也会出现危害健康行为，如高危体育活动、冒险等追求刺激的行为。

（5）睡眠：睡眠是人生命过程中一种规律的、可逆的，大脑和身体处于休息状态的生理现象，也是人类与动物共有的基本行为。人类个体约有1/3的时间以睡眠方式度过。

2. 人类行为的社会性　人不能脱离人类社会而存在，人类的社会性决定了人类行为的社会性。人类行为的社会性是人类个体与社会环境相适应的结果。人类在进行物质生产的同时逐渐形成一定的文化、艺术、科学、哲学、宗教、道德、风俗、法律等意识形态，以及各种政治关系、经济关系、家庭关系和人际关系。这些因素构成的社会环境塑造、规范和约束社会成员的行为，使之符合社会的要求和满足社会的需要。人类行为的社会性是人与动物的本质区别。人类行为的社会性主要特点如下。

（1）获得性和可塑性：个体的社会性行为是在成长过程中受到所处环境影响，尤其是通过社会教育活动、社会思想、风俗、道德、法规等影响逐渐形成，即个体的社会化行为是后天获得的；后天获得的行为同样也会因为个体所处生活环境的变化而发生变化，即社会化行为可以通过再社会化重新塑造。人的一生都伴随着行为的不断变化和发展。一般而言，年纪较小者可塑性较大。

（2）行为多样性：人类社会及社会文化的多样性决定了人类行为的多样性。生活中，人们的行为千差万别，丰富多彩，表现出较大的差异性。人类个体不同的成长历程、个性特征与价值观，个体所处社会的不同风俗习惯、文化背景、意识形态等社会环境会塑造出不同特征的个体行为。

（3）主动选择性：个体行为的社会化不是一个完全被动过程，个体常常会选择性地模仿学习某些行为，这种选择与沟通的兴趣爱好、思想观念、价值观念和态度等相关联，社会只能影响行为不能发动行为。

（4）文化认可性：人的社会性行为应符合个体所处社会文化所赞许的行为规范，与多数人的行为相似或符合多数人的要求和愿望。当个体行为的发展在符合个人生理及心理发展的基础上，同时又与社会的发展和适应是良好及平衡状态时被称为正常行为，反之则称为偏差行为。

人类社会环境提供了社会成员活动的空间和条件，人类为了社会生活的协调和整体的利益，也会规范、约束和调节社会成员的行为，使之形成类似的具有群体一致性的社会性行为来满足社会的需要或符合社会的要求。同样，人类行为也会反作用于人类社会，对人类社会生活环境产生影响，使社会环境发生变化。每个人的行为总是或多或少地在影响着他周围的环境，为人类社会带来积极或消极影响。

（二）人类行为的目的性和适应性

1. 人类行为的目的性　人类与动物区别的重要标志是人类行为具有明显的目的性。人类大多数行为都带有目的性、计划性，因而人不但能适应环境而且能够按照自己的愿望去改造环境。从洞穴到高楼大厦是人类按照自己的目的、理想进行创造的结果。人类行为的目的性也是健康教育的前提。

2. 人类行为的适应性　行为的适应性是指机体为满足自身需要而与环境之间相互改变保持动态平

衡的过程。而适应行为（adaptive behavior）就是指机体与环境之间相互作用的方式、方法既合乎环境生态规律的要求，与环境保持和谐，同时又能满足本身需要的行为。人类为了适应环境就需要认识环境，改变自己的行为方式以顺应或应对环境的变化，也需要与环境中的其他个体交流，从而发展了人类的感知觉、认知能力，发展了语言与智慧，这一发展是人类行为对环境适应性的结果，又提高了人类适应环境的能力。所以人类对环境的适应性需要也是人类行为产生与发展的基础。

三、人类行为的发展

个体的行为发展是一个连续的过程，不可能跳过其中的某一阶段而进入下一阶段。个体现在的行为是过去行为的延续，而将来的行为又必然是现在行为的延续。个体行为发展在某一阶段内呈量变，这种量变积累到一定程度后发展为质变，进入行为发展的下一阶段。行为发展的特点表现为连续性和不平衡性，连续性是指人的行为发展是连续的，而不是跳跃式的；不平衡性即人的行为在不间断发展过程中存在着个体差异性和发展的不平衡性。

在人的整个生命周期中，行为发展分为4个阶段：①被动发展阶段（0～3岁），这一阶段主要依靠遗传和本能力量的驱使，以及无意识的模仿来发展行为。如随生长发育形成的多种动作、简单语言、基本情绪及部分社会行为等。②主动发展阶段（3～12岁），这一阶段行为的发展带有明显的主动性和目的性。社会性开始加强，其兴趣逐渐离开游戏和幻想，转移到现实实践，希望做一些有用和有效的事情。儿童的依赖重心已从家庭转到学校、青少年组织等社会机构方面。这一时期对本能冲动行为的克制能力迅速提高。③自主发展阶段（12岁至成年期），在这一时期随着生理的成熟，自我意识的增强，自我移情体验得到发展，情绪表现出强烈性和不稳定性，易产生情绪障碍并导致行为的不稳定。同时，这一阶段人们通过对自己、他人、环境和社会的综合认识，开始调整自己的行为发展。④完善巩固阶段（成年以后），人的行为定式已经形成，行为发展主要体现在巩固、完善、适当调整几个方面。

第二节 健康行为及健康相关行为

一、健康行为及健康相关行为的概述

（一）健康行为

1. 概念 健康行为（health behavior）广义上是指人体在身体、心理、社会各方面都处于良好健康状态下的行为模式。这一定义是带有明显理想色彩的健康行为，现实生活中十全十美的健康行为几乎不存在，主要被当作行为目标或“导航灯塔”存在，使人们能以渐进方式努力实现有利于健康的行为。

在健康教育实际工作中，健康行为长期被理解为有益于健康的行为或健康促进的行为。“健康行为”一词也常被赋予和“促进健康的行为”类似或同样的含义。著名健康行为学家哥曲曼（Gochman）认为健康行为包括诸如认知元素中的认知、信念、动机、经验、价值观等个人属性，个性特征中的外向、幽默、韧性等人格特征，饮食、运动、睡眠等行为方式中与健康相关的部分；也包括与健康维护、健康恢复和健康促进相关的外显行为模式、行动习惯以及影响个体健康行为表现的内隐性反应。所以，健康行为本质上是指个体健康相关行为中有益于健康的行为部分。

2. 分类　从狭义上理解，卡索（Kasl）和科博（Cobb）认为健康行为是个体为了预防疾病或早期发现疾病而采取的行为，并将健康行为定义为三类。

（1）预防行为（preventive health behavior）：自信健康者在无疾病症状情况下所采取的任何旨在维护健康、预防疾病的行为，如平衡膳食、合理运动等。

（2）疾病行为（illness behavior）：不确定是否健康或自我感觉生病者所采取的任何旨在确定健康状况或寻求恰当治疗的行为，如求助行为等。

（3）病人角色行为（sick-role behavior）：被确诊有病或自信生病者所采取的任何旨在恢复健康的行为，包括主动获得治疗、照料、静养康复、主动休息等。

从研究的视角看，健康行为研究是基于预防医学的观点，应用行为科学的知识和技术，探讨人类基本行为、生活方式与其促进和维护人类健康有关的问题，其关注的核心问题是行为与健康的关联以及健康行为的形成与改变。健康行为研究并非与行为医学研究相一致。行为医学虽然也是以行为科学的知识和技术为手段展开研究，但其研究重点是寻找导致某些特定疾病的行为因素，然后从病因、病理、治疗、康复等系列研究过程中发展出适当的行为处方作为解决该疾病问题的措施之一，因此行为医学常常研究探讨压力、焦虑、高血压、糖尿病等疾病或症状。

（二）健康相关行为

1. 概念　人类个体和/或群体与周围环境互动后产生的行为反应，会直接或间接地与个体本身的健康、疾病有关联，或与他人的健康、疾病有关联，这些对健康有影响的行为即为健康相关行为。

2. 分类　由于行为主体的性质不同，健康相关行为可以表现为个体健康相关行为和团体健康相关行为。

（1）个体健康相关行为：指人类个体发生的与健康和疾病有关联的行为，以某个个体为行为主体的健康相关行为。主要包括与日常生活关联的健康行为和与健康维护、疾病预防相关的行为。在日常生活中，按行为对行为主体是否产生主观愉悦体验，可分为享受型和非享受型行为。

1）享受型行为：指行为主体在采纳该类行为时，其行为的发生虽然会对健康产生影响，但在短时间内能够为行为主体带来主观上的愉悦感，如高脂、高盐、高糖饮食和吸烟嗜酒。

2）非享受型行为：按行为主体是否主动采纳，又可分为主动非享受型行为和被动非享受型行为。①主动非享受型行为：指行为主体因为“无知”而采纳该类行为，行为的发生与行为主体的主观感受和客观条件无关，如饭前便后不洗手、卖鸡蛋换“炼乳”喂孩子、不恰当的锻炼地点和方法等。②被动非享受型行为：指行为主体在采纳该类行为时，往往不是因为行为主体的“无知”或追求愉悦感，而是被迫采取的不健康行为，如陪嘉宾吃饭，不喝酒者也硬撑着猛喝；不抽烟者随他人吸烟或在密闭的环境内吸入二手烟；被迫摄入被污染的空气、食物和水；居住环境严重缺水无法做到饭前便后洗手；工作压力大导致的生活不规律，经常不能按时吃饭，缺少体育锻炼等。

此外，按行为对行为者自身和他人健康状况的影响进行分类的促进健康的行为和危害健康的行为的论述内容，也是基于个体健康相关行为的特点进行总结归纳的，此处暂不赘述，在后文中详细介绍。

（2）团体健康相关行为：指以社会团体为行为主体（与“法人”概念一致）的健康相关行为，政府制定各种可能影响人群健康和环境的政策、企业对“三废”的处理、群众团体所开展的文体活动等都可视为团体健康相关行为，如传染病控制、妇幼保健、社会保险、食品安全保障、医疗服务提供等行为都属于人类团体健康相关行为的范畴。

团体拥有一定的人力、物力、财力、技术等资源，拥有严密的组织结构和强大的组织功能。基于这些资源产生出的行为能量极大，因此团体健康相关行为产生的健康效应后果影响较大，可以是极大的健康促进效益，或者是极大的健康危害作用。开展健康教育行为干预活动，必须注意以团体为主体的健康相关行为。

团体健康相关行为有着不同于个体健康相关行为的规律。

1）有明确的目的和目标，目的和目标往往由团体决策层所确立，并成为团体内全体成员的行为指向，是一种有组织、有计划、有评价和调节的行为。

2）团体有自己的文化特点，团体健康相关行为的改变一般较个体复杂，对社会压力的承受能力较个体大，一旦成功，效果显著。

3）团体健康相关行为表现具有一定的“惯性”，其启动与停止都较个体行为缓慢。

知识拓展

行为与健康的关系

人的行为既是健康状态的反映，又对人的健康产生重要影响。许多环境中的有害因素以及卫生保健服务常常都需要通过人自身的行为作为中介来作用于人体。行为可以加强、减弱或避免对环境有害因素的接触，人的行为也影响着对卫生保健服务的接受、利用或排斥。不良的行为方式不仅与慢性病有关，也是传染病和意外伤害的重要危险因素。

随着人类社会的进步与发展，可供人们保护和促进健康的资源越来越丰富，如抗生素的问世、各种疫苗的发现、医疗技术与设备的发展、卫生服务网络的建立等，为人类健康水平的提高奠定了坚实的基础。但是仅仅有健康资源是不够的，这是因为：第一，已有的卫生服务与资源需要人们采取行动去利用；第二，大量的流行病学研究证实人类的行为生活方式与绝大多数慢性非传染性疾病关系极为密切，改善行为可以预防这些疾病的发生并有利于疾病的治疗；第三，感染性疾病、意外伤害和职业危害的预防、控制也与人们的行为密切相关。

WHO经研究提示，影响个人健康和寿命的因素有四大类：生物学因素占15%、环境因素占17%、卫生保健服务因素占8%、行为生活方式占60%。对于不同的健康问题，各类因素所发挥的作用不同。我国在20世纪80年代时，行为生活方式占健康影响因素的50%以上，且随着年代的发展，该比例有上升趋势。

二、促进健康的行为

促进健康的行为（health-promoted behavior）指个体或群体表现出的客观上有利于自身和他人健康的行为。促进健康的行为主要特点包括：①有利性，行为表现有益于自身、他人和整个社会的健康，如平衡膳食、合理运动、不抽烟。②规律性，行为表现是规律有恒的，不是偶然发生行为，如每天的定时定量进餐。③和谐性，个体行为表现出个性，又能根据周围环境调整自身行为使之与其所处的环境和谐。④一致性，个体外显行为与其内在的心理情绪一致，无矛盾。⑤适宜性，行为的强度能理性地控制，强度大小适宜。

促进健康的行为可分为以下五大类。

1. 日常健康行为 指日常生活中有益于健康的基本行为，如合理营养、充足睡眠、适量运动、饭前便后洗手等。

2. 避免环境危害行为 指避免暴露于自然环境和社会环境中有害健康的危险因素，如离开污染的环境、不接触疫水、积极调适应对各种紧张生活事件等。

3. 戒除不良嗜好 戒除日常生活中对健康有害的个人偏好，如吸烟、酗酒、滥用药物等。

4. 预警行为　指对可能发生的危害健康事件的预防性行为，以预防事件的发生，以及在事故发生后正确处置的行为，如驾车使用安全带，火灾、溺水、车祸等的预防以及意外事故发生后的自救与他救行为。

5. 合理利用卫生服务　指有效、合理地利用现有卫生保健服务，以实现三级预防，维护自身健康的行为，包括定期体检、预防接种、患病后及时就诊、遵从医嘱、积极配合医疗护理、保持乐观向上的情绪、积极康复等。

三、危害健康的行为

危害健康的行为（health-risky behavior）是指不利于自身和他人健康的一组行为。危害健康的行为主要特点包括：①危害性，行为对人、对己、对社会健康有直接或间接的、明显或潜在的危害作用。例如，吸烟行为不仅对吸烟者本人的健康产生危害作用，而且对他人（造成被动吸烟）和社会（影响发病率、死亡率水平）健康带来不利影响。②明显性和稳定性，行为非偶然发生，有一定的作用强度和持续时间。③习得性，危害健康的行为都是个体在后天的生活经历中学会的，故又称“自我制造的危险因素”。

危害健康的行为可分为以下四大类。

1. 不良生活方式　不良生活方式是一组习以为常的、对健康有害的行为习惯，如吸烟、酗酒、不良饮食习惯（饮食过度、高脂高糖低纤维素饮食、偏食、挑食、嗜好烟熏火烤食品、进食过快过热过硬等）、缺乏体育锻炼等。习惯通常指持续的定势化的行为，日常生活和职业活动中的行为习惯及其特征称为生活方式。不良生活方式与肥胖、心脑血管疾病、早衰、癌症等的发生有密切关联。不良生活方式对健康的影响具有潜伏期长、特异性差、协同作用强、个体差异大、广泛存在等特点。

2. 致病性行为模式　指导致特异性疾病发生的行为模式，国内外研究较多的是A型行为模式和C型行为模式。

（1）A型行为模式（type A behavioral pattern，TABP）：是一种与冠状动脉性心脏病（冠心病）的发生密切相关的行为模式。A型行为又叫“冠心病易发性行为”，其核心行为表现为不耐烦和敌意。行为表现为做事动作快，想在尽可能短的时间内完成尽可能多的工作（具有时间紧迫感），常常大声和爆发性地讲话，喜欢竞争，对人怀有潜在的敌意和戒心。A型行为者的冠心病发病率、复发率和病死率均比非A型行为者高出2～4倍。

（2）C型行为模式（type C behavioral pattern，TCBP）：是一种与肿瘤发生有关的行为模式。研究表明C型行为可促进癌前病变恶化、易发肿瘤，故C型行为又称“肿瘤易发性行为”，其核心行为表现是情绪压抑，性格自我克制，表面处处依顺、谦和善忍，回避矛盾，内心却是强压怒火，生闷气。C型行为者宫颈癌、胃癌、食管癌、结肠癌和恶性黑色素瘤的发生率比非C型行为者高3倍左右，并易发生癌的转移。

3. 不良疾病行为　指在个体从感知到自身患病到疾病康复过程中所表现出来的不利健康的行为。不良疾病行为的常见表现为疑病、瞒病、恐病、讳疾忌医、不及时就诊、不遵从医嘱、求神拜佛、自暴自弃等。

4. 违规行为　指违反法律法规、道德规范并危害健康的行为，违规行为既直接危害行为者个人健康，又严重影响社会健康，如药物滥用等。

四、健康行为生态学模型

（一）健康行为生态学观点与其理论发展

生态学（ecology）是研究生物体及其周围环境相互关系的科学。在长期进化过程中，生物的生存、活动、繁殖等活动逐渐形成了对周围环境的空间、物质与能量的需要，各种生物所需要的物质、能量以及所适应的理化条件是不同的。

行为生态学（behavior ecology）主要研究动物行为对环境的适应和环境变化对动物行为的影响。行为生态学的研究将使人们能更深刻地理解行为的本质，包括行为的发生、发展与生态条件的关系等，以更好地探究行为的本质和发生发展机制。

人类行为生态学则是研究人类生态环境对行为决策及行为发生、发展的影响，以及这些行为反过来对人类生态环境产生的影响等。人们由于所处的社会环境不同，所作出的行为反应和所采取的生存方式也不相同，由此就逐渐形成了不同的行为方式和行为习惯，而这些行为反过来又影响所处的社会环境，包括物理环境和社会文化环境的形成与构建，结果形成各具特色的社会物理环境与社会文化环境。

世界的生态系统大多受人类活动的影响，社会经济生产系统与自然生态系统相互交织，实际形成了庞大的生态复合系统。行为生态学理论把行为学、生态学联系在一起，了解生物行为与其生存环境（生物和非生物环境）之间的相互关系，不仅与生理学、遗传学、进化论密切相关，还涉及心理学、社会学等学科的内容。

对于人类行为的发生、发展及行为影响因素，各学派有不同认识。健康行为生态学理论在影响人类行为的各因素中分析了不同层面的生态环境因素，为人类复杂的行为发生、发展提供了较为完整的解释构架。

美国学者布朗芬布伦纳（Bronfenbrenner）提出的行为生态学理论认为，影响人类行为与发展的环境因素包括个体内、个体间、个体外多层次的因素，并将影响人类行为的环境因素分为微系统、中系统、外系统和宏系统。

1. 微系统（microsystem） 是指个体生长过程中，个体活动和人际交往直接接触的环境，包括自然环境和社会环境，伴随着个体的成长，微系统会不断发生变化和发展，如家庭、学校、父母、老师、同学、朋友等，不断影响着个体行为的形成和发展。

2. 中系统（mesosystem） 是指各个微系统之间的联系和交互作用，若各个微系统之间有较为一致的积极联系，对个体及行为的发展会产生正面的作用，反之，当各个微系统之间处于非积极联系或联系相互冲突，如价值观、教育方式等冲突，则会造成个体的诸多行为与发展的环境适应问题。

3. 外系统（exosystem） 是指个体成长过程中未直接接触或与其生长环境无直接相关性的多个环境之间的联系。外系统会对微系统、中系统产生影响，间接地影响个体的环境适应性，如父母职业、社区服务等。

4. 宏系统（macrosystem） 泛指存在于以上三个系统中的社会大环境，包括社会意识形态、价值观、社会规范等。宏系统为环境中的个体设定了行为标准和法规制度，直接或间接影响着个体的行为发展目标。

此外，该理论还引入了时间维度，强调个体的发展是一个将时间和环境结合起来的动态发展过程。一个个体的出生，首先通过本能行为影响环境来获取食物等生存条件，随着时间的推移，个体生活微观环境的不断变化，影响着个体行为的社会化过程，如升学、工作、结婚等，每次变化都会导致个体生态环境系统的变化，这些变化都会成为个体行为发展的动力之源。在研究个体行为发展时，应将行为放置在一系列相互影响的生态系统中，观察个体行为与系统的相互作用和相互影响。

在20世纪末期，有多个学者相继提出了健康相关行为的生态学模式，认为个体行为受多个水平因素的影响，包括个体自身（生物学的、心理的）、个体间（社会的、文化的）、组织、社区环境，以及物质环境和政策环境等水平。健康相关行为的生态学模式的核心内容包括：①健康相关行为的发生发展受到多个水平的因素的影响，包括个体内部因素、社会文化因素、公共政策因素、物理环境因素。②在这些因素和水平间存在相互联系，而人的行为与环境是相互作用的。③健康教育干预活动在多个水平实施干预取得的效果最佳。④多个水平的行为干预活动需在多个方面的人群中方易实施。

人的行为受生态环境多个层次的交互作用的影响，健康行为生态学模式一般把个体所处的生态学环境分为个体自身、人际、社会环境三个水平；也有除个体自身生理心理因素以外，把行为的环境影响因素分为微观生态环境和宏观生态环境等。微观生态环境一般指个体所处的人际社会关系和生活环境，包括家庭成员、朋友、同学、同事，工作单位、学校、家庭等；宏观生态环境多指社会环境，包括社会文化环境、风俗习惯、法律、社会健康服务等因素。微观生态因素对个体健康行为形成的作用更为直接、具体，宏观生态因素较微观生态因素影响面更大、更持久、影响更深刻，宏观生态环境因素可通过微观生态因素起作用。

（二）基于生态学模型的健康行为干预策略

生态学理论模型帮助人们利用生活环境的改变来形成多层次、有效的方法用以促进人们健康行为的形成或改善。基于生态学理论模型的健康行为干预策略其本质就是让目标人群的生活环境发生多层次、多水平的有益变化，从而有利于实现健康行为和生活方式的养成或改善，最终实现提高人们健康水平的目标。

将生态学理论模型置于我国国情之下，探索针对影响我国国民健康行为的多个层次的环境变量，建立多级别的干预策略；通过制定公共策略、构建支持的社会环境，社会各界共同努力从大环境改变的角度来改善国民健康行为、促进我国全民族体质健康水平的提高，将会具有深远的意义。

1. 构建多级别、多层次的健康行为干预生态学模型　国家健康政策是国家级别上促进国民健康水平的行动纲领，是健康促进的国家行为，对于健康行为干预策略的生态学模型的建立具有很强的指导作用。各级政府会在国家健康行为干预策略的指导下，针对本地区的情况制定相关政策要求和落实措施。有了多级别、针对性很强的各项政策，生态学理论模型能够将所有的利益相关者统一协调和部署，形成支持健康行为形成和完善的可持续性环境干预生态。

通过政策性的安排来满足社会各方面对健康和形成健康行为氛围的需求，使社会处于健康的平衡稳定的生态社会状态，对该生态社会内生活的所有社会成员在内心的认知、人际、组织、社区等层面都给予有益的支持，才可能提高他们对健康行为的认识，使他们自愿地修正和改变原有的生活行为和习惯，使之朝向有益于健康的方向发展，促进健康行为的养成，达到增进全民健康的目的。

2. 形成多层次交互协作的健康行为干预的社会网络　社会中每个个体的生命过程都是与其家庭、学校、社区、卫生保健系统、工作环境、社会文化、政治经济以及政策、法律等许多不同环境互动的过程。生态学模型理论指导健康行为干预者，若要人类个体形成或改善为良好的健康行为，就需要在微系统层面的家庭、学校、社区、工作环境等，外系统层面的卫生保健系统、大众媒体和宏系统层面的社会文化环境、政治经济以及政策、法律环境等各环境系统之间开展有效的交互协作，形成健康行为干预的社会生态网络，来影响人们对健康行为的选择。

在健康行为干预社会网络的各层次环境空间系统中，家庭和社区作为生态学模型中最小的微系统，也是影响个体健康行为的最活跃因子。众多活跃的家庭会结合形成活跃的社区，活跃的社区生活环境可以组织各种有益于健康行为形成和发展的活动，教育系统和卫生系统可以为大众普及有关的健康知识和健康技能，在积极的政治经济环境、社会文化、政策和法律环境以及大众媒体等的支持下形成积极活跃的、有着多层次交互协作的健康促进的社会网络环境。

借助生态学模型系统可以为包括学校、社区、企事业单位、卫生保健系统、政府机构、社会工作者、大众媒体以及各类商家等开发一系列多样化的特定的全民健康促进行动框架；可以为加大教育系统和卫生行政系统在公共健康教育和健康行为发展与完善领域的投入力度，使更多专业人员为有需要的个体提供健康行为建立指导和技术服务开发出有效的网络通道；可以倡导健康积极的社会文化氛围和完善健康行为鼓励的社会政策，形成有利于健康行为形成的生态学环境，来共同发挥多层次的健康行为干预的社会网络作用。

3. 实现多级别、多层次社会网络间的交互影响 生态学模型理论认为，个体健康行为的养成要综合考虑影响个体健康行为的多重因素，即不仅需考虑个体的个性特征，还要综合考虑家庭、社区、学校或工作单位环境、社会文化等因素的影响以及各因素之间所存在的交互作用。生态学模型理论帮助我们探索通过家庭、社区、学校、工作和社会环境的变化，以及社会舆论、大众媒体等来影响个体健康行为选择的途径和策略。

个体是家庭中的一员，家庭环境、家长和家庭成员的健康行为和生活方式在个体健康行为的形成和发展过程中发挥着重要作用；家庭是社会的基本单元，家庭的健康行为和生活方式的形成会受到社会文化、风俗习惯、社会规范等的广泛影响。例如，家庭要求每个成员都要拥有良好个人卫生习惯，家庭成员共同参与健身活动等，都可以使每个成员逐渐养成良好的个人卫生习惯，使每个成员逐渐养成积极参与健身运动的健康行为；如果社区内有多个家庭拥有良好的健康行为习惯，这一习惯通过社区内家庭之间的交互影响，则会进一步扩展到其他家庭，也会更有利于每个个体成员健康行为的养成。同样，学校和/或工作单位环境内是否有坚持良好个人卫生习惯的要求，是否有积极从事体育锻炼的氛围、条件和有类似爱好的同伴，会影响相关个体健康行为习惯和体育锻炼习惯的坚持或改善。

社会环境是个体健康行为促进体系中至关重要的一环，包括文化艺术、风俗习惯、社会行为规范与法律、社会舆论和大众媒体等。社会教育对个体行为的影响是潜移默化的，与家庭和学校相比，社会教育更加注重于“身教”和行为环境氛围，当个体所处的社会环境中绝大多数人的行为习惯都是健康行为，并且社会环境氛围对非健康行为显示出不认可时，无疑对个体健康行为形成的影响比单纯“言教”的效果更为明显。我国居民健康行为的选择与我国的家庭教育、学校教育、社会教育等均有直接的关联性，应大力构建影响居民健康行为养成的多级别、多层次的生态学体系，使社会中的每一个家庭和成员都处在这一生态学体系交互影响之中，促使健康行为生态学体系之中的每一位都形成终身健康的意识，终身拥有不断适合自身特点的良好健康行为和生活习惯。

4. 生态学环境内健康行为干预对象具有广泛性 生态学理论认为个体健康行为的影响因素包含生态环境中的诸多因素，那么健康行为的干预对象就应该包括这些诸多因素。在社区健康教育中，要求社会各界包括社区各级政府、有关单位、社区居民等广泛参与，形成一个庞大的社会共同参与网络。

在生态学理论模式下，个体健康行为的形成和改善干预策略，除关注对象个体外，还应关注对象的家庭成员、朋友、同学同事、领导，以及家庭环境、社区环境等。例如，在控烟项目中，戒烟干预策略除关注个体健康观念和知识、戒烟行为，还应关注该个体的家庭成员、朋友、同学同事和领导等人员的状态（是否吸烟或戒烟）和态度，以及生活环境中的控烟氛围和社会支持等。健康行为干预策略不仅要干预改变已经形成的个体健康行为问题，还要干预改变其生态环境中影响健康行为的其他成员的健康观念和健康行为等，促进问题行为的戒除、改善，以及新形成的健康行为的完善和持续巩固。

在生态学理论模式下，个体健康行为形成和改善干预策略，除关注对象个体健康行为问题的改变外，还应关注对象个体健康行为问题的形成过程，以及问题行为形成过程中的生态学环境因素。例如，在控烟项目中，其干预策略除关注个体吸烟行为问题现状外，还应关注在个体成长的生态环境中，促使其吸烟行为形成的支持因素是什么、影响因素是什么。健康行为干预策略不仅要干预改变已经形成的问题，还要干预改变其生态环境中影响健康行为的因素，以避免问题行为的发生和形成。故健康行为生态学理论模式要求健康教育工作者要深入探索在人类成长过程中，如何帮助个体形成健康行为的策略和方法，促使他们的健康行为不断形成并得到巩固，使人类不断地与其自身生存的自然和社会生态环境达到动态发展过程中的平衡与和谐状态。

知识拓展

生态学模型应用案例

烟草公司通过公共传媒（电视或电影中的吸烟镜头）等方式美化吸烟者的形象，对青少年尝试吸烟有严重的误导作用，这是一种来自环境中宏系统的影响。然而，这种影响对青少年个体吸烟行为的影响大相径庭。有的青少年家里没有人吸烟，全家人对吸烟的态度都是坚决反对的。与此同时，父母还以合理的方式引导孩子不要吸烟，这样微系统的正面影响可以在很大程度上抵御宏系统的负面影响，在这种情况下，青少年吸烟的可能性比较小。相反，若青少年的家里有许多烟民，家长还经常在孩子面前“吞云吐雾”，摆出一副享受的神情，这种家庭环境就进一步强化了公共媒体中的吸烟镜头对青少年吸烟行为的影响，从而使青少年吸烟的可能性大大增加。在上述例子中，宏系统（媒体/社会）和微系统（家庭/人际）相互作用共同决定了青少年的吸烟行为。

第三节 健康相关行为理论

一、知信行模式

知信行（knowledge-attitude-belief-practice，KABP）模式是西方学者于20世纪60年代提出的行为理论模式。“知”是知识与信息，“信”是正确的信念和积极态度，“行”是行动。该模式直观地将人们行为的改变分为获取知识、产生信念及形成行为3个连续过程。该模式认为，健康相关知识和信息是建立积极、正确的信念与态度，进而改变健康相关行为的基础，而信念和态度则是行为改变的动力。只有当人们了解了有关的健康知识，建立起积极、正确的信念与态度，才有可能主动地形成有益于健康的行为，改变危害健康的行为。

知信行三者间只存在因果关系，没有必然性。在信念确立以后，如果没有坚决转变态度的前提，实现行为转变的目标照样会导致失败。使人们从接受知识转化到改变行为是一个非常复杂的过程，在行为改变的过程中，任何一个环节或因素都可能影响知识到行为的顺利转化，其中有两个关键步骤：确立信念和改变态度。例如，吸烟作为个体的一种危害健康的行为已存在多年，并形成了一定的行为定式。要改变吸烟行为，使吸烟者戒烟，首先需要使吸烟者了解吸烟对健康的危害、戒烟的益处，以及如何戒烟的知识，这是“知”，是吸烟者戒烟的基础。具备了知识，吸烟者才会进一步形成吸烟有害健康的信念，对戒烟持积极态度，并相信自己有能力戒烟，这是“信”，标志着吸烟者有动力去采取行动。在知识学习、信念形成和态度转变的情况下，吸烟者才有可能最终放弃吸烟，这是“行”，标志着危险行为的改变。

通常可采用下列促进态度转变的方法。

（1）利用促进信念建立的方法，如增加信息的权威性、增强传播效能、利用恐惧等因素等，只要适时、适当，也有助于态度的转化。

（2）针对明知故犯、知而不行者的具体原因，有针对性地强化干预措施。例如，吸烟难戒，有些人是难以割舍嗜好，有些人是缺乏毅力和信心，有些人担心招致团体的排斥，有些人是心存侥幸。所以针对不同类型者除分别采取干预措施外，借助外力如政策法律、经济和组织手段、公众场合秩序、公众舆论等，也能加速态度和行为的改变。

（3）根据“服从、同化、内化”态度改变三阶段理论，对严重危害社会的行为可依法采取强制手段促其态度转化。

在实际工作中知信行模式难以对对象的行为及其影响因素进行深入分析，对行为干预的作用比较有限。

二、健康信念模式

健康信念模式（health belief model，HBM）于1858年由霍克巴姆（Hochbaum）提出，后经比彻（Becher）、罗森斯托克（Rosen-stock）等社会心理学家的修订逐步完善，早期是用来解释人们预防保健行为的理论模式，后来逐渐被用于研究人们对症状和已诊断疾病的反应行为，尤其是对治疗方案的遵从行为。

健康信念模式的形成主要受刺激反应理论和认知理论的影响。刺激反应理论认为，行为的发生往往会受到行为结果或预期结果的影响。例如，不吸烟可改善吸烟者的呼吸功能，提高健康水平；在吸烟者感受到这种益处后，戒烟行为则会得到强化，并坚持不吸烟，从而达到戒烟的目的。认知理论认为情绪和行为受认知影响，强调个体主观心理过程如期望、思维、推理、信念等对行为的主导作用，即行为决定于主体的价值判断，如果行为的结果与主体价值判断相一致，则主体会自觉自愿采纳这种行为，否则这种行为的发生频率就会降低甚至消失。例如，计划免疫的推广，首先要让公众认可某传染病发生的可能性及其后果的严重性，然后要使其相信预防接种可以预防传染病的发生。如果公众希望不被感染传染病，就会自觉接受计划免疫；如果对疾病的风险不以为然，或认为患病只是小事一桩，或认为预防接种无济于事，就不会去接受免疫接种。

在以上研究的基础上，不同学者的多项调查研究实践又进一步充实了健康信念模式。现在认为，个体的健康行为产生除与人们对疾病易感性的信念、对疾病严重性的信念和知觉到健康行为的益处有关外，还与对健康行为的障碍（如费用、时间、设备等）的知觉等有关。健康信念模式强调感知在行为决策中的重要性，认为健康信念是人们采纳健康行为的基础和动因。健康信念模式的主要概念构件如下。

1. 感知到威胁 包括感知到疾病易感性和疾病严重性。易感性是指个体对自身患病可能性的判断。人们越是感到自己患某疾病的可能性大，越有可能采取行动避免该疾病的发生。严重性是指对疾病后果的感知，包括疾病对躯体健康的不良影响和疾病引起的心理、社会后果，如体力、形象、工作、生活和社交等方面的影响。个体如果认为某病后果严重，则更有可能采取行动防止疾病的发生、发展。人们对容易发生的、严重的疾病往往更加重视，注意预防。

2. 感知到行为益处和障碍 是个体对采纳或放弃某种行为能带来的益处和障碍的主观判断，即对健康行动的利弊比较。健康行为的益处是指它对健康状况的改善及由此带来的其他好处，如能否有效降低患病危险性或缓解病情、减少疾病的不良社会影响，以及行为实施过程中的积极情绪体验。而行为的障碍因素则指采纳行为所付出的代价，包括有形代价和无形的付出或牺牲，如劳累、开支增加、随意支配时间减少等。

3.行动线索　也称为行动动因或提示因素，是激发或唤起行为者采取行动的“导火索”或“扳机”，是健康行为发生的决定因素，包括内在和外在两方面。内在线索包括身体出现不适的症状等，外在线索包括传媒中有关健康危害行为严重后果的报道、医师的劝告、家人或朋友的患病体验等。行为线索越多，权威性越高，个体采纳健康行为的可能性越大。

4.自我效能　指个体对自己有能力执行某一特定行为并达到预期结果的自信心，是个体对自己控制内、外因素而成功采纳健康行为的能力的评价和判断，以及取得期望结果的信念。例如，通过调整饮食和增加有氧运动而减肥，时间充裕、经济上节俭、能吃苦的人认为这是简单易行的方法，非常乐意采纳；而时间紧凑的人则会觉得花大量时间来配制平衡膳食和进行有氧运动很难持久，故而会放弃这种方法。健康行为能否采纳并坚持，受个人对此行为的信心和意志力影响，如果个体坚信行为能够产生好结果并具有达不到目的誓不罢休的意志力，则其自我效能较高，更容易发生并坚持健康行为。

5.其他相关因素　健康行为是否发生还受社会人口学因素影响，包括个体的社会、生理学特征，如年龄、性别、民族、人格特点、社会阶层、同伴影响以及个体所具有的疾病与健康知识。不同年龄、性别、个性特征和处于不同生活环境的人对采纳健康行为的态度和采纳程度并不相同。具有卫生保健知识的人更容易采纳健康行为。

健康信念模式基于对一次性的行为的研究而建立，但目前与慢性非传染性疾病和慢性传染性疾病相联系的多数行为危险因素的作用时间长且多能给行为者带来某种“收益”，对这样的情况健康信念模式常常不能给予很好的解释和预测。因而近年发展起来的保护动机理论在健康信念模式基础上增加了两个因素，它们与行为“收益”有关，与健康相关行为的改善相悖，由此可以更好地解释和预测健康相关行为。显然，在健康教育实践中必须充分估计这两个基本因素。①内部回报：实施有害健康行为所带来的主观的愉快感受，如吸烟所致快感。②外部回报：实施有害健康行为所带来的某种客观“好处”，如吸烟所带来的社交便利。

健康信念模式的基本思路就是：一个人是否采取健康行为（或放弃不健康行为），取决于以下几个方面：①认识到自己面临发生某个负性健康结果的风险较高，而且这一负面结果对自己的健康和利益（经济、家庭、社会地位等）具有严重的威胁。②产生一个正向的期望，即希望能够避免负性健康结果所产生的信念。③相信若实施由专业机构或人士推荐的某种行为，将能避免该负性健康结果的发生。④具有较高的自我效能，即相信自己能够克服困难、坚持采纳所推荐的行为并取得成功。但是，这个行为转变的过程可能会受到性别、年龄、社会经济地位等个体特征的影响（图2-1）。

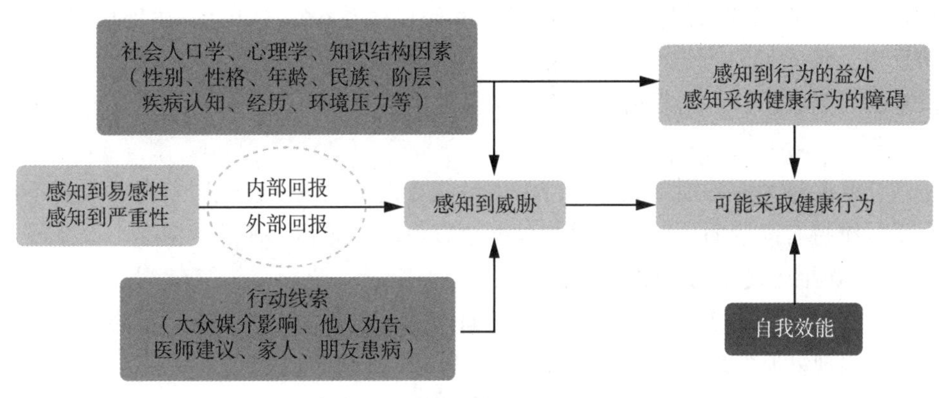

图2-1　健康信念模式框架

健康信念模式中提高人们对疾病威胁的认知是健康干预的第一步，帮助干预对象认清疾病的威胁，唤起他们的防病意识，是行为改变的关键步骤，也是人们自觉采纳和维持健康行为的前提条件，充分利用各种激发因素，促成健康行为发生。健康信念模式已经得到大量实验结果的验证，对于解释和预测健康相关行为、帮助设计健康教育调查研究和问题分析、指导健康教育干预都有很高价值。但该模型过多强调健康信念的作用，没有考虑其他如社会道德准则、文化因素、既往经历等可能影响行为的因素。

三、阶段变化理论

行为转变阶段模式（stages of change model，SCM）的特点是将行为变化解释为一个连续的、动态的、逐步推进的过程。SCM在发展过程中整合了若干个行为干预模型的基本原则和方法，逐渐演变为阶段变化理论模型（transtheoretical model and stage of change，TTM）。TTM由行为变化阶段及对其产生影响的决策权衡、行为改变过程和自我效能四个概念构件组成。

（一）阶段变化理论的相关概念

1.行为变化阶段　行为变化一般分为五个阶段，对于成瘾性行为来说还有第六个阶段。

（1）无意向期：这一阶段的人们没有改变行为的意向，测量时通常指在未来6个月内。他们常会提出一些理由来对行为干预进行抵触，没有考虑改变自己的行为，或者是有意坚持不改变。他们不知道目前行为的后果，或者觉得浪费时间，或者认为没有能力来改变等，他们也不打算参加健康促进或防治项目，属于无动机群体。

（2）意向期：这一阶段的人们打算改变行为，但一直无任何行动和准备行动的迹象，测量时通常指在未来6个月内。此时，人们已经考虑对某些特定行为作出改变。他们已经意识到改变行为可能带来的益处，也十分清楚所要花的代价，在收益和成本之间的权衡处于一种矛盾的心态。在此阶段不会停滞很长时间。无意向期和意向期合称为准备前阶段。

（3）准备期：这一阶段的人们倾向于在近期采取行动，测量时通常指在未来1个月内，人们承诺作出改变，并且开始有所行动，有的在过去一年里已经有所行动，如制订行动计划、学习健康教育课程、购买有关资料、寻求咨询、摸索自我改变方法等。

（4）行动期：这一阶段的人们在过去，测量时通常指在过去6个月内，已经作出了行为改变。行为通常可被观察，行为改变往往等同于行动。但是，行动仅是六个阶段中的一个阶段，并不意味着行为的改变。人们的行为改变需要达到科学家或公共卫生专业人员认可的可减少疾病风险的程度。以吸烟为例，减少吸烟量并非处于转变行为阶段，完全不吸烟才是处于此期。

（5）维持期：这一阶段的人们保持行为改变的状态已经达6个月以上，达到预期的健康目标。此阶段应当预防反复，使人们对行为改变更有信心。如果人们经不住诱惑和没有足够的信心和毅力，就可能返回到原来的行为状态，称为复返。复返的常见原因是过分自信、经不起引诱、精神或情绪困扰、自暴自弃。

（6）终止：在某些行为，特别是成瘾性行为中可能有这个阶段。在这个阶段，人们不再受到诱惑，对这种行为改变的维持有高度的自信心。尽管可能会有焦虑、无聊、孤独、沮丧、愤怒或紧张等体验，但都能坚持，确保不再回到过去不健康的习惯中去。

大多数人是由无意向期转变为意向期，再由意向期进入准备期，准备期后再转向行动期和维持期，但是有一部分人会出现复返的现象，即复返的行为成为另一个循环的起点。

2.行为变化过程　是指人们从行为的某个阶段转变到另一个阶段的种种表现，这些表现可以是内隐的，也可以是外显的。变化过程有10个，分别是提高认识、情感唤起、自我再评价、环境再评价、自我解放、求助关系、反思习惯、强化管理、刺激控制、社会解放。下面以“危害健康行为”为例分别说明。

（1）提高认识：指发现有利于行为变化的新事实、新想法。人们接收到一些与疾病有关的信息，如致病原因、患病结果、治疗方法等，因而认识到健康的重要性，甚至察觉到自己的行为需要调整。为了唤起人们的健康意识，可使用的干预策略包括信息反馈（如因为量血压而得知自己血压偏高）、与人交谈（如与医师交流了解自己的健康状况）、阅读有关健康的书籍（如从医学书籍上获取相关知识）、媒体宣传（如看到电视上宣传健康知识的短片）等。

（2）情感唤起：指知觉到如果采取合适的行为，可减少不良行为带来的负面社会影响。通过角色扮演、影片观赏、悲痛的回忆、个人剖析、风险沟通、媒体宣传等各种方式，让人首先感受到不健康行为或危险行为可能造成的不良结果，以诱发负向情绪（如恐惧、害怕、焦虑、担心等）的产生。然后再通过适当的活动来降低或解除先前被诱发的负向情绪。

（3）自我再评价：指在认知和情感两方面对自己的健康风险和不良行为进行自我评价，意识到行为改变的重要性。通常情况下，个人对于有或没有某项危害健康行为，都会做自我形象的评价，包含认知（知道危害健康行为容易引发疾病）与情感（认为不应该有危害健康行为）两方面的评价。例如，喜欢运动者给人充满活力的印象，而不运动者给人的形象是截然相反的。依据价值判断（比较运动和不运动的价值体现）、健康行为典范（邀请喜爱运动者前来现身说法）、预期的结果（想象喜爱运动者的健康与活力）等方法，可以有效地引发人们对自己的形象进行再评价，从而确定要改变的行为。

（4）环境再评价：指意识到自己的危害健康行为带给社会环境的负面影响。与上述“自我再评价”相似，也包含认知与情感两方面的评价。这里的环境包括个人生活或工作的物质环境，以及因人际关系而形成的社会环境。通过移情训练、观看纪录片、提供证据、家庭参与等方式进行环境再评价，可让人察觉到社会环境对个人行为的影响，而自己或他人的行为也会彼此产生影响。

（5）自我解放：指在建立行动信念的基础上作出要改变行为的坚定承诺。个人对于行为变化持有正向的信念，而且愿意将此信念付诸行动，因而作出承诺及再承诺。通常人们会利用新年、生日或某个纪念日时许下愿望，或在众人面前公开承诺，这样可以坚定改变行为的意志和决心，帮助个体脱离危害健康行为所带来的压力和束缚。

（6）求助关系：指寻求社会支持以协助个人改变危害健康的行为。对于想要去除危害健康行为的人，提供支持、关爱、信任、坦诚和接纳等，就是提供社会支持，这些支持可以来自亲密关系、朋友关系、医患关系、咨询关系、伙伴关系等。

（7）反思习惯：指认知现有行为是不健康的而改以健康行为取代。针对自己存在的不健康行为，必须了解不健康行为的危害，学习一种健康的行为取代它。所谓健康行为是指对健康有益的行为，如保持身心松弛、坚持改变不良行为的信念、降低诱发现有行为的刺激强度、接受专业的替代性治疗、强化正向思考的习惯等。

（8）强化管理：指增加对健康行为的奖励。强化是指个人因行为表现而呈现的结果，为正向的或朝向预期方向改变的，便给予鼓励或使人愉快的各种奖赏。早期的“情境处理”，与此处的“强化管理”有所不同，因前者将惩罚包括在内，即对于负向的或未能朝预期方向变化者，给予不愉快的惩治或处罚。过去研究发现，行为改变成功者多半是依赖奖赏而非惩罚，另外，阶段变化理论是以和谐的方式促使人们自愿且乐意地改变其旧行为，所以强调“强化”的概念。强化可以提高新行为重复出现的概率，该方法包括签订行为改变契约、提供物质性奖品或奖金、给予精神性赞许或拥抱、加强小团体中成员间的支持等。

（9）刺激控制：指消除诱发危害健康行为的提示，增强有利健康行为的提醒。所谓刺激，是指对于特定行为发生具有提示作用，或是引发个体采取行动的因素。刺激控制有两种处理方式：一种是将对旧行为具有提示作用的事件或某种行动线索移除；另一种是增多对新行为具有提示作用的事件或提供行动线索。可以采用躲避或远离刺激的做法，或改造环境使刺激不再出现，也可以通过团体成员的支持而对刺激不予反应，目的在于降低旧行为复发的概率。

（10）社会解放：指意识到社会规范已朝支持健康行为的方向发展。对于某些行为受到社会规范所束缚的群体而言，一方面可提供多种机会或替代方案，促使个人行为改变而不再受社会规范的束缚；另一方面也可以变革不合理的社会规范使个人行为不再受不当的约束。例如，通过议题倡导、大众增权、公共政策的制定等，可以解放社会规范造成的约束。同样，强化社会福利制度可以缩小贫富差距，增加贫穷者的社会接纳机会；实施《公共场所控烟条例》可保护不吸烟者免受二手烟的危害；学校提供午餐可提倡健康饮食；通过推广避孕套的社会措施可以预防艾滋病等。

行为变化过程是人们在改变行为的过程中进行的一系列心理活动变化过程，它帮助人们从不同的行为变化阶段过渡，确定各阶段的需求，然后采取有针对性的措施帮助他们进入下一阶段。在无意向期、意向期阶段，应重点启发他们进行思考，认识到危险行为的危害、权衡改变行为带来的利弊，从而产生改变行为的意向、动机。在准备期阶段，应促使他们作出自我决定，找到替代危险行为的健康行为。在行动期、维持期阶段，应改变环境来消除或减少危险行为的诱惑，通过自我强化和学会信任来支持行为改变，如干预不理想不成功，目标人群会停滞在某一行为阶段甚至倒退。行为变化不同阶段的心理变化过程见表2-1。

表2-1　行为变化不同阶段的心理变化过程

<table>
<tr><th rowspan="2"></th><th colspan="5">变化阶段</th></tr>
<tr><th>无意向期</th><th>意向期</th><th>准备期</th><th>行动期</th><th>维持期</th></tr>
<tr><td rowspan="4">变化过程</td><td colspan="2">提高认识
情感唤起
环境再评价</td><td></td><td></td><td></td></tr>
<tr><td></td><td colspan="2">自我再评价</td><td></td><td></td></tr>
<tr><td></td><td></td><td colspan="2">自我解放
社会解放</td><td></td></tr>
<tr><td></td><td></td><td></td><td colspan="2">反思习惯
强化管理
刺激控制
求助关系</td></tr>
</table>

3. 决策平衡　反映一个人对于行为改变后的利弊考量。一个人针对行为改变做抉择时，需要对行为改变带来的收益与可能付出的代价同时考虑并比较分析。在打算阶段，人们对行为改变的收益认知较高；从打算阶段到准备阶段，收益认知增加而代价认知则无差别。准备阶段与行动阶段相比，收益认知低而代价认知高。在个体采取行动前，收益和代价认知交替；如果收益大于代价认知，显示人们在准备行动。这样在准备前阶段，主要针对增加收益认知进行干预；在准备阶段，主要针对减少代价认知进行干预。

4. 自我效能　反映一个人对自己执行新行为的信心，或者不会恢复旧行为的自信。在健康教育过程中，增强自我效能贯穿于行为的任何变化阶段，可以通过他人劝说、经验积累、观摩学习等途径来增强自我效能感。

阶段变化理论将传统一次性行为事件干预模式改为分阶段干预模式，并根据行为改变者的需求提供有针对性的行为支持技术，已成为临床和社区行为干预广泛应用的有效策略和方法。但有些行为不一定能分为不同的阶段，如急性抑郁状态、心理压力、赌博和社会隔绝等，阶段变化理论在这些行为研究中的应用受到限制。

（二）阶段变化理论的内涵

阶段变化理论模型关注行为的5个阶段、10个心理变化过程、行为改变的收益、代价和自我效能。它是基于促进行为的自然改变而实施干预的关键理论。提出阶段变化理论模型的依据是：①任何单一的理论无法解释行为干预的复杂性，应该使用综合理论模式来进行行为干预。②行为改变并非一次性的，需跨越一系列的阶段。③行为变化的阶段相对稳定但又是可以改变的。④没有计划的干预会使人们停留在早期的行为阶段。⑤大多数高风险人群处于不准备改变的无意向期。⑥有效的行为改变应该是一个渐进的过程。⑦针对行为变化的特定阶段运用行为改变相应的原则和方法有助于其在不同阶段过渡，该模型要求干预方法必须与变化阶段匹配。⑧阶段行为模式是生物、社会和自我控制诸因素结合形成的，阶段匹配干预策略应重视自我控制。

阶段变化理论模型中行为改变并不是单向线性的模式移动，而是以螺旋模式来改变，变化的螺旋模式行为变化并不是一步到位的，我们经常看到尝试多次才成功的例子，而复返却是许多行为变化过程中常会发生的状况。例如，观察人们的戒烟行为发现，约有15%的吸烟者会由意向期、准备期或行动期，退回到无意向期（不考虑戒烟），但值得庆幸的是，大部分吸烟者会从失败中学习，而于下次戒烟时改用其他策略。

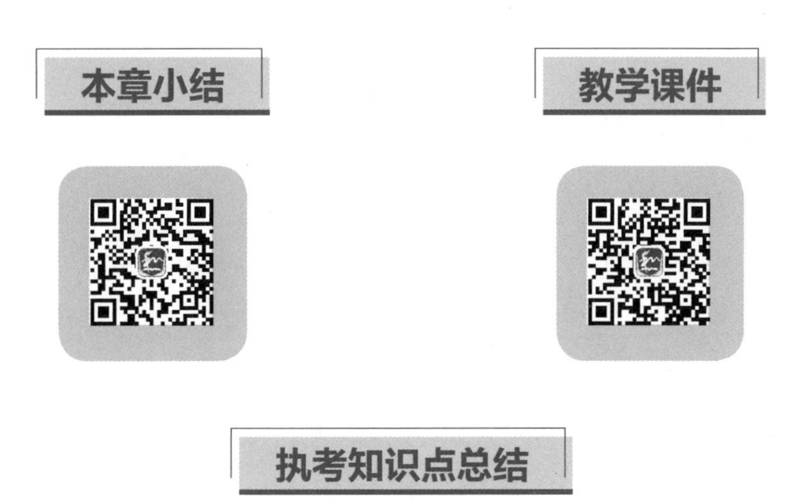

本章涉及的2019版及2024版公共卫生执业助理医师资格考试考点对比见表2-2。

表2-2　2019版及2024版公共卫生执业助理医师资格考试考点对比

单元	细目	知识点	2024版	2019版
健康相关行为	概述	(1) 健康相关行为概念及其分类	√	√
		(2) 促进健康行为	√	√
		(3) 危害健康行为	√	√
	健康相关行为改变的基本理论	(1) 知信行理论	√	√
		(2) 健康信念模式	√	—
		(3) 行为改变阶段理论	√	√

拓展练习及参考答案

（郑　洋　边　静）

第三章　健康传播方法与技术

学习目标

素质目标：增强学生传播健康知识的社会责任感，具有将健康传播的理念全面融入工作岗位等相关方面的意识。

知识目标：掌握传播与健康传播的概念，人际传播的基本沟通技巧和新媒体的常见形式；熟悉传播要素、传播分类、人际传播、大众传播；了解传播模式、健康传播效果、影响健康传播效果的因素。

能力目标：具备基本沟通技巧，能够根据目标人群选择合理的健康传播方式进行健康知识传播。

案例导入

【案例】

某社区有人口4.2万人，老年人口持续增加，目前高血压患病率不容乐观，社区卫生服务中心计划开展预防高血压的健康教育，达到控制、预防老年人高血压的目的。

【问题】

1. 如何运用人际传播和群体传播的技巧开展健康教育工作？
2. 针对社区居民高血压患病情况，应如何制订健康教育计划？

核心知识拆解

第一节　健康传播的概述

一、传播的概念

“传播”（communication）一词起源于拉丁文communis和communicatio，意为“共用的”“公共的”和“共有的”；communication又可译为交往、通讯、交流、播散等词语。1988年，我国出版了第一部

《新闻学字典》，将传播定义为“一种社会性传递信息的行为，是个人之间、集体之间以及个人与集体之间交换、传递新闻、事实、意见的信息过程”。

人类信息传播活动自人类产生之时就已出现，人类信息传播的进化实质是其使用的符号和传播方式的演变和进步。在非语言时代，人类祖先主要通过叫喊、表情、手势、姿势等“拟势语”来进行传播。人类信息传播活动的发展经历了几个重要的阶段。第一阶段是语言传播时代，大约发生在330万年前，这时人类出现了语言，人类的信息传播由非语言传播转变为语言传播，使信息传播活动发生了明显的改变。第二阶段是文字传播时代，文字是语言的代表，文字的出现，加速了人类传播发展的进程，是人类信息传播史上重要的里程碑之一。造纸和印刷术的发明，带来了人类信息传播的又一次革命，这个时期的信息传播突破了语言传播的局限性，大大提高了信息传播的空间和效率。第三阶段是电子传播时代，电子传播的发展带来了人类社会的巨大进步。广播电视可以对遥远地方的新闻事实进行即时直播，大大压缩了信息传播的时间和空间。第四阶段是网络传播时代，互联网的出现打破了原有信息传播的时空限制，为人们提供了一个获得大量信息的新渠道，使信息传播产生了质的飞跃。20世纪40年代后期，随着现代信息技术和大众传播活动的发展，一门新型边缘学科“传播学”迅速兴起，传播学研究的内容是人类社会信息的传递与交流。

二、传播的模式

传播是一个有结构的连续过程，这一过程由各个相互作用、相互联系的构成要素组成，人类社会的信息传播具有明显的过程性和系统性，这个系统的运行不仅受到其内部各个要素的制约，而且受到外部环境因素的影响，与环境保持着互动的关系。为了研究传播现象，学者采用简化而具体的图解模式对复杂的传播现象进行描述，以解释和揭示传播的本质，从而形成了不同的传播过程模式，现介绍两个最基本的传播过程模式。

（一）5W传播模式（拉斯维尔模式）

1948年，美国著名的政治学家、社会学家哈罗德·拉斯维尔（Harold Lasswell）在一篇题为《社会传播的结构与功能》的论文中，提出了一个被誉为传播学研究经典的传播过程文字模式，即一个描述传播行为的简便方法，就是回答下列5个问题：①谁（who）。②说什么（says what）。③通过什么渠道（in which channel）。④对谁（to whom）。⑤取得什么效果（with what effect）。5W传播模式在传播学史上第一次把复杂的传播现象用五个部分高度概括，虽然不能解释传播的全部内涵，但已然抓住了问题的主要方面。该模式的提出为传播学的研究奠定了理论基础，并在此基础上形成了传播学研究的五大领域（图3-1）。

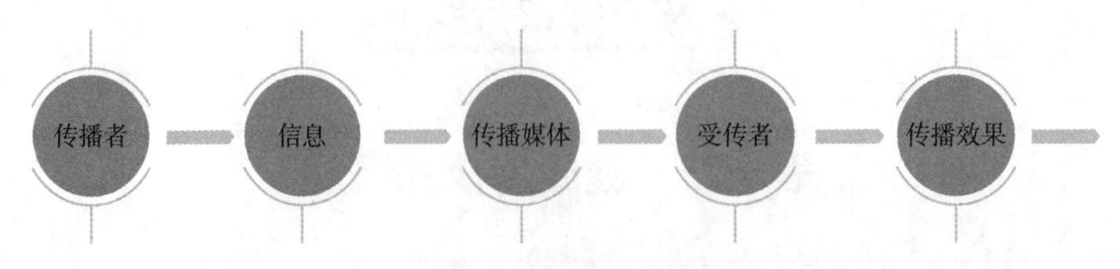

图3-1　5W传播模式

根据5W传播模式，一个基本的传播活动主要由以下五个要素构成。

1. 传播者（communicator） 又称传者，是传播行为的发起者，即在传播过程中是信息传播的首次发布者。在信息传播过程中，传播者可以是个人，也可以是群体、组织或传播机构。在生活中，我们每个人都在扮演着传播者的角色。

2. 信息（information） 指用一定符号表达出来的对人或事物的态度、观点、判断及情感。这里的信息是指传播者所传递的内容，泛指人类社会传播的一切内容。

3. 传播媒体（media） 又称传播渠道，即信息传递的方式和渠道，是信息的载体。通俗来讲，传播媒体就是传送信息的快递员，它是连接传播者和受传者的纽带。

在人类社会传播活动中，可以采纳的传播媒体是多种多样的。采取不同的传播媒体对传播的效果有直接的影响。通常传播媒体可以分为以下几类。①口头传播：如报告、座谈、演讲、咨询等。②文字传播：如传单、报纸、杂志、书籍等。③形象化传播：如照片、图画、模型、实物等。④电子媒体传播：如电影、电视、广播、互联网等。

4. 受传者（audience） 指信息的接受者和反应者，是传播者的作用对象。受传者可以是个人、群体或组织。大量的受传者又可称为受众。不同的人对同样的信息也会有不同的理解，究其原因一是信息本身的意义会随时代的发展而变化，二是受传者有着不同的社会背景。

5. 传播效果（effect） 指传播活动对受传者所产生的一切影响和作用。具体讲指受传者在接收信息后，在知识、情感、态度、行为等方面发生的变化，通常体现了传播活动在多大程度上实现了传播者的意图或目的。

传播活动是否成功，效果如何，主要体现在受传者知识、行为的改变。因此，按照改变的难易程度，传播效果由低到高可以分成四个层次。①知晓健康信息：这一层次传播效果的取得，主要是取决于传播信息的强度、对比度、重复率和新鲜度等信息的结构性因素。②健康信念认同：受传者接受所传播的健康信息，并对信息中倡导的健康信念认同一致，有利于受传者的态度、行为的转变以及对健康环境的追求与选择。③健康态度转变：态度一旦形成就具有固定性，成为一种心理定势，一般不会轻易改变。先有态度，才会有行为的改变，态度是受传者行为改变的先导。④采纳健康行为：是传播效果的最高层次。只有实现这一层次的传播效果，才能彻底改变人们的健康状况，实现人人享有健康的宏伟目标。

（二）施拉姆双向传播模式

美国传播学者威尔伯·施拉姆（Wilbur Schramm）被人们誉为“传播学之父”。1954年，施拉姆在《传播是怎样运行的》一文中提出了一个新的传播模式，即双向传播模式，他用双向传播模式将传播过程描述为一种有反馈的信息交流过程。该模式突出了信息传播过程的循环性，是对以前单向直线传播模式的一个突破。这个模式强调了传播的互动性。在这个模式中，传播双方都是传播行为的主体，但是他们并不是完全对等或者平等的。在这一传播模式中，传受双方的角色并不是固定不变的，可以相互转换，受传者在反馈信息时可以转变成传播者，而传播者在接受反馈信息时又在扮演受传者的角色（图3-2）。

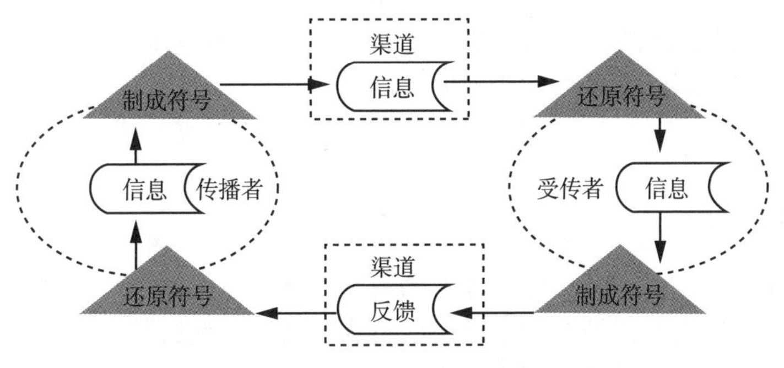

图3-2　施拉姆双向传播模式

在施拉姆双向传播模式中，有以下两个重要的传播要素。

1. 传播符号（communication symbol） 符号是信息的载体，是指能被感知并揭示意义的现象形式，即能还原成“意思”的传播要素。人类传播信息主要靠语言符号，也经常借助非语言符号。传播符号是人们在进行传播活动时，将自己的意思转换成语言、动作、文字、图画或其他形式的感知觉符号。人们进行信息交流的过程，实质上是符号往来的过程：作为传播者，编码、制作和传递符号；作为受传者，接收和还原符号，作出自己的理解和解释。传播者和受传者相互沟通必须以对信息符号含义的共通理解为基础。例如，在健康咨询中，医师和患者之间的交流不断进行着这样的沟通和互动。

2. 反馈（feedback） 指受传者在接受传播者的信息后引起的心理和行为反应。在传播过程中，反馈是传播者进行传播的初衷，也是受传者作出的自然的反应。反馈是体现信息交流的重要机制，其速度和质量依据传播媒体不同而不同。反馈的存在体现了传播过程的双向性和互动性，是一个完整的传播过程不可或缺的要素。

三、健康传播

（一）健康传播的概念

健康传播（health communication）研究兴起于20世纪70年代的美国。关于健康传播的释义有多种，其中最为著名的则是美国传播学者埃弗里特·罗杰斯（Everett M.Rogers）于1994年对健康传播提出的一种界定：健康传播是一种将医学研究成果转化为大众的健康知识，并通过态度和行为的改变，以减少疾病的患病率和死亡率，有效提高一个社区或国家生活质量和健康水准为目的的行为。1996年，他又在一篇文章中对健康传播提出了一个非常清晰简明的定义：凡是人类传播的类型涉及健康的内容，就是健康传播。这也是目前健康传播学界引用最为广泛的定义。1996年，我国健康教育学者对健康传播提出了一个定义：健康传播是指通过各种渠道，运用各种传播媒体和方法，为维护和促进人类健康而收集、制作、传递、分享健康信息的过程。

知识拓展

健康传播的起源

健康传播最早起源于20世纪70年代的美国，1971年，由美国心脏病学专家杰克·法奎尔（Jack Farquhar）和传播学家内森·迈克比（Nathan Maccoby）创建的“斯坦福心脏病预防计划”（Stanford Heart Disease Prevention Program，SHDPP），正式开启了以美国为代表的国际健康传播学的研究。1972年，“治疗传播兴趣小组”成立并隶属于“国际传播学会”（International Communication Association，ICA）。随后在1975年ICA的美国芝加哥年会上，“治疗传播兴趣小组”被正式更名为“健康传播学会”，以美国为代表的国际健康传播研究逐渐发展成由公共卫生、医学与传播学合作，并以传播学为主导的研究格局。

（二）健康传播的特点

健康传播是一项复杂的活动，是应用传播策略告知、影响、激励公众，促使个人及群体掌握信息与知识、转变态度、作出决定并采纳有利于健康的行为的活动。健康传播是一般传播行为在公共卫生与医疗服务领域的具体和深化，它具有一切传播行为共有的基本特征，如社会性、互动性、普遍性、共享性等。此外，健康传播还有着其独自的特点和内在规律。

1. 健康传播具有公共性和公益性 主要表现在：①健康传播活动是现代社会不可缺少的健康信息的提供者，在满足公众和社会的健康信息需求方面起着公共服务的作用。②健康传播是健康教育与健康促进的基本策略和方法，而健康教育与健康促进作为公共卫生服务的重要内容，有着明确的社会公益性。

2. 健康传播对传播者有突出的素质要求 在传播活动中，人人都具有传播的本能，人人都可以做传播者。但是，在健康传播活动中，赋予健康传播职能的组织机构和专业人员作为健康传播的主体，有其特定的素质和职能要求。

3. 健康传播传递的是健康信息 健康信息是指通过一定的载体告知、宣传、传播的涉及公共卫生与医学的知识或消息。例如，教师在教会学生如何拒绝吸第一支烟是在传授远离烟草的方法；家长以拒绝他人吸烟或自己戒烟的行为，为子女树立远离烟草的榜样，这是用行为模式来传递的健康信息。

4. 健康传播具有明确的目的性 健康传播是以健康为中心，通过改变个人和群体的知识、信念、态度和行为，以达到向有利于健康方向转化的目的。根据健康传播达到目的的难度层次，健康传播效果可分为四个层次：知晓健康信息、健康信念认同、健康态度转变、采纳健康行为。

以预防青少年吸烟行为为例，健康信息的传播过程可以分为：通过各种健康传播活动，小学生知晓“吸烟有害健康”的知识（知晓健康信息）；相信吸烟是有害健康的行为（健康信念认同）；不喜欢他人吸烟（健康态度转变）；学会拒绝吸第一支烟（采纳健康行为）；最终，小学生养成不吸烟的良好生活习惯。

5. 健康传播过程具有复合性 具体表现为：①多级传播。②多种传播媒体。③多层反馈。在健康传播活动中，健康信息的传播往往需要经历数次乃至数十次的中间环节，才能最终触达目标人群。例如：1989—1993年中国/联合国儿童基金会健康教育合作项目《生命知识》传播，采取层次培训的方法，从中央到地方，最后由受过培训的乡村医师把保护母婴健康的12条健康信息传递给广大的农村母亲。

（三）健康传播的意义

健康传播在现代社会中扮演着重要的角色，其主要目的是通过传播健康知识和信息，以降低疾病的患病率，促进公众健康，并提高生活质量和健康水平。具体来说，健康传播可以带来以下几个方面的意义。

1. 提升健康素养 通过健康传播，人们可以获得关于健康生活方式的信息，从而增强个人的健康意识和自我保健能力。

2. 预防疾病 健康传播有助于公众理解疾病的风险因素以及学会如何采取措施避免这些风险，从而达到预防疾病的目的。

3. 优化医疗服务 健康传播还能帮助医疗机构更好地传达其服务内容和服务质量，使得更多的公民能够接受到优质的医疗服务。

4. 增进社会福祉 健康的社会成员不仅个人受益，而且也为社会的整体发展作出贡献，如提高生产力、促进经济发展和社会稳定。

5. 减少公共卫生负担 通过有效的健康传播，可以减少因疾病导致的医疗费用和社会福利支出，进一步提高国家的经济效率和社会效益。

综上所述，健康传播是一项具有重要社会价值的工作，它关乎每个人的生活质量，也是实现健康社会的重要组成部分。

第二节 健康传播的种类

一、人际传播

人际传播是人类交往过程中最原始、最基本和最重要的信息传播形式。人有了相互的交流才成为社会人，才能在建立社会关系过程中形成自己的社会本质，因此，人际传播是人类社会得以形成的基础。人际传播是一门新兴的学科，起源于古希腊学者的谈论修辞，在20世纪70年代正式成为传播研究中一个分支学科，随着新媒体传播技术的发展，人际传播进入了一个全新的时代。

（一）人际传播的特点

人际传播是个人与个人之间的信息交流活动。人际传播的主要形式是面对面的信息交流，也可以是借助某种传播媒体的间接交流，如书信、电话、微信、电子邮件等。人际传播的主要社会功能：①获得与个人有关的信息。②建立与他人的社会协作关系。③进行自我认知和认知他人。因此，人际传播是进行健康信息传播、劝导他人改变行为的良好手段。与其他传播形式相比，人际传播具有以下特点。

1. 全身心 人际传播是全身心的传播，人与人之间需要用多种感官来传递和接收信息。因此，有人称之为真正意义的“多媒体传播”。

2. 全息性 人际传播是全息传播，人与人之间的信息交流比较完整、全面、接近事实，人们可以通过形体语言、情感表达来传递和接受用文字和语言等传达不出的信息。

3. 个性化 人际传播以个体化信息为主，情感信息的交流在人际传播中占了很大部分。

4. 互动性 人际传播中信息交流充分，并能通过互动及时反馈。在这个过程中，交流双方互为传播者和受传者，可及时了解对方对信息的理解和接受程度，从而根据对方的反馈及时调整交流内容和方式。

5. 多元化 新媒体环境下人际传播的形式呈现多元化，信息内容更加丰富生动，新媒体提供了一个相对自由平等的交流空间。

（二）健康教育中常用的人际传播形式

1. 咨询 健康教育人员或专业人员为前来询问者答疑解难，了解咨询者面临的健康问题，帮助其形成正确的观念，作出行为决策。

2. 交谈或个别访谈 通过面对面的直接交流，传递健康信息，帮助受传者学习健康知识，改变相关态度。

3. 劝服 针对受传者存在的具体健康问题，说服其转变不利于健康的信念、态度或行为。

4. 指导 通过传授知识和技术，帮助受传者学习和掌握自我保健的技能。

（三）人际传播的基本技巧

传播技巧（communication skills）是指能熟练地运用传播原理、知识和技术所表现出来的具体的传播技能或方法。在健康传播中运用人际传播技巧，就是通过语言和非语言交流来影响或改变受传者的知识、信念、态度和行为的双向交流过程，主要包括谈话技巧、倾听技巧、提问技巧、反馈技巧和非语言传播技巧。

1. 谈话技巧　就是选择能够让对方领悟的语言或非语言符号，向受传者提供适合个人需要以加强理解和记忆的信息。使用谈话技巧应注意如下几点。

（1）内容明确，重点突出：一次谈话紧紧围绕一个主题，保证沟通主题的完整性，避免涉及内容过多或过广。

（2）语速适中，语调平稳：避免语速过快，声音分贝恰当。

（3）适当重复重要的概念：一般在一次交谈过程中，重要的内容应重复两三次。

（4）把握谈话内容的深度：应根据谈话对象的身份、文化层次及基本的了解程度选用适当的专业术语，必要时使用当地语言和居民的习惯用语。

（5）注意观察，及时取得反馈：交谈过程中对方常常不自觉地以表情、动作等非语言形式来表达他的感受，要注意观察其情感变化及其内在含义，这将有助于与其深入交谈。

（6）适当停顿：给对方提问和思考的机会。

2. 倾听技巧　倾诉和倾听共同构成了交流的基础。倾听是通过有意识地听清每一个字句，观察和了解每一个字句的表达方式，借以洞察说话人的真正含义和感情。只有了解受传者存在的问题、对问题的想法及其产生的根源，才能有效地进行健康教育工作。要做到这些，倾听是必不可少的，倾听是维持人际关系的有效法宝。

（1）主动参与，给予积极的反馈：在听的过程中，采取稳重的姿势，力求与说话者保持同一高度，双目注视对方，切忌做一些小动作，以免对方认为你不耐烦。

（2）集中精力，克服干扰：倾听过程可能会被一些外界因素打断，如环境噪声、谈话中有人来访等，除了这些客观原因，还有分心、产生联想、急于表态等主观因素。对外界的干扰，要听而不闻，即使是偶尔被打断，也要尽快把注意力集中回来。

（3）充分听取对方的讲话：不轻易作出判断或妄加评论，也不要急于作出回答。听的过程中，不断进行分析，抓住要点。不轻易打断对方的讲话，但对离题过远或不善言表者，可给予适当的引导。

3. 提问技巧　提问是交流中获取信息，加深了解的重要手段。一个问题如何问，常常比问什么更重要。有技巧地发问，可以鼓励对方倾谈，从而获得所期望的信息。提问的方式可分为5种类型，每种提问方式都会产生不同的谈话效果。

（1）封闭式提问：这种提问方式比较具体，要求对方简短而确切地回答“是”或“不是”、“好”或“不好”、“有”或“没有”以及名称、地点、数量等一类问题，往往是为了证实一种情况，如“您有多大岁数了”“你昨天体检了吗”，适用于收集简明的事实性资料。

（2）开放式提问：这类问题比较笼统，能鼓励谈话者说出自己的感觉、认识、态度和想法，有助于谈话者真实地反映情况，并有助于谈话者的心理宣泄，表达他们被抑制的情感。其常用句式为“怎么”“什么”“哪些”等，如“你今天感觉怎么样”“你平常给孩子添加哪些辅食”。

（3）探索式提问：又称探究式提问。为了解谈话者存在的问题或某种行为产生的原因，常需要进行更深层次的提问，也就是再问一个“为什么”，如“你为什么不去体检呢”，适用于对某一问题进行深入了解。

（4）偏向式提问：又称诱导式提问，提问者把自己的观点加在问话中，有暗示对方作出自己想要得到答案的倾向。例如，“你今天感觉好多了吧”，更容易使人回答“嗯，好多了”。在了解病情、健康咨询等以收集信息为首要目的的活动中，应避免使用此类提问方法，但可以用于有意提示对方注意某事的场合，如“你今天该去体检了吧”。

（5）复合式提问：指在一句问话中包括了两个或两个以上的问题。例如，“你经常给孩子吃水果和蔬菜吗”，水果和蔬菜是两类食品，是否经常吃则又是一个问题。此类问题使回答者感到困惑，不知如何回答，并且容易顾此失彼。因此，在任何交流场合都应避免使用。

4. 反馈技巧 指对对方表达出来的情感或言行作出恰当的反应，可使谈话进一步深入，也可使对方得到指导和激励。反馈及时是人际传播的一个重要特点。常用的反馈方法可分为以下几种。

（1）肯定性反馈：对谈话对方的正确言行表示赞同和支持。希望得到他人对自己的理解和支持，是人们在袒露情感、表明态度和采取新行为时的一种普遍心态。在交谈时，适时地插入“很好”“好的”“是这样”等话语，这种肯定性反馈会使对方感到愉快，受到鼓舞而易于接受。在健康咨询、技能训练、行为干预时，运用肯定性反馈尤为重要，除语言外，也可用微笑、点头等非语言形式予以肯定。

（2）否定性反馈：对谈话对方不正确的言行或存在的问题提出否定性意见，给予改进的意见。为了取得预期效果，使用否定性反馈应注意两个原则，一是首先肯定对方值得肯定的一面，力求心理上的接近；二是用建议的方式指出问题所在，如“你这样说有一定道理，但是……”而不要直截了当地“一棍子打死”。否定性反馈的意义在于，使谈话对方保持心理上的平衡，易于接受批评意见和建议，敢于正视自己存在的问题。

（3）模糊性反馈：向谈话对方作出表示没有明确态度和立场的反应，如“是吗”“哦”，适用于暂时回避对方某些敏感问题或难以回答的问题。

5. 非语言传播技巧 是指以表情、动作、姿态等非语言形式传递信息的过程。在传播活动中，非语言传播在人际交往方面的作用尤其突出。美国学者雷・伯德惠斯特尔认为，人际交往中大约65%的信息是通过非言语形式传播的。正是由于非语言传播的存在，才使得人际传播活动变得更加多彩而有趣。因此，表情、语音、语调、眼神等都有着真实而丰富的信息内涵。非语言传播形式融会贯通在谈话、倾听、提问、反馈等技巧之中，在运用时应注意一些技巧。

（1）运用动态体语：动态体语即通过无言的动作来传情达意，如用手势来强调某件事情的重要性；以皱眉、点头的表情来表示对倾诉对象的理解和同情；以注视对方的眼神表明在认真地听，表明对对方的重视和尊重。

（2）注意静态体语：静态的姿势也能传递丰富的信息，包括个人的仪表形象如仪表服饰、体态、站姿等，与行为举止一样，它能够显示人的身份、气质、态度及文化修养，有着丰富的信息功能。在与社区居民交流时，衣着整洁大方、举止稳重的人，更容易让人信任，易于接近。

（3）恰当运用类语言：类语言并不是语言，但和语言有类似的地方，都是人发出的声音。哭声、笑声、呻吟声、叹息声、呼唤声等都是类语言。在交谈中适当地改变音量、声调和节奏，可有效地引起注意，调节气氛。类语言在人际传播中运用广泛，人们在QQ聊天、发送微信时都有可能运用到。

（4）创造适宜时空语：时空语是指在人际交往过程中，利用时间、环境和交往气氛所产生的语义来传递信息，包括时间语和空间语。

1）时间语：准时赴约，不迟到，是表示对对方的尊重；无故爽约或迟到等这些“时间语”则会对传播效果产生负面影响。

2）空间语：包括交往环境和交往中双方所处的距离。首先，安排适宜的交谈环境，安静整洁的环境给人以安全感和轻松感。其次，与交流对象保持适当的距离。人们在交往过程中的人际距离是无意识中形成的，它反映了人们之间已经建立或希望建立的关系，并常常受到民族文化和风俗习惯的影响。谈话双方的相对高度也是创造交流气氛的一个要素，一般来讲，人们处于同一高度时，较易建立融洽的交流关系。例如，大人和孩子说话，最好蹲下来和孩子交流；和卧病在床的患者最好坐下来交流。

6. 人际交流过程中的注意事项 社会是一个大群体，每个人都是这个群体中的一员。良好的人际交往和沟通是个体社会和人格发展成熟的重要标志。良好的人际关系是在交往中形成和发展起来的，为保证人际交往取得有效成果，人际交流过程中应防止出现以下几种不良的交流方式。

（1）交谈中突然改变话题。

（2）不适当地保证和不负责任地承诺。

（3）过分表述自己的意见，主导交谈过程，在交谈中唱“独角戏”。

（4）连珠炮式提问，使人难以承受。

（5）对交谈对象的问题答非所问。

（6）对对方表现出不耐烦、轻视的态度或使用生硬、命令、教训式的语言。

（7）过早下结论或作出判断。

二、群体传播

（一）群体传播的特点

从古至今，人是群居性动物。美国社会学家戴维·波普诺（David Popenoe）认为“群体是两个或两个以上的具有共同认同感的人所组成的人的集合，群体内的成员相互作用和影响，共享特定的目标和期望”。日本社会学家岩原勉认为“群体是具有特定的共同目标和共同归属感、存在着互动关系的复数个人的集合体”，并认为群体具有两个本质特征，一是参与群体活动的成员具有共同的目的，二是群体成员具有主体共同性。如上所述，群体传播是一小群人面对面或以互联网为基础的参与交流互动的过程，他们有着共同的目标和观念，并通过信息交流以相互作用的形式达到他们的目标。群体传播介于人际传播和大众传播之间，群体内的成员具有较强的自主性，每一位成员都具有相对平等的地位，可以分享公共的传播资源。群体传播时代的到来是现代传播技术高速发展和社会信息高频交流的必然趋势，群体传播将个人与社会联系起来，有效地将信息进行扩散又有很好的互动，因此，群体传播主要具有以下特点。

1. 群体传播与群体意识相互作用　对于一个群体组织，群体意识的强弱会对群体的凝聚力直接产生影响，甚至会间接影响到群体目标的实现程度。群体传播对群体意识的形成有重要的促进作用，而群体意识在群体传播过程中会对群体成员的观念、态度和行为产生制约的作用。群体的归属感越强，群体意识也就越强。

2. 群体规范产生重要作用　群体规范（group norm）是指群体成员共同遵守的行为方式的总和。在一个群体中，群体成员有着共同的信念、思维方式、价值观、行为和某种社会身份，如同学或同事。群体规范是群体意识的核心内容，群体在群体意识的支配下活动，同时遵守相应的群体规范。群体规范一旦形成就会对群体成员产生作用，约束群体成员的行为，维护群体的生存和发展。

3. 群体压力导致从众行为　群体压力（group pressure）是借助群体规范的作用对群体成员形成一种心理上的强迫力量，以达到约束其行为的作用。群体活动的基本准则是个人服从集体，少数服从多数。群体压力使群体成员更多地保持趋同心理，为维持群体的稳定性，群体成员一般都会采取服从的态度，从而产生从众的行为。

4. 群体中的“意见领袖”具有引导作用　意见领袖（opinion leadership）是指群体中具有影响力的人，是具有丰富的社会经验、社会威望高、善于人际交往的人。意见领袖具有更大的影响力，更容易促成群体意识的形成，意见领袖对群体成员的认知和行为具有很强的引导作用。

（二）群体传播在健康教育与健康促进中的应用

群体可以是社会生活中自然存在的形式，如家庭、居民小组、学生班集体等，也可以是为了某一特定目标把人们组织起来成为的一个活动群体，如慢性病自我管理小组、糖尿病门诊患者学习小组、新婚夫妇学习班等。在健康教育与健康促进中，群体传播对群体意识的形成非常重要。在面临突发公共卫生事件的时候，社会民众很容易形成一种群体意识，在群体内和群体间进行传播。例如，当甲型H_1N_1流感刚刚在拉丁美洲国家被发现时，国内民众会形成一种“我们”意识，把有疫情的国家归为“他们”，对疫情蔓延情况并不会特别关注。但在甲型H_1N_1流感传播到国内后，我国政府下决心要遏制疫情在国内的扩散，利用大众传播媒体对如何预防疫情扩散进行了大量报道，这时民众又形成了一个“我们”意识，为抗击流感而协同作战，从而实现了远离流感的目标。因此，群体传播可适用于不同目的的健康教育与健康促进活动，其内容如下。

1. 收集信息 通过组织目标人群中的代表，召集专题小组讨论，深入收集所需的信息。这是社会市场学的一种定性研究方法，于20世纪90年代以来引入健康教育与健康促进领域，目前广泛运用于社区健康需求评估和健康传播材料制作的形成研究中。

2. 传播健康信息 以小组形式开展健康教育活动，传播健康保健知识和技能。在活动过程中，强调合作与互助，通过交流经验，互帮互学，调动每个人的积极性。例如，同伴教育、自我导向学习小组等群体教育形式，已在国内外健康教育与健康促进领域得到广泛使用。

3. 促进态度和行为改变 利用群体的力量来帮助人们改变健康相关行为，是行为干预的一种有效策略。实践证明，对于依靠个人努力难以实现的态度和行为的改变，如改变个人不良饮食习惯、戒烟、坚持锻炼等，在群体中，在家人、同伴和朋友的帮助、督促和支持下，就较容易实现。作为积极的强化因素，语言鼓励、行为示范、群体规范和压力以及群体凝聚力，为促进个人改变不良行为习惯，采纳和保持新的健康行为提供了良好的社会心理环境。

三、组织传播

（一）组织传播的特点

组织传播这个概念最早出现于20世纪50年代，20世纪70年代后组织传播理论日趋成熟，逐步发展成为独立的理论体系。它是组织之间或组织成员之间的信息交流行为，包括组织内传播和组织外传播。组织传播作为新发展的学科，是以传播的观点来探讨并促进组织竞争力的原理与方法。

20世纪70年代末，卡斯特（Kast）和罗森茨韦克（Rosenzweig）在《组织与管理》一书中，将组织定义为一个开放的社会技术系统，它由两个分系统组成，一是“目标与价值”系统，二是“管理”系统，它从外部环境中接受能源、信息和材料，转变之后再向外部环境输出。与一般群体不同，组织是在一定的组织目标下建立起来的结构严密、管理严格的社会结合体。政党、机构、军队、社团等，都属于组织的范畴。美国传播学者戈德哈伯（Goldhaber）认为“组织传播是由各种相互依赖关系结成的网络，为应付环境的不确定性而创造和交流信息的过程”。组织传播主要具有以下特点。

（1）组织传播是沿着组织结构而进行的，包括下行传播（如下发红头文件）、上行传播（如工作汇报）和平行传播（如开展公关活动）。

（2）组织传播具有明确的目的性，其内容都与组织有关。

（3）组织传播的反馈是强制性的。因为组织传播行为具有明确的目的性，要求必须产生效果，因而受传者必须对传播者作出反应。

（二）组织传播在健康教育与健康促进中的应用

在开展健康教育与健康促进的工作中，可以涉及两个层次的组织传播，即组织内传播和组织外传播，一是健康教育机构内部的组织内传播，二是健康教育机构与政府、医疗卫生机构、公众、大众媒体之间的组织外传播。要想取得良好的健康教育与健康促进的效果，首先必须做好组织内传播。为了推进健康教育与健康促进工作，国家从中央到地方设置了相应的机构，中央机构有中国疾病预防控制中心、中国健康教育中心、中国健康教育促进协会等，地方机构有各级疾病预防控制中心及各级健康教育所等，这些机构都是健康教育与健康促进工作最直接的参与主体。一个突发公共卫生事件发生后，政府和医疗卫生机构是健康教育机构信息来源最直接的渠道，健康教育机构需要及时与相关机构沟通，获取最新的健康信息、健康政策和疾病预防的控制手段；此外，各级健康教育机构之间需做好交流工作，做好组织传播工作，选择有效的大众传播媒体，将最新的健康信息传递给公众，公众则依据这些健康信息根据自身情况作出行动决策。

狭义地讲，组织外传播是组织的公关活动。“公关”是公共关系（public relations）的简称，是社会组织与周围环境中其他组织、机构、团体和公众的关系与联系。在现代社会，组织有计划、有目的的公关活动，是组织为了与其所处的社会环境建立和保持和谐关系、协调发展的重要活动。公关活动在健康教育与健康促进工作中发挥了积极的作用。例如，举行形式多种多样的大型公关活动以引起大众媒体的关注和参与、主办新闻发布会等为新闻媒体提供报道材料，是现代公关活动的重要手段。公益广告是组织外传播的另一种公关活动形式。公益广告是指不以营利为目的，通过大众传播媒体所进行的，涉及公众利益及问题的广告宣传活动。公益广告旨在宣传健康理念，唤起公众意识，倡导健康行为。公益广告的效果取决于广告主题的确立和广告的艺术表现形式。

四、大众传播

（一）大众传播的特点

“大众传播”一词最早出现于20世纪30年代的美国。大众传播是职业性传播机构通过大众传播媒体向范围广泛、为数众多的社会大众传播社会信息的过程。1968年，美国传播学家杰诺维茨提出，大众传播由一些机构和技术所构成，专业化群体凭借这些机构和技术，通过技术手段（如报刊、广播、电视等）向为数众多、各不相同而又分布广泛的受众传播符号的内容。在现代社会，大众传播对人的行为和社会实践有着极为重要的影响，在人们日常生活、工作中表现出重要的作用，大众传播主要具有以下特点。

1. 传播者是职业性的传播机构和人员，控制着传播的过程和内容　传播者是从事信息生产和传播的专业化的媒体机构，包括报社、杂志社、电视台、电台、音乐、影像制作公司、互联网企业等。大众传播是有组织的传播活动，是在组织的目标和方针指导下的传播活动。

2. 大众传播的信息具有文化属性和商品属性　大众传播的信息是社会文化产品，人们对信息的消费是精神上的消费，因此信息具有文化属性。而社会大众所看的报纸、电视都是需要支付一定的费用的，因此信息又具有普通的商品属性。

3. 受众是社会上的一般大众，为数众多　只要能接收到大众传播信息的人都是大众传播的对象，说明大众传播是以满足社会上一般大众信息需要为目的，信息的生产与传播不分阶层和群体，因此，大众传播的受众为数众多。

4. 大众传播是运用先进的传播技术和产业化的手段进行的信息生产和传播活动　大众传播媒体的发展离不开印刷术和电子传播技术的发展，广播、电视成为当今社会主要的传播媒体，而激光印刷、通信卫星、网络技术等科技的发展，使大众传播在规模、效率、范围上都有了突飞猛进的发展。

5. 大众传播是制度性传播　大众传播具有强大的社会影响力，很多国家将大众传播纳入社会制度和政策体系。每个国家的大众传播都有各自的传播制度和政策体系，这些制度和政策都在维护特定社会制度上发挥作用。

（二）大众传播在健康教育与健康促进中的应用

大众传播是信息时代的重要力量，担任着重要角色。大众传播媒体是人们日常接触最多的传播形式，可以有效地传播健康知识。以健康教育与健康促进为目的的健康教育机构，包括政府医疗卫生、疾病预防等部门，医疗卫生领域的事业单位，以及以传播健康为目的的非政府组织和公益机构等，这些机构具有庞大的专业人士，可以传播科学的健康知识。公众健康是社会发展的目标，大众传播媒体需要帮助公众知晓各种疾病的情况，因此可以建立大众媒体与健康机构的互动机制，充分发挥大众媒体与健康教育各自的优势，从而更加有效地传播健康知识。例如，国家卫生健康委员会新闻发言人针对某重大传染病召开新闻发布会，通过各大传播媒体公开、及时、准确地将疫情流行情况和防治对策宣传出去，就是大众传播在健康传播领域的应用范例。传统的大众传播媒体包括报纸、杂志、电视、广播、书籍、电影，而新的传播方式不断出现，如电子邮件、博客、QQ、微信等新媒体也得到了广泛应用，因此在选择大众媒体时应遵循以下原则。

1. 针对性原则 根据目标人群状况，选择大众传播媒体。针对性是指传播媒体对目标人群和信息表达的适用情况。如对低文化层次人群，不宜使用文字材料；对需唤起公众意识，引起普遍关注的信息如关于预防艾滋病的健康教育，宜选择大众传播媒体；而开展青春期健康教育，采用人际传播手段效果会更好。

2. 速度快原则 力求将健康信息以最快的速度、最通畅的渠道传递给目标人群。一般来讲，电视、广播、QQ、微信是传递新闻信息最快的媒体，但在我国较偏僻封闭的农村，常见的信息传播形式还是村广播通知，召集村民开会和乡、村、组逐级传达。

3. 可及性原则 根据传播媒体在当地的覆盖情况、受众对传播媒体的拥有情况和使用习惯来选择传播媒体。

4. 经济性原则 从经济实用的角度考虑传播媒体的选择，如有无足够的经费和技术能力来制作、发放某种材料或使用某种传播媒体。这一原则在健康教育工作中将起着决定性作用。

5. 综合性原则 采用多种传播媒体渠道的组合策略。在健康传播活动中，充分利用传播媒体资源，注意传播媒体渠道的选择与综合运用，使用两种或两种以上的传播媒体，使之优势互补，保证传播目标的实现，从而获得减少投入、扩大产出的效果。

五、新媒体传播

“新媒体”（new media）一词最早出现在20世纪60年代末，很快成为西方发达国家新闻界、科技界及学术界最热门的话题之一。新媒体是指利用数字技术、网络技术，通过无线通信网、互联网、宽带局域网、卫星等渠道，以及电脑、数字电视机、手机终端，进行大众传播和人际沟通的形态。20世纪末，联合国教科文组织将“新媒体”定义为网络媒体。新媒体是相对于报纸、广播、电视等传统传播媒体而言的新的传播媒体形态。可以说，新媒体是所有人对所有人的传播。新媒体永远是一个相对的概念，是一个不断发展的概念。近年来，新媒体在我国迅猛发展，越来越多的人开始关注新媒体。新媒体可以分成三种类型：①互联网新媒体。②手机新媒体。③数字电视新媒体。随着网络媒体、手机媒体以及一系列新兴户外媒体的迅速崛起，“新媒体”被赋予更多新的时代内涵。

（一）新媒体的特点

1. 采用数字技术 数字技术是随着计算机技术的发展而产生的，由于信息载体发生了改变，使得新媒体突破媒体特征的限制，打破了传统媒体的固定呈现模式，采用多种方式来传播信息，如楼宇电视、网络电视、移动电视等。新媒体对人们的影响不仅体现在生活方式的改变，而且带来了生活理念和价值观的变化，因此，数字化是新媒体的一个重要标志。

2. 高度交互性传播 媒体主要是单向性传播，受众的反馈性普遍不强。在新媒体的传播形态中，受众从信息的单向接收者变成既是信息的接收者又是信息的收集者和发布者，信息交流不再是定向单一，而是变成了双向互动的交流模式。在新媒体中，网络媒体和手机媒体的互动性表现尤为突出，受众可以在微博、QQ、各种论坛、微信等信息交流平台上畅所欲言，随时随地表达自己的观点和看法，使得新媒体拥有传统媒体无法比拟的高度交互性。

3. 信息服务的个性化 当今社会，公众追求张扬个性，受众多元化趋势明显。受众对信息有自主选择权，可以通过新媒体接收自己想要的信息。新媒体可以根据个人的兴趣爱好和需求提供个性化的服务，强调对个体的关注，每个人都可以发表自己个性化的观点，展示真实的自我。受众将可以利用个性化“一对一”式的信息传递，获得个性化的信息，达到良好的信息传播效果。

4. 时效性和经济性 新媒体能获取最新讯息，并以最快的速度将最新、最准确的信息传播给受众，并结合大众传播、组织传播和人际传播等多种传播形式，更广泛地将信息传播开来。新媒体以前所未有的广覆盖性使传播者可以凭借更少的投入获得更多的成效，在节省开支的同时可以把更多的精力放在信息内容方面，提升传播效果。

5. 虚拟性和匿名性 新媒体呈现虚拟化的传播环境，信息的传播者或受传者的角色，大多数都是虚拟的，交流双方都是一些抽象的符号，不知道彼此的真实身份，人们可以在网络的世界里尽情地展现自己。

（二）新媒体对健康传播的影响

1. 新媒体健康传播的内容 新媒体的发展为21世纪健康教育与健康促进带来了挑战和机遇。2000年9月，上海市健康教育所开设了全国首家公众健康教育信息网，标志着我国健康信息传播走进“网络时代”。新媒体走进人们的生活，其最大的特点就是互动性，越来越多的人利用互联网寻求、利用、交换、发现和储存健康相关信息。以互联网为基础的互动性健康传播（inter-active health communication，IHC）已成为健康教育与健康促进的一个富有生命力的新领域。目前，互联网的健康教育内容主要涉及一般疾病预防知识、四季养生、常见病防治、心理健康、传染病防控（严重急性呼吸综合征、流感、艾滋病、登革热、埃博拉疫情等）。

在传统的传播媒体时代，健康传播以广播、电视、报纸、杂志、书籍等大众传播媒体为主要传播方式，公众只能单向地接受信息，没有参与到信息的传播和分析中，具有一定的局限性。新媒体时代的来临为健康传播带来了新的发展契机。新媒体的传播模式融合了人际传播的“一对一”模式和大众传播的“一对多”模式，呈现出“点对点”“多对多”的传播特点。新媒体大幅提升了信息交互传播的速度，使得即时的信息交流成为常态，健康传播也因此跨越了时空的沟壑，传播的范围也得到了极大的扩展。新媒体的互动性可以促进公众健康意识尽早形成，加快了健康传播的效率。随着新媒体的不断发展，互联网已经融入了人们的生活，为健康传播提供了丰富多彩的传播形式。例如，手机互联网可以将视频、图片、文字、音频结合在一起呈现出来，可以把抽象、深奥的信息内容变得生动而活泼，引起受众的兴趣，使得健康传播更具有吸引力和感染力。

2. 新媒体健康传播的发展趋势 目前健康类网站总体上可以分为两类：一是综合性门户网站的健

康频道，如人民网健康频道等；二是专业健康网站。综合性门户网站的健康频道一方面要靠网络编辑进行内容构建，大范围地采编大众保健类相关知识，通过图文并茂、叙述性的方式提供给受众；另一方面，与专业健康门户网站进行合作，借助专业资源获得更多的健康信息。由于健康频道的从业人员大多具有一定的保健知识，但没有专业的医药背景，因此健康频道更偏向受众主导型，多为健康类保健知识文章。专业健康网站一般依托于相关企业或专业研究团队，并且有广泛的医疗行业资源，更具有专业性和实用性，是受众日常进行健康传播活动的重要渠道之一。

线上社交网络服务（social networking service，SNS）彻底改变了大众传统的社交习惯，使大众更倾向于通过社交网络来传递和获取信息。社交网络可以将大众传播和人际传播结合起来，从而达到理想的健康传播效果。社交网络将人们的线下社交关系链搬移到网络上，又与其他人形成新的关系链，用户间强大的交互性使得每个用户创造的浏览量将远远高于传统的门户网站。

社交网络的健康传播模式大致可分为两类：一类是许多社交平台或论坛已经有固定专业的健康类小组，吸引受众聚集到一起，相互进行健康讨论交流，有些小组也慢慢形成一定的规模，进而通过口碑相传成为更有影响力的健康传播站点；另一类是时下以微博、微信为代表的社交工具，也被有效利用起来为健康传播服务。

3. 新媒体健康传播面临的挑战

（1）信息的规范化管理薄弱，虚假信息泛滥：新媒体环境给受众带来海量信息的同时，也给虚假信息提供了滋生的空间。受经济利益的驱动，一些营利机构利用新媒体平台进行健康营销，从而脱离了健康传播的公共服务属性；加之当前市场环境缺少规范，各种伪健康信息也在借助新媒体的力量渐渐开始滋生繁衍。

（2）信息同质化、飞沫化：信息的同质化和飞沫化是新媒体时代信息传播不可避免的弊端。同质化是指新媒体中大量信息雷同，反复出现；而飞沫化是指正确有效的健康信息在发出之后，容易湮没在上述大量毫无意义的同质化信息中，从而导致健康信息传播效果的弱化。网络中存在着海量无价值的信息，信息的过度丰富可能会导致用户注意力的分散和选择的困难，容易使新媒体的健康传播达不到预期效果。

（3）信息资源分配不均：虽然新媒体传播具有强大的信息聚合优势，用户可以通过搜索获得自己需要的健康信息和网络服务，但是公众由于受教育程度和媒介技术掌握水平的差异，并不都能很好地理解和参与健康信息的在线搜索，难以有效地通过新媒体获取相关健康信息，所以随着时间的推移，最终会造成两者之间信息资源差距的不断扩大。

（4）传播者专业素质参差不齐：我国从事健康传播媒体的工作者专业背景较为单一、专业知识缺乏，使得某些专业知识传达不够准确，对待虚假健康信息的分辨能力不足，甚至有误导受众的可能性。

（5）泄露个人隐私：主要表现为网络互动中对患者隐私的泄露。网上医疗咨询的开展，需要患者公开个人的基本情况、既往经历等内容，其中一部分涉及个人隐私。由于网络的开放性，患者在网上谈论这些信息时，很容易被恶意盗取或传播，造成个人隐私的泄露。

在当今社会，大众传播是最强有力的健康传播工具。但是在大众媒体高度发达的今天，人际传播和群体传播依然是人们最基本、最常用和最灵活的传播手段。新媒体的发展对人们的行为、思想、生活方式产生了巨大的影响，新媒体改变了人们的思维方式，推动了健康意识形态的创新和发展，对健康传播的发展起着一个重要的作用。在以促进群体健康为目标的健康教育与健康促进过程中，多种传播手段并用已被证明是较有效的策略之一。

知识拓展

新媒体传播在实际运用中的注意事项

（1）强化法律意识和职业道德，培养学生爱国、敬业、诚信等社会主义核心价值观。

（2）引导学生恪守新媒体运营人员的行业规范，注重用户体验，进行人性化设计。

（3）弘扬中国传统文化、增强民族自信，并学习优秀新媒体内容创作者的精益求精、开拓创新的工作态度，传播社会的正能量。

（4）引导学生主动沟通、共同参与、互帮互学、积极奉献。

第三节　健康传播材料的制作与使用技巧

一、健康传播材料的制作

健康传播材料（health communication materials）是在健康教育传播活动中健康信息的载体。健康传播材料一般可分为三类：第一类是文字印刷材料，包括宣传单、折页、小册子、宣传画、海报、画册、杂志、书籍等；第二类是音像视听材料，包括电视、广播、电影、电子幻灯片、视频、音频、电子显示屏、手机短信、网络、移动电视等；第三类是各种实物材料。在制订健康传播项目时，首先应考虑从现有的传播材料中选择可利用的材料，以便节约时间和资源。但是，在现有的信息或材料不充足时，需要制作新的传播材料。

（一）健康传播材料的制作程序

有效的健康传播活动必须致力于协助目标人群改变不良的行为习惯，采纳健康的生活方式。这就要求健康教育工作者强化以目标人群为中心的思想，在健康传播活动中加强对目标人群的研究，制订适宜的传播策略，研制适用的传播材料。依据上述指导思想，健康传播材料的制作应遵循如下程序。

1. 分析需求和确定信息　以查阅文献、受众调查等方法对有关政策、组织机构能力、媒体资源、受众特征及其需求进行调查分析，为制作健康传播材料收集第一手资料，初步确定健康传播材料的信息内容。

2. 制订计划　在需求分析基础之上，根据自身的制作能力、技术水平、经济状况，确定健康传播的内容和种类，制订健康材料制作计划。计划应包括确定目标人群，材料的种类，材料的内容、使用范围、发放渠道、使用方法，预试验，评价方法与经费预算等。

3. 形成初稿　初稿的设计过程就是信息的研究与形成过程。要根据确定的信息内容和制作计划，设计出材料初稿，根据目标人群的文化程度和接受能力决定信息的复杂程度和信息量的大小。

4. 预试验（pre-testing）　指传播材料最终定稿生产之前，选取少部分目标人群进行试验性使用，系统收集目标人群对该信息的反映，并根据反馈意见对传播材料进行反复修改的过程。预试验可采取问卷调查、人群代表座谈会、电话采访、个别征求意见等调查方式，广泛征求目标人群对健康传播材料的修改意见，以确保传播材料制作的质量。

5. 设计制作　预试验后，根据时效性、科学性、艺术性、经济性的原则，确定健康传播材料终稿。在这个过程中，还需再次进行预试验，特别是对投入大的健康传播材料的制作，如电影、电视片的摄制，应不断征求修改意见后，才能确定终稿并进行制作。

6. 生产发放与使用　确定健康传播材料终稿后，应交付有关负责人员审阅批准，按照计划安排生产。确定和落实传播材料的发放渠道，以保证将足够的传播材料发放到目标人群，同时对传播材料的发放人员（社区积极分子、专兼职健康教育人员）进行必要的培训，使他们懂得如何有效地使用这些传播材料。

7. 监测与评价 在传播材料使用过程中，监测传播材料的发放使用情况。在实际条件下对材料的制作质量、发放、使用状况、传播效果作出评价，以便总结经验、发现不足，用以指导新的传播材料的制作计划。如此循环往复，形成健康传播材料制作的不断循环发展的过程。

（二）常见健康传播材料的制作

健康传播材料一般可分为印刷材料、音像材料和实物材料三大类。任何一种健康传播材料在制作上首先要把握科普创作关，所制作的材料要能鲜明地体现健康传播的主要特征。健康传播材料的制作应根据健康传播目的和受众的人群特点来设计一个个具体的健康信息，用理性信息晓之以理，还是用情感性信息动之以情；以积极肯定的语言施以正面教育，还是以恐惧信息引起警觉，施以反面教育；以幽默信息引人在发笑后深思，还是用严肃性信息告之问题的严重性；以一面性信息强化人们的固有观念，还是提供正反两方面的信息使人作出自己的抉择；以大众化信息广而告之，如“保护环境，从你我做起”，还是以个性化信息给予个别指导。健康信息的表达形式不同，健康传播效果也会迥然不同。健康传播材料传递着科学预防疾病和良好生活方式的信息，使健康教育活动得以有效地开展。因此，健康传播材料的设计、制作要以目标人群的需求为导向，使其成为目标人群从形式、信息到审美上广泛认可的健康传播材料。以下介绍几种常见健康传播材料制作的要求和方式。

1. 宣传单制作的要求和方式 宣传单又称传单，是传播者宣传健康知识的一种印刷品。宣传单是一种低成本且行之有效的健康教育传播媒体。一般为单张双面印刷或单面印刷，单色或多色印刷，材质有传统的铜版纸和现在流行的餐巾纸。为了解决受众乱扔丢弃传统宣传单的现象，现在流行使用餐具纸作为材质印刷宣传内容，即彩印纸巾宣传单，受众即可以阅读宣传内容也可进行使用，这样有效地避免了宣传单被丢弃的命运。

（1）宣传单制作要求：①主题要明确，其他的辅助宣传都要根据主题去做，不能脱离宣传主题。②图片要新颖，有种让人过目不忘的效果，对受众有极大的吸引力和渲染力，通过图片的宣传，使人们对健康知识有更深入的了解，最终接受相关健康知识。③文字要精练，言简意赅，文字对受众要有很好的亲和力，尊重受众，使受众容易接受。④图片可以应用现代化的电脑图片处理技术，进行美术设计和布局设计，要给受众以版面视觉冲击力，使受众在读后能留下深刻印象。

（2）宣传单制作方式：宣传单一般由标题、正文和联系信息三部分组成。①标题，是宣传单制作的最重要要素。标题是表达宣传单主体思想的文字内容，应具有吸引力，能使受众注目，引导受众阅读宣传单正文、观看宣传单插图。标题要用较大号字体，要安排在宣传单画面最醒目的位置，应注意配合插图造型的需要。②宣传单正文，是说明宣传单内容的文体，基本上是标题的拓展。宣传单正文具体地叙述真实的事实，使受众心悦诚服地关注宣传单的图标。宣传单正文文字居中，一般都安排在插画的左右或上下方。③宣传单插图，彩色版鲜艳绚丽，黑白版层次丰富，可印制各种照片、图案和详细的说明文字，图文并茂，有形有色，具有较强的艺术感染力和诱惑力，突出主题，与宣传单标题相配合。④宣传单的联系方式，即宣传单派发单位的名称、地址和电话。联系方式可以放在标题下面，也可放在文末。

2. 海报制作的要求和方式 海报又称招贴画，是贴在街头墙上，挂在橱窗里的大幅画作，以其醒目的画面吸引路人的关注。海报是一种信息传递艺术，是一种大众化的健康教育传播工具。

（1）海报制作要求：海报制作总的要求是使人一目了然。一般的海报通常含有通知性，所以主题应该明确显眼、一目了然，接着以最简洁的语句概括出时间、地点、附注等主要内容。海报一般含有三个元素：色彩、图像和文字，其中色彩较为重要。海报制作时，首先需设定一个主题，围绕着海报主题来搜集素材，主要是图形和文字，然后确定好海报的主色调、图形字体的运用等。

（2）海报制作方式：①充分的视觉冲击力，可以通过图像和色彩来实现。海报的配色需要以人为本，应使受者视觉感到舒适而不会产生视觉疲劳，以人们对色彩的感受来应用色彩，力求大胆创新，在视觉上产生颇为震撼的效果。②海报表达的内容要精练，抓住主要诉求点，内容不可过多。一般以图片为主，文案为辅。③主题字体醒目，文字左对齐适宜阅读，整齐划一，清晰有序；文字右对齐适合少量文字，会产生特定的视觉效果；文字中心对齐显得庄严、传统、经典；文字自由排版适合少量文字或标题，显得感性自由、轻松活泼。④合理利用人眼视觉重点及顺序进行整体排版，重要内容放置在整个海报的2/3高度处，可以让受者首先关注到这部分内容。

3. 电子幻灯片制作的要求和方式 电子幻灯片又称演示文稿、简报、PPT、幻灯片，是一种由文字、图片等制作出来加上一些特效动态显示效果的可播放文件。由于幻灯片简洁、生动、图文声并茂等特点，可以将健康传播内容以不同形态呈现出来，使得健康传播活动的形式更加丰富，也使得健康传播内容显得更加生动。一个完整的幻灯片应包括标题、副标题、导航页、过渡页、内容、总结、感谢语，其中核心设计主要包括清晰的导航和过渡页，导航页的设计原则是简明扼要。

（1）电子幻灯片制作要求：①整体设计风格统一，画面美观大方。②主题明确，逻辑清晰，层次分明，内容具体。③页面的排版遵循分散和集中的原则，主次分明，体现整洁、清晰、和谐、有趣等特点。④适当添加一些动画和插图。

（2）电子幻灯片制作方式：①设计一个精妙的主标题，既高度概括健康传播的内容，又可引起受众的兴趣，起到画龙点睛的作用。②同一个页面尽量避免大量的文字性描述，应遵循控制字数、重点突出的原则。适合电脑展示的字体是微软雅黑、黑体、魏体等字体。标题文字可选用36～44号字体，段落文字可选用24～32号字体，行距以1.25～1.50倍为宜，线条不小于2.25磅。不宜选用12号及以下的字体。③选用的图片最好和健康传播的内容有关联。一个幻灯片选择的图片应风格统一，切忌多、乱、杂。应注意图片质量，保证图片的美观。④整个幻灯片的配色方式需一致，文字与背景应形成鲜明对比。避免使用深色做母版底色，如黑色；忌用大红大绿、大面积橘黄色等刺眼颜色。整个幻灯片使用的颜色不宜超过3种，并且应避免文字使用刺眼的红色、蓝色等明亮色；图片颜色不能过于接近底色，要有一定对比度。⑤文字、图表的“出现方式”可适当选用动画，但不可过多。显示同一幻灯片上不同内容的情况下，可考虑使用动画。

4. 手机APP制作的要求和方式 APP是英文application的简称，现在多指智能手机的第三方应用程序。由于新媒体的快速发展带来了健康信息传播形式和可操作性上的变革，给予健康传播材料更大的发挥空间。我国使用手机、平板电脑等移动终端来获取信息的网民人数不断增多，手机APP作为扩展智能手机功能的应用，几乎可以承载所有新媒体发表的内容，是目前最为重要的新媒体平台。手机APP是一个集合体，可以承载不同类型新媒体发布的内容。手机APP与传统媒体的最大不同之处就是具有互动性，因此，健康教育工作者可以通过手机APP来进行健康信息传播，不仅可以积聚各种不同类型的网络受众，而且还可以获取定向流量，帮助健康教育工作者快速了解网络受众所需的健康知识，从而更准确、更快速地开发用于手机APP上的健康传播材料。

（1）手机APP制作要求：①精心构思面向中青年人群使用的APP主题内容。②文字内容简短、准确、精练。③文字表达、图表、绘图、视频的形式需要娱乐化、轻松化。④充分发挥手机APP的框架功能，框架设置时一定要有转发、点赞、回复等互动性功能。

（2）手机APP制作方式：①手机APP主题内容应该是受众最关注的信息，可以是慢性病防治知识，也可以是最新的突发公共卫生事件。②手机APP的受众时间碎片化、使用娱乐化、识图化，一般不会花很长时间和精力看APP上的内容。因此，健康传播材料最好用10～20字说明一个问题，需要大量文字表达的内容可以用图表、绘图、视频来呈现。③文字最好选用当下流行的语言或网络流行的文体，如“甄嬛体”“元芳体”“凡客体”等。④手机APP上的图表要经过美编人员设计。⑤视频长度一般以15～30秒为宜，最长不要超过1分钟，解说语速快、幽默，画面有意思或震撼，表达内容简练、准确。⑥通常蓝色代表医学、绿色代表健康。健康传播材料整体颜色可选择蓝色、绿色等，细节内容上可根据需要使用红色、黄色、橙色等鲜艳、醒目的颜色。

（三）健康传播材料的预试验

1. 预试验的意义 预试验是市场预测和商业广告界广泛使用的一种成形研究技术。20世纪80年代以来，西方国家健康教育学者将预试验技术引入健康传播领域，使之成为健康传播材料制作过程的一个重要步骤。传播材料预试验是体现健康传播科学性的一个标志，做好健康传播材料预试验，具有重要的现实意义。

（1）加强对目标人群的了解与沟通：了解目标人群的特征，如他们的文化背景、宗教信仰、生活习俗、对健康知识的需求等，是制作健康传播材料的必要前提。在材料制作的初期阶段，通过预试验使目标人群代表参与到健康传播项目中来，有助于双向交流和计划的实施。

（2）有助于提高传播效果：通过预试验，完善信息设计，加强材料对目标人群的针对性和指导性，将提高传播效果，有助于健康传播目标的实现。

（3）符合成本-效益原则：健康传播材料预试验有助于我们有效地使用有限的经费和资源。预试验工作本身需要一定的费用和时间，但是与使用不适宜的健康传播材料所带来的浪费和不良效果比较，健康传播材料预试验是降低成本，提高效益的一个重要保证。

2. 预试验的方法 各种健康传播材料，如文字印刷材料中的小册子、传单、活页、海报等，音像视听材料中的视频、音频、幻灯片等，均可作为预试验的对象。

预试验的方法主要采用定性研究的快速评估方法，包括人群代表小组讨论、中心场所阻截式调查、问卷调查、个人访谈、电话采访、音像资料观摩等方式。根据预试验的结果，对健康传播材料进行修改。预试验的次数需根据初稿的质量、预试验对象的意见、修改稿的质量等情况来确定，一般来说需要2～3次。

二、健康传播材料的使用技巧

在健康教育活动中适当地使用健康传播材料，有助于健康教育工作者在不同场合向不同受众提供标准化的信息，从而保证健康传播的效果。根据受众的不同，健康传播材料的使用技巧可分为以下3种。

（一）使用面向个体的材料

一般来说，发放给个人或家庭中使用的健康教育处方、图片、折页、小册子等健康传播材料，应当对材料的使用方法给予具体指导，主要的使用技巧如下。

（1）向教育对象强调学习和使用材料的重要性，引起对方的重视。

（2）提示材料中的重点内容，引导教育对象加强学习和记忆。

（3）讲解具体的使用或操作方法，使教育对象能够遵照有关步骤自行操作。

（4）在教育对象再次咨询或再次对教育对象进行家访时，了解材料的保管和使用情况，必要时再次给予辅导。

（二）使用面向群体的材料

在组织健康教育培训、专题讲座或小组讨论时，常常需要挂图、幻灯片、模型等辅助性教材。在使用这些面向群体的健康传播材料时，主要的使用技巧如下。

（1）距离适中，向教育对象显示的文字、图画要让他们看得见，看得清。

（2）面向大众，身体站在一侧，避免挡住部分观众的视线。

（3）重点讲解材料中的主要内容，边讲解，边指示。

（4）有计划地提出问题或让大家提问题，对不清楚的地方作进一步的解释。

（5）活动结束前，总结要点，以加强印象。

（三）使用面向公众的材料

在公共场所或居民区张贴的宣传画和海报、布置的宣传栏等都属于此类宣传材料，使用时应注意以下几点。

（1）地点便利：选择目标人群经常通过又易于驻足的地方。

（2）位置适宜：挂贴的高度应以成人看阅时不必过于仰头为宜。

（3）定期更换：一种宣传材料不宜留置过久，应定期更换，以便读者保持新鲜感。

（4）注意维护和保管：发现有损坏应及时修补或更换。

第四节　健康传播效果的影响因素及对策

健康传播效果是指受众接受健康信息后，在情感、思想、态度、行为等方面发生的反应。如上所说，健康传播效果可分为四个层次：知晓健康知识、健康信念认同、健康态度转变和采纳健康行为。这是一个由浅入深、循序渐进的过程。从应用的角度出发，加强对影响健康传播效果因素的研究，并提出相应对策，是健康传播学的重要内容。

常见的健康传播效果的影响因素及对策介绍如下。

一、传播者因素及其对策

人人都可以是传播者，但并非人人都能成为健康传播者。健康传播者既要具有健康教育理念，又要有相应的专业知识与良好的沟通技巧。健康传播者是健康传播的主体，具有收集、制作与传递健康信息、处理反馈信息、评价传播效果等多项职能，传播者决定传播过程的存在和发展，同时还决定着信息内容的数量、质量和流向，因此，健康传播者的素质直接影响到传播效果。针对传播者因素的对策介绍如下。

1. 做好健康信息的把关人　“把关人”（gatekeeper）一词最早是美国传播学者库尔特·卢因（Kurt Lewin）于1947年在《群体生活的渠道》一书中提出来的，是有关传播者理论的一个重要概念。把关人是指在采集、制作信息过程中，对各个环节乃至决策造成影响的人，由他们决定着信息的取舍和流向。“把关”是一种组织行为，在健康传播过程中，主管部门、社区的决策人和健康教育工作者都是健康信息的把关人。提高把关质量的对策：①不断更新知识、更新观念，不断提高自身的业务水平。②对基层专业人员加强培训和业务指导，帮助他们不断提高健康教育理论和技能水平。③要有精品意识，制作和使用内容科学、通俗易懂、符合受众需要的健康传播材料。④加强媒体管理，建立监督机制，对信息流通渠道和传递过程进行质量控制，防止内容陈旧或有损害健康的伪科学误导公众。

2. 树立良好的传播者形象　研究与实践均表明，传播者的信誉和威望越高，传播效果就越好。传播者的信誉主要是由传播者的专业知识水平、态度以及信息的准确性、可信性决定的。只有建立起权威性的健康信息网，不断提高健康教育机构和人员的业务水平，加强自身修养，树立言行一致、健康向上的良好形象，使健康教育与健康促进活动贴近群众，贴近生活，信息可靠，方法可行，才能不断提高健康传播者在群众中的威望。

3. 加强传受双方的意义空间 传受双方共通的意义空间又称共同经验范围，是指对传播中所使用的语言、文字等符号含义的理解相一致，有大体一致或接近的生活经验和文化背景。共通的意义空间是人类得以相互交流和沟通的重要前提，可随着沟通交流的增加而变大，也可随着隔阂产生而缩小。找到共同语言常是传播关系的良好开端。传播者努力寻找和扩大与受传者之间的共同语言，并以此为切入点，传播新知识、新观念，双方的共通意义空间越大，传播效果就会越好。

从认知上讲，要注意受传者的价值观念、知识结构、文化程度和接受能力；从语言、文字等传播符号的使用上，要注意准确、通用，能够被对方理解和接受；从情感上讲，要获得受传者的好感，争取成为他们的“知心朋友”“自己人”。

二、信息因素及其对策

健康传播本质上体现为健康信息的流通，传播内容连接了整个传播过程。传播者依据受众的需要和传播目的适当地取舍信息内容，科学地设计健康信息，在健康信息被受众接收后，即实现了健康信息的共享，满足了传受双方的需求，因此，健康信息内容是取得良好传播效果的重要环节。针对信息因素的对策介绍如下。

1. 提高信息内容的针对性、科学性和指导性 意义完整的健康信息应能有效地指导人们的健康行为。因此，信息内容不仅要包括“是什么”“为什么”，还要告诉人们“如何做”。要提高信息内容的针对性和指导性，需做到信息内容要统一，行为目标要明确，实现目标的方法要具体、简便、易行而且可行。此外，还应注意以下几点：①结合受众的需求，选择热点话题，如根据社区中老年人健康状况，选择防治糖尿病、高血压、肥胖、缺钙与补钙等话题。②结合疾病流行特点，选择热点话题。③结合重大的卫生宣传日，选择热点话题，如4月7日“世界卫生日”、5月20日“中国学生营养日”、5月31日“全国爱眼日”、12月1日“世界艾滋病宣传日”等。

2. 同一信息反复强化 选择适宜的大众传播媒体，进行一次大面积的信息覆盖，可以取得良好的健康传播效果。例如，2015年中国营养学会确定每年5月的第三周为“全民营养周”，旨在通过以科学界为主导，全社会、多渠道、集中力量，传播营养核心知识和实践。在“全民营养周”期间，通过举办启动仪式、进校园进社区开展“全民营养周”宣传活动、利用新媒体科学传播等健康传播活动，带动全国30多个省市的公众参与“全民营养周”的各项活动，规模超大，百姓参与度很高。研究表明，简短、反复出现的健康信息可使受传者加强记忆。一则好的电视公益广告能让人记住不忘，就在于其生动形象，短小精悍，朗朗上口，反复播放。

3. 注意信息反馈 信息反馈是传播过程中的一个重要环节，信息反馈通常不会由受传者自觉向传播者发送，而是需要传播者有意识地从受传者那里去获取。信息反馈是一种双向对话，传播者和受传者之间常常互换角色。因此，需要健康传播机构建立健全信息反馈机制，不断了解受众反应，分析健康传播工作状况，找出存在的问题，从而提高健康传播效果。

三、传播媒体因素及其对策

在健康传播活动中，充分利用传播媒体资源，注意传播媒体渠道的选择与综合运用，使用两种或两种以上的传播媒体，使之优势互补，保证传播目标的实现，可起到减少投入，扩大产出效益的作用。

在健康教育与健康促进活动中，常采用的手段如下。

（1）以大众传播为主，辅以对重点目标人群的人际传播和群体传播。

（2）以人际传播或群体传播为主，辅以健康传播材料如幻灯片、画册、视频、挂图等作为口头教育的辅助手段。

（3）人际、群体、组织、大众传播等多种传播形式并用，开展综合性的健康教育与健康促进活动。

四、受传者因素及其对策

健康教育的受传者是社会人群，他们存在着各种个人差异和群体特征，有着多样性健康信息需求。健康信息只有被受传者理解和接受，传播者和受传者之间才能建立共同的认知，完成整个健康传播过程。根据受传者的特点和需求制订健康传播策略，是提高健康传播效果的重要途径。受传者的属性通常包含以下几个方面：①性别、年龄、文化程度、职业等人口统计学因素。②人际传播网络。③群体归属关系和群体规范。④人格、性格特点。⑤个人过去的经验和经历等。所有这些属性都决定着人们对传播媒体或信息的兴趣、感情、态度和使用，对健康传播效果带来影响。以下是受传者的心理特点。

1. 受传者的选择性心理　人每时每刻都在通过感官接受来自周围的大量信息刺激，同时也在对这些刺激作出选择，选择性心理主要表现为选择性接触、选择性理解和选择性记忆，人们倾向于接触、注意、理解、记忆和自己的观念、经验、个性、需求等因素相一致的信息。认知心理学认为，选择性心理是普遍存在的一种心理现象，其正面意义在于促进了对“重要信息”的认知，但如果信息处理不当，选择性心理就会成为一种影响信息交流的干扰因素。

2. 受传者对信息需求的共同心理特征　除选择性心理因素外，受传者在接触信息时还普遍存在着“五求”心理，即求真（真实可信）、求新（新鲜、新奇、吸引人）、求短（短小精悍，简单明了）、求近（与受传者在知识、生活经验、环境空间及需求欲望方面接近）、求情厌教（要求与传播者情感交流，讨厌过多居高临下的说教）。传播者应客观、全面收集受传者的反馈，掌握受传者心理，以达到最佳传播效果。

3. 受传者接受新信息的心理行为发展过程　受传者在接受一种新信息或采纳一种新行为时，要经历一个心理行为发展过程，这一过程可大致分为知晓、决策、采纳、巩固几个阶段。它对制订健康传播策略的指导意义：如果根据受众的心理行为发展阶段制订干预项目，决定信息内容，选择传播渠道，那么，就会取得更佳效果。

4. 受传者对信息的寻求与使用　人们不仅选择性地接受信息，还会主动地寻求和使用信息。人们寻求信息的一般动机主要是为了消遣、填充时间、社会交往、咨询解疑等。具体到健康传播领域，人们的健康状况和对健康问题的关注会直接影响其对健康信息的需求、选择和迫切程度。主要表现为：①处于特定生理阶段，产生特定信息需求，如青少年对青春期知识的渴求，老年人对老年保健知识的关注。②当自己或家人处于患病阶段，产生强烈的健康信息需求，常常表现为寻医问药，这正是为其提供健康信息，引导从医行为的最佳时机。③潜在健康需求，每个人都有接受健康信息的客观需求，但往往缺乏主观意识，这就要求我们运用强有力的健康传播手段，激发公众的健康需求，实现疾病预防和健康促进。

五、环境因素及其对策

在健康传播活动中，环境因素是影响健康传播效果的重要因素，包括物质环境因素和社会环境因素。

1. 物质环境因素 包括对健康传播活动产生影响的自然条件，如时间、天气、地点、距离等，也包括场所的选择、环境布置、座位排列等可以人为控制的环境条件，这些因素的处理与安排，对营造交流氛围，扩大健康传播活动的影响，有着积极的作用。

2. 社会环境因素 包括宏观社会环境因素和微观社会环境因素，前者指特定目标人群的社会经济状况、文化习俗、社会规范、政府决策、政策法规、社区支持力度等，后者指对受传者有重要影响的周围人对其态度和行为的影响等，这些都是健康传播工作者要事先研究，深入了解，并在健康传播项目设计和实施时要加以考虑的。

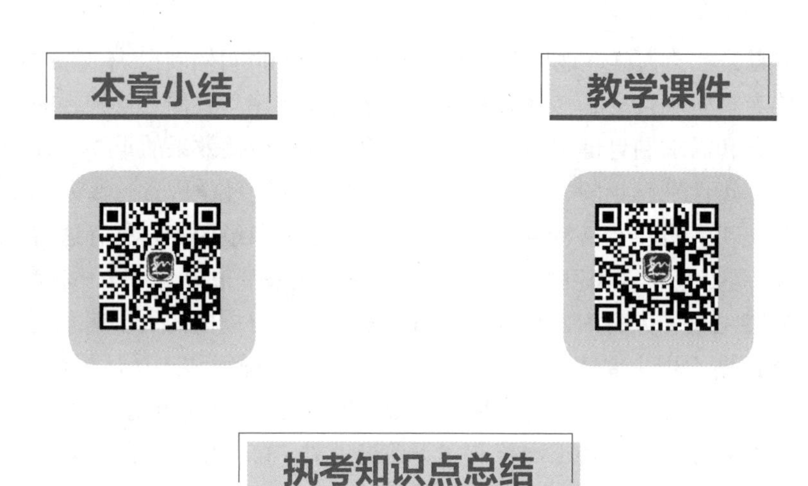

执考知识点总结

本章涉及的2019版及2024版公共卫生执业助理医师资格考试考点对比见表3-1。

表3-1　2019版及2024版公共卫生执业助理医师资格考试考点对比

单元	细目	知识点	2024版	2019版
健康传播	健康传播概述	（1）传播与健康传播的概念	√	√
		（2）传播要素	√	√
		（3）传播模式	√	—
		（4）传播分类	√	√
	人际传播	（1）概念与特点	√	√
		（2）健康教育中的人际传播形式	√	√
		（3）人际传播的基本沟通技巧	√	√
	大众传播	（1）概念与特点	√	√
		（2）传播媒介的选择原则	√	√
	新媒体	（1）概念与特点	√	√
		（2）新媒体的常见形式	√	√
	健康传播效果及其影响因素	（1）健康传播效果	√	√
		（2）影响健康传播效果因素	√	√

拓展练习及参考答案

（任　森　邱　静）

第四章　健康教育与健康促进项目的计划设计、实施与评价

学 习 目 标

素质目标： 帮助学生树立以人民健康为中心、履行维护全民健康社会责任的意识。

知识目标： 掌握健康教育与健康促进项目计划设计的概念、程序，计划目标、干预框架的确定及人员培训的相关知识；熟悉健康教育诊断，健康教育材料的应用，计划实施的过程评价；了解健康教育与健康促进的效果评价。

能力目标： 能够制订社区健康教育与健康促进干预计划并实施。

案例导入

【案例】

2021年6月，某市疾病预防控制中心对本市流动人口控烟知识、态度和行为的现状开展调查，并采用两种方法对流动人口开展控烟健康教育，即发放控烟知识小册子与开展控烟专题讲座、答疑和咨询。该市疾病预防控制中心采用逐级整群抽样，按照该市的辖区分布，随机抽取15岁以上的流动人口共780名，分为空白对照组、一般干预组和积极干预组。空白对照组不采取任何干预措施；一般干预组发放控烟知识小册子，以自学为主；积极干预组以控烟专题讲座、答疑和咨询等互动形式为主。

【问题】

1. 根据本案例，如何对该市进行的控烟健康教育与健康促进干预项目进行评价？
2. 该案例中控烟健康教育与健康促进干预项目采用了哪种评价设计方案？

核心知识拆解

第一节　健康教育与健康促进项目的计划设计

一、健康教育与健康促进项目计划设计的概述

（一）概念

健康教育与健康促进项目计划设计是一个组织机构根据实际情况，通过科学的预测和决策，选择

需要优先干预的健康问题，提出解决该问题的目标及实现这些目标所采取的一系列具体方法、步骤和策略。计划是科学管理的体现，有利于健康教育工作者根据社会需要和主客观条件选择优先项目，并从一系列可行的策略和措施中作出最优选择，把有限的资源用在刀刃上。计划可以明确目标和作用方向，指导和协调各有关部门和有关人员共同行动。计划是实施的基础，同时又为科学的评价提供量化指标。因此，健康教育和健康促进的活动无论周期长短都必须有科学的、周密的计划。

（二）原则

1. 目标原则　健康教育与健康促进项目的计划设计必须以正确的目标为导向，紧密围绕目标开展活动，确保实现计划目标。健康教育与健康促进项目的目标应当有明确的总体目标和切实可行的具体目标，从而体现计划的整体性和特殊性，保证以最小的投入获得最大的功效。

2. 整体性原则　健康教育与健康促进是整个卫生事业发展中的一个重要组成部分，制订健康教育与健康促进项目应围绕总目标展开，以健康为中心，明确目标人群健康发展的需求，解决目标人群健康问题，项目要体现出整体性和全局性，目标要体现目标人群长远发展对健康的需求。

3. 可行性原则　坚持实事求是，一切以实际出发的原则。既要借鉴历史的经验与教训，又要做周密细致的调查研究，因地制宜地进行计划的设计。与此同时，要掌握目标人群的健康问题、知识水平、经济状况、思想观念、风俗民情等一系列客观资料，实行分类指导，提出符合实际、易为目标人群接受、切实可行的健康教育与健康促进项目。

4. 参与性原则　广泛动员相关组织和目标人群积极参与健康教育与健康促进项目计划的制订工作，邀请社区群众早期参与社区需求分析，把计划的目标和目标人群所关心的问题紧密结合起来。只有社区群众广泛参与，得到群众支持，才能顺利完成计划并收到预期效果。

5. 灵活性原则　项目设计要留有余地，在制订计划时要尽可能预见到在实施过程中可能发生的变化，并制订基于过程评价和反馈问题的应对策略、项目修订指征，根据实际情况，进行适当的项目修订，以保证项目的顺利实施。

（三）健康教育与健康促进项目计划设计的模式——格林模式

健康教育与健康促进项目设计依据的模式有很多种，目前最有代表性、使用最为广泛的模式是格林模式。格林模式由美国健康教育学家劳伦斯·格林（Lawrence W.Green）等人在1970年提出。格林模式是针对特定健康问题先进行诊断，然后根据诊断结果去规划并执行解决该健康问题的干预或教育计划，在干预或教育计划执行过程中进行相应评价的一种方法。

格林模式是整合模式，除具备一般性项目设计的方法外，对找出影响行为的环境因素有其独到的优势。该整合模式对健康教育和健康促进项目的设计、实施与评价是一个非常完整的指导过程，指导公共卫生专业人员鉴别影响人们健康行为的因素，帮助制订适宜的健康教育与健康促进计划和行为干预措施。其特点是从“结果入手”，用演绎的方法进行思考，从最终结果追溯到最初起因，同时考虑了健康影响因素的多重性，帮助计划制订者把这些因素作为重点干预目标或体现在规划的设计、执行及评价中。

格林模式又称为PRECEDE-PROCEED模式，包括PRECEDE和PROCEED两部分。PRECEDE指在教育、环境诊断和评价中使用倾向因素、促成因素和强化因素；PROCEED指在实施教育和环境发展中运用政策、法规和组织手段。如图4-1所示，格林模式有9个阶段，其中包括5个诊断阶段（社会诊断、流行病学诊断、行为与环境诊断、教育与生态学诊断、管理与政策诊断）、1个执行阶段、3个评价阶段（过程评价、效果评价、结局评价）。

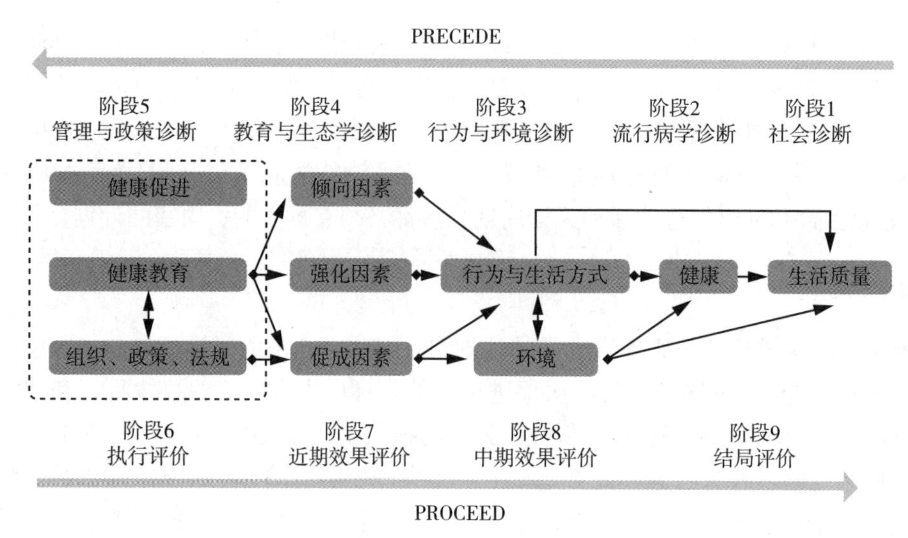

图4-1 格林模式（PRECEDE-PROCEED模式）

二、健康教育与健康促进项目计划设计的程序

制订健康教育与健康促进项目计划前需要做大量的调查研究，分析相关需求信息，找到需要优先解决的问题，并针对这些问题找寻其相关因素，然后制订相应的实施、干预计划。健康教育与健康促进项目的内容、目标等虽然各不相同，但设计制订健康教育与健康促进项目计划的方法和步骤大致是相同的。健康教育与健康促进项目计划设计的程序包括需求评估、确立优先项目、确定项目目标、制定干预策略、制订实施计划、制订监测与评价方案以及经费预算7个步骤。

（一）需求评估

需求评估又称“健康教育诊断”，是项目计划设计的第一步，设计任何一个项目，都首先需要了解目标人群是谁、存在哪些健康问题、需要哪些健康知识和技能、喜欢什么传播形式和方法、目前拥有哪些可利用的健康教育技术和资源等。健康教育与健康促进项目的需求评估以格林模式为指导，对目标人群或干预社区进行全面细致的需求评估，包括社会诊断、流行病学诊断、行为与环境诊断、教育与生态学诊断。

1. 社会诊断 通常针对特定的社区，进行社会现况及社会问题的调查与分析。这里的“社区”所涉及的人群范围既可以指居住在同一地域里共同生活的居民，也可以泛指更广义的社区，即一群具有相似特征或分享共同利益、价值观和行为规范的一群人。

社会诊断通过社区居民的参与，运用主观与客观资料，从社会学的角度，找出与健康生活有关的各种问题，然后根据需求程度、重要性和影响程度等不同指标，将这些问题按优先次序排列出来。此阶段不仅可以提出社区面临的社会问题，还可评价居民的生活质量和卫生服务需求，以确认社会经济因素对健康生活质量的影响，并为干预计划提供依据。

社会诊断的主要内容包括三个方面：①评估目标社区或人群的生活质量，并确定影响生活质量的主要健康问题。②了解目标社区或人群的社会、经济、文化环境，与健康问题相关的政策及资源。③找到社区重要问题之后还需要评估该社区解决问题的能力及居民对解决这些问题的态度。

2. 流行病学诊断 在社会诊断后，应用流行病学方法，进一步明确健康问题的严重性与危害，从而明确社区的主要健康问题、健康问题的主要危险因素，并最终确定优先干预哪个健康问题。

此阶段是从流行病学角度找出目标人群中最重要的健康问题。流行病学诊断的目的是确立健康问题的优先顺序，需要了解目标人群的监测资料，包括期望寿命、出生率、患病率、死亡率等，然后参考社区目前拥有的资源及解决问题的能力，选出最迫切需要又有可能解决的健康问题。

流行病学诊断的主要内容包括：①确认该地区最紧迫的健康问题，以及导致这些问题的行为和环境因素。②确定受影响人群的特征，如性别、年龄、种族和职业，并找出受影响最严重的人群类型。③分析健康问题在地理上的分布范围。④了解健康问题的时间分布特征。⑤识别与健康问题相关的各种影响因素，确定主要影响因素，并制订针对不同人群解决的具体问题和预期效果。在流行病学诊断中，可以用现有的政府和卫生机构统计资料进行分析，但更多情况下，应该开展现场流行病学调查。

3. 行为与环境诊断　在流行病学诊断的基础上，从行为的角度找出对健康问题影响最大且最可能改变的因素，并据此确定健康干预目标，这就是行为诊断。例如，要查找与慢性病相关的因素，可以从以下三个方面入手。首先是评估个人行为或生活方式，比如许多患有慢性病的人常有吸烟、不合理饮食习惯、不按时服药、缺乏运动等问题；其次是评估个人周围具有影响力的人群，如许多有吸烟、不合理饮食或不运动习惯的人主要受到家人、同伴或同事的影响；最后是考虑大环境因素，如一般人很容易从超市购得香烟和酒类产品、在电视上经常看到不健康食品广告、社区缺乏运动场所等。然后根据紧迫性、重要性和可行性等指标对找出来的各种因素进行排序，再针对排名靠前的一两项行为因素设计干预方案。

从环境角度出发，找出最可能影响健康问题又最可能改变的因素，并据此制定健康干预的目标，这就是环境诊断。环境又可分为“物质环境”和“社会环境”两大类，其中常存在许多非个人能力所能解决的因素，但是，这些因素一旦被去除或改善，却可以改善人们的健康。环境因素改善有助于个人行为的改变，但需要相应的组织或行政措施。例如，控烟法规规定公共场所不准吸烟以及在医院开展强化戒烟治疗服务，可以帮助吸烟者戒除吸烟的习惯。又如，通过制定相关政策，鼓励食品厂商选用健康食材，或者改善制造食品的工艺流程，提高健康食品的可及性，都是从环境着手的干预措施。

行为和环境诊断的主要内容包括：①明确区分哪些行为和环境因素与我们所关注的健康问题相关。②明确哪些行为或环境因素对该健康问题影响最大或最为直接。③区分哪些行为或环境是容易改变的、哪些行为和环境是不能或难以改变的。行为诊断通常采用现场调查、文献检索、专家咨询等综合方式进行。在实际操作中，可以将该步骤与社会诊断和流行病学诊断结合进行。

4. 教育与生态学诊断　教育与生态学诊断的目的在于探讨影响目标人群健康行为的因素，找出引发行为改变的动机，以及使新行为得以持续的因素，这是健康教育与健康促进项目计划制订的重要基础。影响人类健康行为的因素可以总结分为以下三类。

（1）倾向因素：是指个人从事某项行为之前，已经存在的影响因素或前置因素，即发生某种行为的理由，包括个人的知识、态度、信念、价值观念，以及年龄、性别、种族、婚姻状态、家庭收入、职业等人口学特征。例如，分析慢性病患者的吸烟行为，发现性别（男性吸烟比例高于女性）、年龄（年龄越大者吸烟比例越高）、文化程度（吸烟者教育程度偏低）、知识（吸烟者对吸烟危害知晓度较低）、态度（吸烟者觉得吸烟是个人自由）等均是影响因素。

（2）促成因素：是指有助于实现行为改变的因素，即促使个人某种行为得以实现的因素。这些因素可以直接影响行为，或间接地通过环境影响行为，包括实现某种行为所需要的资源及技能，如可获得的健康服务和健康保险、到医院的交通便利程度、健康服务的提供等因素。提供必要的行为改变的技能支持也是重要的促成因素。仍以吸烟者戒烟为例，有替代方法可以使用（当烟瘾来时，可以大量喝水）、有相关的戒烟计划正在执行（医师提供免费的戒烟技术指导）、社区有相应的资源（有志愿者前来关心、鼓励指导戒烟的技巧）、可能的障碍被移除（如公共场所不设烟灰缸）等，均有助于吸烟者戒烟。

（3）强化因素：是指影响行为持续或重复的因素，如对良好行为形成后的奖励、奖金。例如，家庭支持（家人或朋友赞赏戒烟成果）、重要的个人行为示范（看到好朋友或病友戒烟成功，身体健康状况得以改善），以及其他的社会益处，有助于吸烟者坚持戒烟。

教育与生态学诊断主要采用直接在目标人群中开展定量与定性调查，同时辅以查阅资料、专家咨询、现场观察等方法获取资料。

5. 管理与政策诊断 是指计划设计者可以根据前面几个阶段确立的“影响因素”，分别找出合适的策略，并考虑执行和持续计划时所需的资源、设备和政策，以及可能遇到的阻碍。由于策略是干预计划成功与否的关键，所以此阶段关注的问题是“采用哪些策略，可以改变前面几个阶段已经找出来的影响因素”“社区有哪些可用的资源”“社区的组织机构健全吗”“预期可能遇到的障碍有哪些”“社区的优势有哪些”“有哪些现行的政策与预定的干预方案有关联”等。管理与政策诊断主要通过查阅资料、专家咨询、定性调查等方法获取资料。

（二）确立优先项目

1. 确定需要优先解决的健康问题 在获得了社会诊断、流行病学诊断相关信息后，对目标人群的健康问题及卫生服务需求进行梳理，再根据健康问题的普遍性、严重性、紧迫性、可干预性、干预的效益等，确定需要优先解决的健康问题。确定优先解决的健康问题的基本原则如下。

（1）重要性：指选择涉及面广、发生频率高、对目标人群健康威胁严重、致残致死率高、后果严重、居民最关心的健康问题，一般可以认为该健康问题的严重性较高。

（2）有效性：指通过健康教育干预，能有效地促使其发生可预期的改变，如干预措施简便具有较好的可行性，并且易为目标人群所接受，有明确的客观评价指标的健康问题。

（3）可行性：健康教育的干预策略、措施和方法以及各种干预活动能否开展和实施，主要取决于干预社区背景及现行相关政策对疾病和健康问题干预的支持力度。可行性分析包括分析社区领导的支持，社区相关部门的配合及人力、物力、财力、技术资源等条件的配置等。

（4）成本-效益：指成本-效益评估的排序，一般选择成本较低，效益较好，能用最低成本达到最大经济效益和社会效益的健康问题作为优先需要解决的健康问题。

通常首先找出重要性和有效性高的健康问题，作为优先需要解决的健康问题，然后考虑解决该健康问题的可行性和成本-效益，最终确定优先解决的健康问题。

2. 确定优先干预的行为因素 影响健康的行为众多，通过行为诊断区分引起健康问题的行为与非行为因素，区分重要行为与不重要行为，区分高可变性行为与低可变性行为，从而选择关键的、预期可改善的行为作为优先干预的目标行为。

（1）区分引起健康问题的行为与非行为因素：任何一个健康问题的起因都有可能存在行为因素和非行为因素，只有行为因素才有可能是健康教育计划选择的目标行为。

（2）区分重要行为与不重要行为：主要是依据行为与健康问题联系的密切程度以及该行为的发生频率。重要行为是指与健康问题的发生有直接关系且经常发生的行为。如果行为与健康仅存在间接关系或行为很少出现，可认为是不重要行为。

（3）区分高可变性行为与低可变性行为：高可变性与低可变性行为是指通过健康教育干预，某行为发生预期改变的难易程度。高可变性行为往往是与目标社区的地理、物产、文化传统或传统的生活方式等因素关系不大，行为正处于发展时期或刚刚形成，在其他计划中已有成功改变的实证，且社会不赞成的行为；低可变性行为则相反。对人群健康威胁的重要性越高、可干预性越高的行为，原则上优先考虑为干预行为。

确定优先干预行为可依据重要性和可变性的程度进行排序、打分，对人群健康危险的严重性程度越高、危险行为的可干预性越高则分值越高，得分最高者原则上可考虑为优先干预行为。为了便于选择，通常采用四格表，将重要性和可变性分级的结果排列于其中（表4-1）。

表4-1　行为重要性和可变性的分级

可变性	重要性	
	重要	不重要
可变	计划重点干预的行为	一般不优先考虑的行为
不可变	可在一定条件下作为计划干预的行为	不予考虑的行为

确定优先干预行为因素可以按照格林模式从社会学、流行病学、行为环境、教育与生态学以及管理政策等多方面进行分析，归纳行为的影响因素，并区分倾向因素、促成因素、强化因素。

（三）确定项目目标

任何一个健康教育与健康促进项目都必须有明确的目标，项目目标既要体现项目的远期方向，又要显示近期应当完成的工作指标，因而可以将目标分为总目标和具体目标。

总目标是指项目理想的最终结果，在计划完成后预期可获得的总体效果，具有宏观性和远期性。如某社区控烟健康促进项目的总目标是：减少吸烟给全体社区居民健康带来的危害，提高生活质量。

具体目标是为实现总目标设计所要达到的具体结果，即为了实现总目标而需要取得的各阶段、各方面、各层次的结果，指标要求是具体、可测量的、可完成的、可信的、有时间性。项目的具体目标必须回答以下4个W和2个H。

（1）Who——对谁?

（2）What——实现什么变化?

（3）When——在多长时间内实现该变化?

（4）Where——在什么范围内实现该变化?

（5）How much——变化程度多大?

（6）How to measure it——如何测量该变化?

以上述某社区控烟健康促进项目为例，其具体目标为：对谁（who）——全部社区居民；实现什么变化（what）——降低吸烟率；在多长时间内实现该变化（when）——一年；在什么范围内实现该变化（where）——该社区；变化程度多大（how much）——降低65%；如何测量该变化（How to measure it）——干预前后知识知晓率、信念持有率、行为流行率比较和行为改变率比较。

健康教育项目中目标可以分为教育目标、行为目标和健康目标。教育目标是为实现行为转变所必须具备的知识、信念、态度和技巧。行为目标是目标人群行为改变的程度。教育目标和行为目标一般称为近中期目标。健康目标指的是目标人群在执行后产生的健康效益，包括生理指标及客观指标的变化，也可以是疾病发病率或死亡率的变化和生活质量指数等。健康目标可以在项目执行期内发生，也可在执行期结束后相当长一段时间才出现，称为远期效应。

（四）制定干预策略

在项目设计中，必须提出明确的策略和措施。策略是为实现项目目标而确定的总体执行思路，措施是体现项目策略的具体方法。策略与措施的制定以社区需求评估、确定优先项目以及目标确定为基础。一般将干预策略按教育策略、社会策略、环境策略及资源策略等方法分类。①教育策略指各种大众传播、人际交流策略手段以及讲座、培训、咨询、义诊、同伴教育等组织方法。②社会策略指政策、法规制度、规定及其执行方法等。③环境策略指改善有关社会文化环境和物理环境的各种策略手段，如增加社区卫生服务站、兴建体育场地、搬走污染企业等。④资源策略即动员、筹集、分配、利用社区中各种有形和无形资源的途径、方法，加强动员，实施多部门的合作。

（五）制订实施计划

实施项目设计基本应包括以下内容：确定教育活动日程（调研计划阶段、准备阶段、干预阶段、总结阶段）、确定组织网络与执行人员，详见本章第二节内容。

（六）制订监测与评价方案

为确保健康教育与健康促进项目的实施质量，在制订方案时，应同时制订实施过程中的监测与评价方案。对监测与评价的活动、指标、方法、工具、时间、监测人、评价人、负责人作出明确的计划。详见本章第二节、第三节内容。

（七）经费预算

健康教育与健康促进活动过程中，必然会涉及经费使用。确定干预活动预算的原则是科学合理、细致认真、厉行节约、留有余地。根据每项活动的目标人群、计划时间、项目内容方法与规模，分别测算出每项活动的开支类别和所需经费，汇总后即可得出整个项目的开支。

第二节　健康教育与健康促进项目的实施

实施是按照项目设计去实现目标，获得效果的过程，也是体现项目根本思想的具体行动。没有有效地实施工作，再好的项目也是一纸空文，不能产生效益。健康教育与健康促进项目的实施是将科学的计划落实为具体操作的过程，是健康教育与健康促进项目耗费时间最长、动用经费和人力最多的环节，是一个多部门合作，协调行动的复杂过程，也是健康教育与健康促进项目实现其目标的关键。因此，健康教育与健康促进项目实施是整个项目的主体工作部分，也是重点和关键。健康教育与健康促进项目实施的SCOPE模式是对健康促进项目实施工作的理论性总结，它将复杂的实施工作归纳为5大环节，即制订项目实施进度表（schedule）、控制实施质量（control of quality）、建立实施的组织机构（organization）、培训项目的实施人员（person）、配备所需的设备器材（equipment and material）这5个环节与实施过程紧密相连，同时5个环节之间也互相密切关联。

一、制订项目实施进度表

健康教育干预活动的实施是按照计划要求实施各项干预活动，以有序和有效的工作去实现计划目标、获得效果的过程。实施进度表是根据健康教育方案的计划进度，以时间为引线，整合排列出各项实施工作的内容、具体负责人员、监测指标、经费预算、特殊需求等内容的一个综合的计划执行表。实施进度表是各项干预活动和措施在时间和空间上的整合，各项干预活动的实施应以进度表为指引，逐步实现阶段目标和总体目标。如果项目计划时间较短，如半年或1年，可将实施工作编制在一个进度表内；如果项目计划时间长，如2年、3年或更长，可按年度或半年度编制整个项目计划的实施进度表。以某社区高血压干预活动为例，其第一个半年度实施安排进度见表4-2。

表4-2　某社区高血压干预实施进度表

实施时间（2024年4月至2024年9月）						工作内容	负责人员	参与者	监测指标	预算/元	材料设备	备注
4月	5月	6月	7月	8月	9月							
√						组建领导与执行机构、举办第1次领导机构会议	××	×××	成立文件	100	组织机构成立文件等	
	√					项目启动大会、骨干培训会	××	×××	骨干名单	1000	培训资料、会标、音响等	
		√	√	√		社区诊断与确定应优先解决的健康问题	××	×××	社区参与人员	3000	体检设备、电脑等	
					√	高血压患者建档	××	×××	高血压患者档案	1000	电脑及办公用品等	

1. 工作内容　指各项具体活动。不必将实施活动进行过细的分解，而是将主要的活动列进去，并且按照活动的先后顺序，将各项工作内容纳入时间表。要充分考虑各项工作所需时间，根据工作内容确定时间跨度，不必平均分配时间，确保重点内容有足够时间执行。此外，需要特别注意的是工作时间应服从于工作质量，不能以牺牲工作质量的方式争取时间。

2. 负责人员　每项活动应明确具体负责人员。并不是每项工作都需要项目负责人亲自负责，但每项工作的进展都应及时向项目负责人报告，以保证项目总体进度。

3. 监测指标　是监测该项工作是否完成的依据，特别是要做好痕迹管理，如以培训班的通知、培训班总结和学员名单、学员照片等作为培训班的监测指标。每一项工作都需要一个或多个能监测其执行情况的指标，特别是列入时间表的重要活动，应明确完成的指标。

4. 经费预算　是对该项活动所需要的费用的估计。既要保证各项活动有必需的经费，又要做到经费的合理分配和有效使用，尽量避免出现有的活动经费过于充足，而有的活动经费又短缺不足的情况。

5. 特殊需求　指该项活动所需要的特定设备、资料、场所以及技术支持等特殊需求。制订时间表的重点是对准备实施的各项项目活动的实施时间进度进行计划，并对经费进行测算。时间表的制定者在计划每项活动的时间时，应考虑其实际操作程序、运作过程、可能遇到的困难等因素。根据这些实际条件，结合以往的经验作出科学的安排。实际工作中许多活动是交叉进行的，在时间上是重叠的，因此除考虑时间的计划外，必须考虑人员投入，以免力不从心，甚至忙乱不堪，影响实施工作，最终影响计划的完成。

二、控制实施质量

在实施工作中要十分注重对实施质量的控制，并且应该从项目开始实施之初就建立起有效的监测和质量控制体系。

（一）监测

监测是对项目实施过程的各个环节进行的监督、测量活动，是评估项目实施质量必不可少的工作。通过监测，发现项目实施中存在的问题，及时调整实施方法或方案，调整人员安排，以确保项目实施的质量。监测的内容比较广泛，主要有进度、质量、人员能力、效果、经费等（表4-3）。监测的指标应根据所监测内容的特点去确定，要能反映监测的内容，并且容易准确地获取。

表4-3 项目监测的主要环节和内容

监测环节	内容
工作进度	按计划进度完成任务的情况，分析未按进度完成任务的原因
活动质量	活动按计划方案或标准执行的情况，目标人群反映情况
人员能力	项目参与者接受培训的情况，各实施小组或团队完成任务的能力
阶段效果	各项工作的具体目标达标情况
经费使用	实际开支与预算的符合程度

（二）质量控制的内容

质量控制是对实践过程的质量保证，将有助于提高标准，确定成本效益活动，其表现为通过外部机构，确保活动符合利益相关者的需求。质量控制的内容包括监测工作进程、活动内容、活动开展情况、人群知信行及有无危险因素、经费开支等。

1. 对工作进程的监测 计划内的各项活动是否都是按照活动日程的预计时间进行。

2. 对活动内容的监测 检查实际开展的活动在内容上、数量上是否符合计划的要求。

3. 对活动开展情况的监测 主要包括了解实施人员的业务能力及工作情况、目标人群参与程度和相关部门配合状况3个方面。

4. 对人群的知信行及有无危险因素的监测 监测提供的反馈信息既可了解项目进行的质量，也是在必要时调整干预方法的依据。

5. 对经费开支的监测 包括经费开支的合理性、与预算的符合情况。

（三）质量控制的主要方法

在健康教育与健康促进项目实施阶段，可以采用记录与报告、现场考察、参与审计和调查等方法进行有效监测与质量控制。

1. 完善和保存记录 完善和保存记录是资料收集的主要方法，也是计划本身的体现。计划中所必需的每一项资料记录必须达到90%的完整性水平。

2. 组织有关人员对项目活动进行实地考察与评估 实地考察评估便于掌握第一手资料，通过考察了解目标人群的参与程度以及健康教育人员与目标人群之间的相互关系，观察目标人群在项目活动中的行为特征和心理特征等多方面信息。

3. 建立专家小组审查制，保证计划执行质量 可通过专家小组审查，审查项目计划的近期目标和远期目标，计划的任务、方法、步骤及活动情况是否合适，并将计划实施记录与一系列专业标准进行比较，对计划所选人员、活动、材料及执行步骤进行审查，并对计划的设计和执行提供直接的指导意见。

4. 加强内部审计 审计是判断是否按项目计划要求投入资金，分配是否符合需要（如基建、设备、培训及活动经营等）。资金应具备每月、每季、每年的来源类型和分配数量的记录。

5. 采用定性调查方法 如专题小组讨论、个人访谈等，必要时也可定量、定性混合调查，如目标人群的小样本快速评估方法。

（四）注意事项

当实施质量控制时，以下要点应予以考虑。

1. 公平 确保参与者有公平的机会获得服务或受益于服务。

2. 效益 服务能达到预期目的。

3. 效率 服务能以最低成本实现最大效益。

4. 可及性 用户在任何时间、任何距离都很容易获得服务。

5. 适当性 服务是目标人群所需要的。

6. 可接受性 这项服务能满足目标人群的合理期望。

7. 反应性 这项服务能满足目标人群表达的需求。

三、建立实施的组织机构

健康教育与健康促进的组织管理机构应能充分发挥其组织、动员及管理作用。实施健康教育与健康促进计划时，建立强有力的领导机构和高效率的执行机构对项目的顺利实施非常重要。

1. 领导机构 一个办事效率高、具有影响力和决策能力的领导机构是项目开展的基础。领导机构的建立过程，也是开发与动员领导的过程。领导机构应包括与计划实施直接相关部门的领导和主持实施工作的业务负责人，社区政府分管领导、社区卫生服务中心领导、社区重点企事业单位分管领导、社区重点人群代表也可以根据项目的需要，纳入领导机构中来。领导机构要为项目提供政策支持、部门协调、社区开发，研究解决健康干预工作中的困难和问题，其对项目实施的作用是多方面的（表4-4）。

表4-4 领导机构对项目实施的作用

作用	内涵
政策支持	制定发布相关制度、办法、条例、意见等政策性文件
部门协调	协调相关部门的关系，发挥各部门在项目中的作用
社区开发	参与社区动员与开发，提高项目可信度，促进居民积极参与

2. 执行机构 执行机构的职责是具体负责落实和执行健康教育计划，分解项目计划中的每项活动，开展干预活动。执行机构一般设置在某一相关业务部门内，与项目负责人所在单位相一致，如健康教育所、疾病预防控制中心、妇幼保健所等疾病预防部门。其成员大多以一个部门为主体，吸收相关部门的专业人员参加。执行机构人员的数量和专业结构，应根据项目内容确定，应与设计方案保持一致。原则上，既要满足需要，又要避免过于庞杂。

四、培训项目的实施人员

项目正式实施前，应开展对项目实施人员的技术培训，使参与人员明确项目的目的、意义、内容、方法及要求等，统一认识，统一技术，统一步调。通过培训，建立一支能胜任本项目实施任务的专业技术队伍。

1. 人员培训的重要性 一项健康教育与健康促进计划能否顺利实施，与是否拥有合格的人员密切相关，人员的数量和质量是决定项目成败的关键因素之一。

（1）在实施健康教育与健康促进项目时，不但需要专职的健康教育人员，同时需要大量兼职健康教育人员的参与，很多时候，在实施健康教育的过程中，还会有很多目标人群也成为健康教育者。由于各类人员在健康教育与健康促进项目实施中承担的任务不同，为此，必然需要针对不同人员进行不同内容的培训。

（2）目前我国的健康教育专兼职人员中，接受过健康教育与健康促进专业系统教育的人员数量有限。此外，社区卫生服务机构承担基本公共卫生服务也意味着大批社区医务人员急需提升开展健康教育的能力。

（3）在健康教育与健康促进项目实施中，经常需要跨部门合作、与媒体合作，如果能够通过社会动员和培训，使其了解项目的意义和健康教育与健康促进的基本理念，必然有助于健康教育与健康促进项目的实施。

（4）由于各个健康教育与健康促进项目目标和策略的差异，工作人员还需要更多地掌握项目目的、意义，项目执行程序、具体活动方式等，以帮助他们能够具有胜任项目执行所需的知识和技能，为此，针对特定的健康教育计划所进行的人员培训也是十分必要的。

2. 培训的原则

（1）目的明确：任何一个特定的培训计划都必须强调以项目为中心而展开，体现项目的目的和原则。培训应根据项目的要求，确定学员应掌握的知识和技能。

（2）理论联系实际：整个培训过程应十分重视理论和实际紧密结合。培训的内容和方法要根据健康教育计划的要求来选定，同时要适合学员的具体条件。

（3）及时评估：在整个培训工作的计划和执行过程中，应该及时地、不断地收集各种反馈意见，随时注意培训遇到的新情况、新问题，及时调整教学内容。

3. 培训前准备工作

（1）评估培训需求：了解学员基本情况及其与满足项目工作要求之间的差距。

（2）制订培训计划：开展培训应有充分的准备，包括确定培训内容与方法、预订培训场所、编印培训资料、落实培训师资、编制培训课表、安排后勤服务等。

4. 确定培训内容

（1）健康教育与健康促进项目管理人员的培训内容：①项目计划，包括如何开展健康需求评估，并能根据评估结果、资源情况和项目要求，制订健康教育项目计划、实施方案等。②质量控制，包括质量控制的目的、内容和方法，以及项目目标和各项干预活动的技术指标，开展项目监测与质量控制。③人员管理，使学员在项目管理中合理分配人力资源，并能运用领导艺术与激励机制鼓励项目参与者努力工作。④财务与设备管理，使学员了解基本的财务管理和设备管理知识和方法，包括经费的预算和审计、项目可用资源的合理分配等。⑤项目评价与总结，包括项目评价指标与评价方法，使学员能组织实施项目评价，资料汇总，能完成项目的阶段性报告和总结报告。

（2）健康教育与健康促进项目技术人员的培训内容：①专业知识，应根据干预项目的目标和干预内容，确定专业知识的培训内容。②传播材料制作，包括健康信息需求评估方法、传播材料设计、制作流程和预试验等。③人际交流技术，包括倾听、谈话、提问、反馈等技巧。④人员培训方法，包括培训班组织、基本教学技巧、参与式培训方法等。⑤健康干预方法，包括健康教育与健康促进干预活动中可用到的各类干预方法的内容和应用技巧。

5. 组织培训 培训时间不宜太长，可根据项目实施的技术难度确定，一般培训1～2次或3～6学时。培训方法应灵活多样，一般以讲授为主，咨询答疑及小组讨论为辅；还可根据需要通过技术观摩、操作或演练等开展培训。培训结束时应当对培训进行评价，包括教师授课质量、学员出勤情况、学员考试成绩等。开展培训评价，能督促教师认真备课与授课，还可促使学员认真学习。

6. 选择培训方法 健康教育与健康促进项目的培训是为了完成特定任务、针对有工作经验的成年人进行的教学工作，通常以参与式培训教学方法为主。

知识拓展

参与式培训教学方法

参与式培训教学方法是每个参训人员都要参与交流及分享的培训方式。在参与式培训方法中，老师和学员是平等的，学员和学员也是平等的，大家的参与机会是平等的，因此大家在学习过程中自然大胆地阐述自己的见解、经验和困惑，极大地提高了参训人员的自信心和参与意识。这类方法的主要特征是，每个培训对象积极主动参与培训活动，从亲身参与中获得知识、技能和正确的行为方式。

常用的参与式培训教学方法如下。

1. **头脑风暴法**　使学员在没有预先准备的情况下即刻回答问题，促使学员快速思考，积极应对，有助于集中学员的注意力，促使学员开动脑筋，适用于开阔思路、提出问题和解决问题的办法。

2. **角色扮演法**　事先设计情景，请学员扮演其中的角色，在表演结束后引发讨论。该方法能充分调动学员的积极性，形式活泼生动，能给学员留下深刻印象，可用于增强学员的沟通技巧和决策技巧，也有助于转变学员的态度和观念。

3. **小组讨论法**　组织学员分小组就特定的问题展开讨论，各抒己见，分享经验，适用于学习知识、影响观念和行为。小组讨论既可以作为一种培训方法单独使用，也可以与其他参与式培训教学方法，如头脑风暴法、角色扮演法等结合使用。

4. **案例分析法**　将现实中的项目故事编写成典型案例，从案例中分析该项目科学、合理的部分，成功的经验，剖析不足与失败的教训，帮助学员增加决策能力，案例也可以成为学员在今后工作的范例。

7. 培训工作评价　评价是培训活动的一个重要组成部分，在制订培训计划时应该对如何进行培训评价也做相应的计划。培训工作评价包括两个层次：①培训过程评价，主要是针对培训过程进展是否顺利、学员对培训组织实施是否满意进行的评价，如教学进度是否按计划进行，教材、教学设施是否适用，学员上课的出勤率，在培训进行过程中学员的各种意见等。②培训效果评价，侧重于培训后学员知识、技能掌握情况及对实际工作的胜任情况。为此，需要在不同时期进行评价。首先，在培训班结束时，对学员的知识、技能进行测评，以检验培训班即时效果。其次，在学员开展项目工作过程中，对学员实际工作能力进行测评，这也是培训效果评价的重要组成部分。但由于学员比较分散、考核指标不易选择等因素，较少进行实际工作的评价，需要不断完善（表4-5）。

表4-5　培训工作的评价

评价内容		评价对象	评价方法
教师、教材、教学	1.教师授课能力； 2.教学方法； 3.教材适用性； 4.教材质量和数量； 5.课程安排	教师、培训组织者	1.问卷调查； 2.学员讨论； 3.工作人员讨论

续 表

评价内容		评价对象	评价方法
组织工作、后勤工作	1.培训班时间安排； 2.培训地点安排； 3.课外生活； 4.培训班食宿	培训组织者、后勤服务人员	1.问卷调查； 2.学员评议； 3.工作人员评议
培训即时效果	1.知识掌握； 2.技能掌握； 3.能力提高	学员	1.教师观察； 2.培训前后问卷考察； 3.学员讨论总结
培训的远期效果	1.能够记忆的知识； 2.能够在工作中运用的知识和技能	学员	1.实地考察； 2.问卷调查； 3.电话调查或随访

五、配备所需的设备器材

在健康教育和健康促进项目实施过程中，为了确保项目工作与活动的顺利进行，所需的设施设备是必要的条件，也是项目实施的物质保证。设施设备通常包括健康教育材料和设备物件。

1. 健康教育材料 类型很多，形式多样。常用的健康教育材料可包括音像材料（录像/影带、光盘等）、印刷材料（招贴画、折页、健康信息宣传单、健康手册等）、实物模型（身体结构模型、模拟情景等）以及承载健康教育信息的日常用品（如水杯、扑克、衣物、纸巾、笔记本、日历等）等。健康教育材料的制作有其规范的模式和要求，好的健康教育传播材料是获取好的传播效果的必要手段和方法。

2. 设备物件

（1）音像设备：照相机、录音机（笔）、摄像机等。

（2）交通工具：各类型车辆，用于运输设备和相关人员。

（3）印刷设备：打印机、复印机等。

（4）办公设备：电话机、传真机等。

（5）医疗器械：血压计、血糖仪、体重计、计步器、健身器材等。

（6）教学设备：笔记本电脑、多媒体投影仪、黑板等。

第三节　健康教育与健康促进项目的评价

评价是指对评价对象的各个方面，根据评价标准进行量化和非量化测量与分析，最后得出结论的过程。健康教育与健康促进项目的评价是对项目的目标、内容、方法、措施、过程和效果等进行评估的过程，可帮助确定项目的先进性与合理性，帮助督导项目的实施，确保项目质量并达到预期目标。评价工作是健康促进项目的重要组成部分，是全面监测、控制、保证项目方案设计先进、实施成功并取得应有效果的关键性措施、它贯穿于项目设计、实施和评价的全过程，而不是完成全部项目后的评价。是否执行严密的项目评价已经成为衡量一项项目是否成功、是否科学的重要标志。评价工作对于改善正在执行的项目和完善新的项目以及促进专业人员理论和实践水平的提高都是重要的手段。

一、项目评价的目的与意义

（一）项目评价的目的

（1）衡量健康教育与健康促进项目计划的先进性、可行性和合理性。

（2）评价计划的执行情况，包括干预活动的数量和质量，以确定干预活动是否适合目标人群，各项活动是否按计划进行，活动的覆盖人群是否达到预期。

（3）衡量健康教育与健康促进项目是否达到预期目标，是否解决了或部分解决了要解决的问题。

（4）评估项目的产出是否有混杂因素的影响，以及影响的程度如何。

（5）向公众和投资者说明项目结果、项目的贡献与价值，为决策者提供决策依据，扩大项目影响力，改善公共关系，以取得目标人群、社区、投资者更广泛的支持与合作。

（6）总结项目的成功经验与不足之处，提高健康教育和健康促进专业人员的评价理论与实践水平，在实践中丰富和发展评价理论，完善健康教育与健康促进项目。

（二）项目评价的意义

1. 是健康教育与健康促进项目计划取得成功的必要保障　在制订健康教育与健康促进项目计划的过程中，需要了解项目领域的国内外研究进展，评估目标人群的健康状况、健康教育与健康促进需求及资源情况，以确定适宜的干预内容和方法；在计划实施阶段，及时评价项目实施情况，可以保证计划实施的质量和进度。

2. 保证计划设计和计划执行的质量　在制订健康教育计划的过程中，通过形成评价确定目标人群的健康教育需要，制定适宜的干预策略，以保证计划的适宜性、可行性和针对性；在计划实施阶段，运用过程评价，可以保证计划执行的质量，并为解释项目效果提供依据。

3. 科学地说明计划的价值　健康教育的目的是改变人们的健康相关行为，进而促进健康。只有进行评价，才能说明人们行为及其影响因素的变化情况，以及健康状况的变化情况。同时，通过适宜的评价设计，还能排除其他非计划因素对目标人群行为和健康状况的影响，科学地说明健康教育与健康促进项目对健康相关行为及健康状况的影响，确定健康教育与健康促进项目计划是否达到预期目标。

4. 用计划实施结果争取支持和扩大影响力　向公众和资金提供者说明计划实施所取得的结果，用科学的结论争取领导对健康教育计划的支持，改善公共关系，扩大对社区的影响力。

5. 丰富和充实理论知识，提高实践水平　健康教育通常需要在有关理论基础上形成说明面临的问题的具体假说，用其指导项目实施。通过对实践效果的评价可进一步检验假说和理论，不断提高认识和实践水平。

6. 改进专业人员的工作　评价能帮助专业人员分析项目成败的原因，确定各项活动和策略的优缺点，总结计划设计和执行中的经验教训并加以改进。

二、项目评价的种类和内容

健康教育与健康促进的最终目的是改善人群健康状况、提高生活质量。与其他策略不同的是，健康教育与健康促进通过改变人们的健康相关行为来实现其目的，它贯穿于项目设计、实施和评价的全过程。健康教育与健康促进项目的评价包括形成评价、过程评价、效应评价、效果评价、总结评价（表4-6）。

表4-6 健康教育与健康促进项目评价的种类和内容

<table>
<tr><th rowspan="2"></th><th rowspan="2">设计阶段</th><th rowspan="2">实施阶段</th><th colspan="4">评价阶段</th></tr>
<tr><th>中间目的</th><th>行为改变</th><th>健康状况</th><th>生存质量</th></tr>
<tr><td rowspan="3">评价种类</td><td rowspan="2">形成评价</td><td rowspan="2">过程评价</td><td colspan="2">效应评价</td><td colspan="2">效果评价</td></tr>
<tr><td>近期效果评价</td><td>中期效果评价</td><td colspan="2">远期效果评价</td></tr>
<tr><td colspan="6">总结评价</td></tr>
<tr><td>评价内容</td><td>项目设计的合理性</td><td>项目实施情况</td><td>健康相关行为的影响因素（倾向因素、促成因素、强化因素）</td><td>健康相关行为</td><td>健康状况</td><td>生活质量</td></tr>
<tr><td>评价指标</td><td>项目的科学性、技术的适宜性、目标人群的可接受程度</td><td>干预活动次数、参加人数、干预活动暴露率、有效指标</td><td>知识知晓率、信念流行率、资源分配、社会支持</td><td>行为流行率、行为转变率</td><td>生理指标、心理指标、疾病指标、死亡指标</td><td>生活质量指数、日常活动量表、生活满意度指数</td></tr>
</table>

（一）形成评价

形成评价是在方案执行前或执行早期，对方案内容进行的评价。形成评价是对项目计划可行性与必要性进行评价的过程，是一个完善项目计划，避免工作失误的过程，包括评价计划设计阶段进行的目标确定、目标人群选择、策略和方法设计等，其目的在于使计划符合实际情况。此外，在计划执行过程中及时获取反馈信息、纠正偏差，进一步保障计划的成功，也属于形成评价的范畴。因此，形成评价主要发生在项目设计阶段及项目实施阶段。高质量的形成评价可降低项目失败的风险，提高成功的可能性。

1. 形成评价的主要内容 ①项目目标是否符合目标人群的特点，如健康知识水平、态度和行为、健康状况和活动的可及性。②了解干预策略的可行性，如目标人群的文化程度、健康教育资源的可及性、政策制定和环境改善的受益人群、影响程度和可行性等。③传播材料、测量工具预试验及政策制定和环境改善试点等。④是否在最初的计划执行阶段根据出现的新情况、新问题对计划进行适当调整。

2. 形成评价的指标 一般包括项目的科学性、政策的支持性、技术上的适宜性、目标人群对策略和活动的接受程度以及项目目标是否合理、指标是否恰当等。

3. 形成评价的常用方法 在形成评价中，可采用多种方法，包括文献、档案、资料的回顾，专家咨询，专题小组讨论，目标人群调查，现场观察，试点研究等。

（二）过程评价

过程评价是对项目从开始到结束的整个过程的评价，包括对项目方案和实施过程的各个环节、管理措施、工作人员情况等的评价。完善的过程评价资料可以为解释项目结果提供丰富的信息。在计划执行阶段，过程评价还可以有效地监督和保障计划的顺利实施，从而促进项目目标的成功实现。

1. 过程评价的主要内容

（1）针对目标人群的评价：哪些人参与了健康教育和健康促进项目，接触到哪些干预活动，目标人群对干预活动的反应如何，是否满意并接受这些活动（包括对干预活动内容的满意度、形式的满意度、组织的满意度、对人际关系的满意度等），目标人群对各项干预活动的参与情况如何。

（2）针对项目进程的评价：项目活动的执行率，干预活动的覆盖率，有效指数，资源使用进度指标（项目经费使用率、年度费用使用率、费用进度比等）。

（3）针对组织的评价：项目涉及了哪些组织，各组织间是如何沟通的，他们参与项目的程度和决策力量如何，是否需要对参与的组织进行调整及如何调整，是否建立了完善的信息反馈机制，项目档案、资料的完整性、准确性如何。

2. 过程评价的主要指标及计算公式

（1）项目活动执行率＝某时段已执行项目活动数/某时段应执行项目活动数×100%。

（2）干预活动覆盖率＝参与某种干预活动的人数/目标人群总数×100%。

（3）干预活动暴露率＝实际参与项目干预活动的人数/应参与干预活动的人数×100%。

（4）有效指数（EI）＝干预活动暴露率/预期达到的参与百分比×100%。

（5）目标人群满意度：包括对干预形式、内容、组织和人际关系的满意度四方面。

（6）资源使用进度指标：包括项目经费使用率、年度费用使用率以及费用进度比等。

3. 过程评价的常用方法

（1）查阅资料：优点是能够在较短时间内熟悉项目执行的全貌；缺点是有的项目文件资料不齐或因某些资料缺失，查阅者不一定能完全掌握真实情况。

（2）现场考察：能够较客观地了解项目执行的实际环境及取得的成效，如考察健康教育宣传栏或展板、居民生活自然环境、锻炼活动场所及器材等；缺点是对项目执行过程了解不深甚至有可能是假象。

（3）项目组工作人员调查：能在较短时间了解项目执行中的成效并对项目实施质量进行评价，缺点是有可能受被调查人员代表性的影响，而不能完全反映真实情况。目标人群满意度等可以通过项目组工作人员定性、定量调查获得。

以上三种方法综合使用，可在较大程度上克服各自的弱点，提高过程评价结果的可信度。

（三）效应评价

效应评价是评价项目实施之后目标人群健康相关行为及其影响因素的变化。与健康结局相比，健康相关行为的影响因素及行为本身较早发生改变，故效应评价又称影响评价或近中期效果评价。

1. 效应评价的主要内容

（1）倾向因素：目标人群的卫生保健知识、健康价值观、对疾病或健康相关行为的态度、对自身易感性和严重性的信念、动机、行为意向以及自我效能等。

（2）促成因素：目标人群实现促进健康行为所需的政策、环境、条件、服务、技术等方面的变化。

（3）强化因素：与目标人群关系密切者对健康相关行为或疾病的态度（同伴的评价、家人的理解、社会道德等）、目标人群采纳健康相关行为时获得的社会支持及采纳该行为前后自身的感受。

（4）健康相关行为：干预前后目标人群健康相关行为是否发生改变、变化的程度及各种变化在人群中的分布如何，如运动锻炼、戒烟、饮食习惯等。

2. 效应评价的指标 常用评价指标有卫生知识平均分、卫生知识合格率、卫生知识知晓率（知晓人数/总调查人数×100%）、卫生知识总知晓率（知晓题量/总调查题量×100%）、信念持有率、行为流行率、行为改变率以及是否有新的政策、法规出台，是否有环境、服务、条件方面的改变等。

3. 效应评价的方法 对特定人群在干预前后的评价指标变化进行比较，通过统计学检验确定干预措施的效果。一般而言，应设立对照组进行同期随访，并与干预组进行对比分析，使干预措施的效果评估更为科学。如果条件许可，干预组和对照组对象采用随机分组的方法，即随机对照试验，评价结果更有说服力。一般健康教育项目，都可以进行效应评价。

（四）效果评价

效果评价是评价项目实施之后目标人群的健康状况乃至生活质量的变化。对于不同的健康问题，从行为改变到出现健康状况改善所需的时间不同，但均在行为改变之后出现，故又称结局评价或远期效果评价。

1. 效果评价的指标 通常有两类：第一类是健康状况指标，包括身高、体重、血压、血红蛋白、人格、情绪等生理心理指标，以及发病率、患病率、死亡率、婴儿死亡率、孕产妇死亡率、平均期望寿命等疾病与死亡指标；第二类是生活质量指标，包括生活质量指数、生活满意度指数、社区行动情况、健康政策和医疗卫生、环境条件改善等。

2. 效果评价的方法 按照设计方案，经过全程的随访调查并获取干预后的“结局数据”，然后与干预前的数据进行比较分析，通过统计学检验确定干预的效果。与效应评价相同，效果评价也可设立对照组进行同期随访，通过两组对比分析，干预措施的效果评价较有说服力。由于有些效果指标，如发病率、死亡率需要较长的时间才可能看到变化，所以此类评价并不是所有项目都能进行。

（五）总结评价

总结评价是对形成评价、过程评价、效应评价和效果评价的总结，能全面反映健康教育与健康促进项目的成功之处与不足，为今后的计划制订和项目决策提供依据。

三、评价设计方案

评价健康教育与健康促进项目的效果是为了确定项目达到预期目标的程度，说明项目成功与否。这就要求评价得到的结果尽可能准确反映健康教育与健康促进项目的产出，避免或减少混杂因素的影响。评价项目效果的方案有多种，选择哪个方案主要取决于项目的性质与要求，以及项目的一些具体情况，如项目周期、资源、技术等。两种常用的项目效果评价方案为不设对照组的前后测试和设对照组的前后测试。

1. 不设对照组的前后测试 是指在实施健康教育与健康促进干预前，对目标人群的有关效果指标进行测量，然后再实施干预，干预活动全部结束后，再次对目标人群的有关效果指标进行测量，比较干预前后两次测量结果，得到各项指标的变化情况，从而显示健康教育与健康促进项目实施后产生的效果。

此方案的优点是操作简单、省时省力，但由于该设计方案不能排除非干预因素的影响，所以只有在非干预因素在干预前后保持不变的情形下，才能较为准确地反映健康教育效果。因此，该方案适用于周期短、环境稳定的健康教育项目效果评价，或者是推广已有成功经验的项目效果评价。

2. 设对照组的前后测试 又称为准实验研究，其设计思想是将目标人群设定为干预组，并为目标人群选择具有可比性的另一人群作为对照组，在对目标人群实施干预前，同时对干预组和对照组进行有关效果指标的测量，然后仅对干预组施以健康教育与健康促进干预，对照组则保持自然状态，所有的干预活动结束后，再次对两个组的有关指标进行测量，对两次测量所得到的四组测量值进行双向比较，从而确定健康教育与健康促进项目效果。

在该方案中干预组和对照组不是随机确定的，而是用配对方法使二者在主要因素方面相似的情况下选择对照组和干预组。此种研究较之实验研究易于施行，较实验研究省钱、省时，并且兼有实验研究的优点，适用范围较广，尤其适用于干预研究项目。

四、影响评价结果的因素

1. 历史因素　又叫时间因素，是在项目执行或评价期间发生的可能对目标人群健康相关行为及其影响因素产生影响的事件，如健康相关的公共卫生政策颁布、居住地自然环境改善、自然灾害等。项目执行时间越长，受历史因素的影响越大。历史因素不属于干预活动，但可以对目标人群的健康及相关行为产生积极或消极影响，以致削弱或增强项目的效果。

2. 观察因素　评价过程中需进行观察与测量，其准确性取决于测量者、测量工具和测量对象三个方面。测量者的暗示效应、技术成熟度以及主观愿望等可影响测量或观察结果。测量工具包括问卷、仪器、试剂等，其有效性和准确性也会影响观察、测量结果。测量对象的态度、成熟性等对评价结果也会产生较大影响。在制订评价方案时，应设法减弱观察因素对评价结果的影响。

3. 回归因素　是指由于偶然原因，个别被测量对象在被测量过程中，某些指标表现出过高或过低，测量后又回复到实际水平的现象。重复测量可减弱回归因素对评价结果的影响。

4. 选择偏倚　在健康教育与健康促进的研究中，为了消除历史因素、观察因素和回归因素对评价效果的影响，需要设立对照组。如果研究组与对照组受试者基本特征不一致或差异太大，则会使研究结果发生偏倚。这种由于对照组选择不当所致的研究结果偏离真实的现象，称选择偏倚。采用随机方法分组可克服选择偏倚。

5. 失访偏倚　在项目的执行与评价中，目标人群有可能由于某种原因而未被干预或评价，称为失访。当失访比例过高（超过10%）或为非随机失访时，将导致评价结果偏离真实，称为失访偏倚。因此，在评价中，评价者应当对应答者与失访者进行比较，以确定其为随机失访还是非随机失访，从而估计产生失访偏倚的可能性与程度。

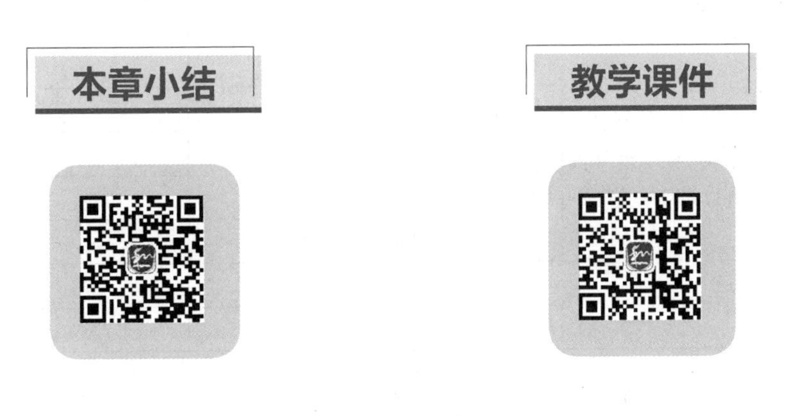

执考知识点总结

本章涉及的2019版及2024版公共卫生执业助理医师资格考试考点对比见表4-7。

表4-7　2019版及2024版公共卫生执业助理医师资格考试考点对比

单元	细目	知识点	2024版	2019版
健康教育与健康促进计划的设计	概述	（1）计划设计的概念	√	√
		（2）计划设计的原则	√	—
		（3）计划设计的一般程序	√	√
	健康教育诊断	（1）概念	√	√
		（2）社会诊断	√	√
		（3）流行病学诊断	√	√
		（4）行为与环境诊断	√	√
		（5）教育诊断	√	√
		（6）管理与政策诊断	√	√
	确定计划目标	（1）总体目标	√	√
		（2）具体目标	√	√
	确定干预框架	（1）确定目标人群	√	√
		（2）确定干预策略	√	√
		（3）确定干预场所	√	√
健康教育与健康促进计划的实施	人员培训	（1）人员培训的重要性及原则	√	√
		（2）培训的准备和实施	√	√
		（3）培训工作的评价	√	√
	健康教育材料的应用	（1）常用材料种类	√	—
		（2）材料的应用	√	—
	计划实施的过程评价	（1）过程评价概述	√	√
		（2）内容	√	√
健康教育与健康促进的效果评价	概述	（1）评价的概念	√	√
		（2）评价的意义	√	√
	效果评价的内容与指标	（1）近期效果评价	√	√
		（2）中期效果评价	√	√
		（3）远期效果评价	√	√
	评价设计方案	（1）不设对照组的前后测试	√	√
		（2）设对照组的前后测试	√	√
	影响效果评价真实性的因素	（1）历史性因素	√	√
		（2）工作人员与参与者的熟练性	√	√
		（3）失访	√	√

拓展练习及参考答案

（顾　娟　李丽媚）

第五章　重要场所的健康教育与健康促进

学习目标

素质目标： 增强学生维护全民健康的社会责任感，具有将健康理念全面融入各场所管理和建设等相关方面的意识；提高规划能力、学习能力和服务能力。

知识目标： 掌握各场所健康教育与健康促进的内容与方法；熟悉各场所健康教育与健康促进的概念；了解各场所健康教育与健康促进的意义。

能力目标： 能运用所学知识进行健康社区、学校、工作场所和医院建设；具备重要场所健康教育与健康促进计划、实施、评价的能力。

案例导入

【案例】

宋某，男性，67岁。最近因胸闷感到不舒服，准备预约去医院做个检查，听好友说社区卫生服务中心每年可以给老年人进行一次免费的健康体检，于是前去社区卫生服务中心进行咨询和体检。

【问题】

1. 社区卫生服务中心为老年人开展的健康服务内容有哪些？
2. 如何提高国家基本公共卫生服务项目知晓率？

核心知识拆解

健康教育与健康促进离不开人类活动的各类场所，如学校、工作场所、社区等，其主要目标是通过教育和干预措施，提高场所内人群的健康素养，改变不良健康行为，预防疾病，促进健康。本章主要介绍各场所健康教育与健康促进的概念、形式和内容。

第一节　国家基本公共卫生服务

一、国家基本公共卫生服务的概述

（一）国家基本公共卫生服务的概念

国家基本公共卫生服务（national basic public health services）是指由疾病预防控制机构、城市社区卫生服务中心、乡镇卫生院等城乡基本医疗卫生机构向全体居民提供的服务，是公益性的公共卫生干预措施，主要起疾病预防控制作用。疾病预防控制机构、城市社区卫生服务中心、乡镇卫生院是公共卫生服务的执行主体，负责将政府的卫生政策转化为实际的服务活动。疾病预防控制机构主要负责疫情监测、疾病防控、健康教育等工作，是公共卫生服务的专业技术支撑。城市社区卫生服务中心通常位于城市居民区，为社区居民提供便捷的医疗服务和健康管理。乡镇卫生院作为农村地区的基层卫生机构，承担着为乡村居民提供基本医疗服务和公共卫生服务的职责。

基本公共卫生服务均等化有三方面含义：一是城乡居民，无论年龄、性别、职业、地域、收入等，都享有同等权利，这表明政府提供的卫生服务应当覆盖所有人群，有助于消除不同社会群体之间的健康差异，实现卫生服务的普惠性。二是服务内容将根据国力改善、财政支出增加而不断扩大。例如，随着新疫苗的开发，免疫规划的范围可能会扩大；随着医疗技术的进步，更多的早期诊断和治疗手段可能被纳入基本卫生服务中。三是坚持以预防为主的服务原则与核心理念，在卫生服务提供过程中，重点是通过预防措施来减少疾病的发生，而不是仅仅在疾病发生后才进行干预，可以有效地控制疾病的传播，减少慢性病的发生率，提高国民的整体健康状况。

国家基本公共卫生服务的服务对象是辖区内常住居民（指居住半年以上的户籍及非户籍居民），其中以0～6岁儿童、孕产妇、老年人、慢性病患者、严重精神障碍患者和肺结核患者等人群为重点。

知识拓展

国家基本公共卫生服务的发展历程

20世纪50年代至70年代：通过建立健全基层卫生服务体系，加强农村卫生工作，推广预防接种等措施，提高人民群众健康水平。

20世纪80年代至90年代：加大对公共卫生服务的投入，实施公共卫生项目，如计划免疫、孕产妇保健等，提高公共卫生服务的覆盖面和质量。

21世纪初至今：将公共卫生服务纳入国家战略，制定政策和规划，加强公共卫生服务体系建设。

（二）国家基本公共卫生服务的目标

1. 提高健康水平　这是基本公共卫生服务的直接目标，包括通过预防疾病、健康教育、早期诊断和治疗等手段减少疾病的发生率，提升国民的整体健康状况。这也涉及提高公众对于健康问题的认识，以及增强个人和社区的自我保健能力。

2. 促进健康平等　国家基本公共卫生服务致力于确保所有人群无论其经济或社会背景如何都能获得同等的基本卫生服务。这包括为特殊群体（如儿童、孕产妇、老年人、残疾人等）提供定制化和优先的健康服务，以及将更多的卫生资源和服务投入农村和贫困地区，以缩小城乡之间的健康差距。

3. 构建长效机制 为了应对不断变化的公共卫生需求和挑战，国家基本公共卫生服务旨在建立一个健全且可持续的服务体系。这涉及发展多层次、全方位的公共卫生服务网络，建立严格的服务质量标准和评估机制，以及根据流行病学变化、科技进步和社会经济发展适时调整公共卫生政策和服务项目。

4. 防控疾病流行 国家基本公共卫生服务也着重于通过疫苗接种、传染病监测和管理等手段，有效控制疾病的传播。这包括实施国家免疫规划，免费为适龄儿童和特定成人群体提供疫苗，以及建立传染病报告和监测系统，及时发现和响应疫情，防止疾病的扩散。

（三）国家基本公共卫生服务的主要内容

国家基本公共卫生服务主要为人群提供12项服务。部分有条件的地方开展以下两项：①严重精神障碍患者管理（很多地方仅限于发现精神障碍后建立档案，做记录、随访，其他均是转到规定有条件的单位）。②孕产妇健康管理（除产后访视外）。详见表5-1。

表5-1 国家基本公共卫生服务的主要内容

序号	类 别	服务对象	项目及内容
1	建立居民健康档案	辖区内常住居民，包括居住半年以上的非户籍居民	①建立健康档案。②居民健康档案的使用。③健康档案维护管理
2	健康教育	辖区内居民	①提供健康教育资料。②设置健康教育宣传栏。③开展公众健康咨询服务。④举办健康知识讲座。⑤开展个体化健康教育
3	预防接种	辖区内居住的0～6岁儿童和其他重点人群	①预防接种管理。②预防接种。③疑似预防接种异常反应处理
4	0～6岁儿童健康管理	辖区内居住的0～6岁儿童	①新生儿家庭访视。②新生儿满月健康管理。③婴幼儿健康管理。④学龄前儿童健康管理
5	孕产妇健康管理	辖区内居住的孕产妇	①妊娠早期健康管理。②妊娠中期健康管理。③妊娠晚期健康管理。④产后访视。⑤产后42天健康检查
6	老年人健康管理	辖区内65岁及以上常住居民	①生活方式和健康状况评估。②体格检查。③辅助检查。④健康指导
7	慢性病患者健康管理（高血压）	辖区内35岁及以上原发性高血压患者	①检查发现。②随访评估和分类干预。③健康体检
	慢性病患者健康管理（2型糖尿病）	辖区内35岁及以上2型糖尿病患者	①检查发现。②随访评估和分类干预。③健康体检
8	严重精神障碍患者管理	辖区内诊断明确、在家居住的严重精神障碍患者	①患者信息管理。②随访评估和分类干预。③健康体检
9	结核病患者健康管理	辖区内肺结核病可疑者及诊断明确的患者（包括耐多药患者）	①筛查及推介转诊。②第一次入户随访。③督导服药和随访管理。④结案评估
10	中医药健康管理	辖区内65岁及以上常住居民和0～36个月儿童	①老年人中医体质辨识。②老年人中医药保健指导。③儿童中医药健康指导
11	传染病和突发公共卫生事件报告和处理	辖区内服务人口	①传染病疫情和突发公共卫生事件风险管理。②传染病和突发公共卫生事件的发现和登记。③传染病和突发公共卫生事件相关信息报告。④传染病和突发公共卫生事件的处理
12	卫生计生监督协管	辖区内居民	①食源性疾病及相关信息报告。②饮用水卫生安全巡查。③学校卫生服务。④非法行医和非法采供血信息报告。⑤计划生育相关信息报告

（四）国家基本公共卫生服务的特点

国家基本公共卫生服务作为政府的一项重要职责和公民的基本权利，具有显著的特点，体现了现代卫生政策的发展趋势和社会的进步。

1. 公益性　国家基本公共卫生服务以公共利益为出发点，保障每位公民都能获得必要的卫生与健康服务，体现了政府的社会责任和对公共健康的承担。公益性还意味着这些服务在提供过程中，政府会通过资金支持、政策制定和资源配置等方式，确保服务的可及性和可持续性。

2. 普遍性　是指国家基本公共卫生服务覆盖所有人群，包括城市和农村居民，不论他们的个人背景如何。这种普遍性确保了每个社会成员都不会因个人条件的不同而被排除在服务之外。普遍覆盖有助于构建全民健康保障的网络，让每个人都能感受到国家卫生政策的实际效果。

3. 均等性　是实现公共卫生服务公平分配的关键原则。它要求政府采取积极措施，消除地区、经济、社会等方面的差异，使所有人都能享有相同标准的卫生服务。这涉及资源的合理配置、服务内容的标准化以及对于弱势群体的特殊关照，从而确保每个公民都得到应有的关注和照顾。

4. 以预防为主　强调通过提前干预来减少疾病的发生和传播，而不是仅在疾病出现后才采取措施。这种策略不仅能够降低医疗费用，减轻医疗系统的负担，还能够提高居民的整体健康水平。预防措施包括健康教育、疫苗接种、环境卫生监管等多个方面，旨在从根本上改善人们的生活环境和健康状况。

国家基本公共卫生服务通过其公益性、普遍性、均等性和以预防为主的特点，展现了政府对公民健康权益的坚定承诺，并为建设更加健康、平等的社会奠定了基础。

（五）国家基本公共卫生服务的实施策略

1. 健全政策法规体系　为了保障基本公共卫生服务的顺利实施，需要构建一套完善的法律法规体系，包括修订和完善已有的卫生法律、法规和政策，以及制定新的规章制度来应对新挑战。同时，需要加大法律法规的宣传和执行力度，确保各项政策措施落到实处。

2. 加强组织领导　建立健全的领导体制是实施基本公共卫生服务的关键。要明确中央与地方各级政府在公共卫生服务中的职责和权力，形成上下联动、协同高效的工作机制。同时，要加强跨部门之间的沟通和协作，整合资源，共同推进公共卫生事业的发展。

3. 优化资源配置　合理配置人力、物力、财力等资源对于提高服务效率至关重要。不仅包括增加公共卫生服务的投入，还要通过科学规划和管理，确保资源得到最有效的利用。例如，通过建立动态调整机制，根据服务需求和人口变化，及时调整资源配置。

4. 强化队伍建设　培养一支专业的公共卫生人才队伍是提升服务质量的基础。需要加强对公共卫生专业人才的教育培训，提高其专业技能和综合素质。同时，要建立合理的激励机制，吸引和留住优秀人才，为公共卫生事业的发展提供人才保障。

5. 创新服务模式　随着社会的发展和人民群众需求的多样化，传统的公共卫生服务模式已经难以满足所有人的需求。因此，需要探索更加灵活多样的服务模式，如家庭医师签约服务、远程医疗服务等，以适应不同地区、不同人群的特殊需求。

6. 加强监督评估　建立一个健全的监督评估机制，对公共卫生服务的质量和效果进行定期检查和评价，包括对服务项目的实施情况、资源使用的效率、服务对象的满意度等方面进行全面监控。通过监督评估，可以及时发现问题并采取措施进行改进，确保公共卫生服务持续提升。

（六）国家基本公共卫生服务的挑战与展望

“国家基本公共卫生服务项目实施方案”是为落实国家基本公共卫生服务政策，由国家卫生健康委员会制定的一系列具体实施计划和操作指南。这些方案旨在确保全国各地区能够有效地执行国家基本公共卫生服务项目，提高全民健康水平，促进公共卫生服务的均等化。自推出以来，已经在全国各地得到了广泛实施。通过这些方案的实施，我国的基本公共卫生服务水平得到了显著提升，人民群众的健康指标有了明显改善，特别是在提高儿童和孕产妇健康水平、控制传染病和慢性病等方面取得了积极成效。

1. 挑战 由于地区经济发展水平、卫生资源分布等因素的差异，各地在实施过程中仍面临着一些挑战。

（1）人口老龄化：随着生育率下降和平均寿命延长，老龄人口比例不断上升。老年人群体对健康服务的需求更为复杂，包括慢性病管理、日常护理、康复治疗等，这对公共卫生系统提出了更高的要求。

（2）疾病谱变化：传染病的威胁仍然存在，同时非传染性疾病如心血管疾病、糖尿病、癌症等成为主要健康负担。此外，精神健康问题、职业病、环境污染相关的健康问题也日益凸显。

（3）资源约束：尽管政府对公共卫生的投入逐年增加，但面对不断增长的健康需求，尤其是对高质量医疗服务的需求，现有资源仍显不足。特别是在基层医疗卫生机构，人才短缺、设施落后等问题依然存在。

（4）服务不均衡：不同地区、不同社会经济群体之间在公共卫生服务的可获得性和质量上存在差异。农村和偏远地区的公共卫生服务尤其需要加强。

（5）体系整合：现有的公共卫生服务体系与医疗服务体系之间的衔接不够紧密，需要进一步整合资源，优化服务流程，提高服务效率。

2. 展望 面对上述挑战，国家和地方政府需要不断完善和调整实施方案，确保公共卫生服务项目能够更加高效、公平地惠及全体人民，推动我国国家基本公共卫生服务向更高质量的目标迈进，为维护人民群众的健康权益和提升全民健康水平作出更大的贡献。未来的展望如下。

（1）完善政策法规体系：预计国家将继续加强公共卫生立法工作，修订和完善相关法律法规，确保公共卫生政策的连贯性和有效性。同时，将加大对违反公共卫生法规行为的监管和惩处力度。

（2）加大投入力度：政府预计将进一步增加对公共卫生的财政投入，特别是加大对基层和农村地区公共卫生服务体系建设的投入，以缓解资源不足的问题。

（3）提高服务质量：通过技术创新和管理创新，提高公共卫生服务的质量和效率。例如，利用信息化手段提高疾病监测和预警能力，提升健康教育和促进活动的效果。

（4）实现全民健康覆盖：推动实施更加精准的健康扶贫和健康保障措施，确保所有人都能享受到基本的公共卫生服务，减少健康不平等现象。

（5）人才培养和引进：加强对公共卫生专业人才的培养，提高其专业技能和创新能力，同时吸引国际公共卫生领域的高端人才，提升我国公共卫生服务的整体水平。

（6）社会参与和合作：鼓励社会组织、企业和公众参与公共卫生事务，形成政府、社会和市场多元合作的公共卫生服务体系。同时，加强国际交流与合作，共同应对全球性公共卫生挑战。

二、健康教育服务规范

（一）健康教育服务内容

基层医疗机构面向辖区内全体居民开展健康教育。服务内容如下。

（1）宣传普及《中国公民健康素养——基本知识与技能（2024年版）》。配合有关部门开展公民健康素养促进行动。

（2）对青少年、妇女、老年人、残疾人、0～6岁儿童家长等人群进行健康教育。

（3）开展合理膳食、控制体重、适当运动、心理平衡、改善睡眠、限盐、控烟、限酒、科学就医、合理用药、戒毒等健康生活方式和可干预危险因素的健康教育。

（4）开展心脑血管、呼吸系统、内分泌系统、肿瘤、精神疾病等重点慢性非传染性疾病和结核病、肝炎、艾滋病等重点传染性疾病的健康教育。

（5）开展食品卫生、职业卫生、放射卫生、环境卫生、饮水卫生、学校卫生和计划生育等公共卫生问题的健康教育。

（6）开展突发公共卫生事件应急处置、防灾减灾、家庭急救等健康教育。

（7）宣传普及医疗卫生法律法规及相关政策。

（二）健康教育服务形式及要求

1. 提供健康教育资料

（1）发放印刷资料：印刷资料包括健康教育折页、健康教育处方和健康手册等。放置在乡镇卫生院、村卫生室、社区卫生服务中心（站）的候诊区、诊室、咨询台等处。每个机构每年提供不少于12种内容的印刷资料，并及时更新补充，保障使用。

（2）播放音像资料：音像资料为视听传播资料，如VCD、DVD等各种影音视频资料。机构正常应诊的时间内，在乡镇卫生院、社区卫生服务中心门诊候诊区、观察室、健教室等场所或宣传活动现场播放。每个机构每年播放音像资料不少于6种。

2. 设置健康教育宣传栏　乡镇卫生院和社区卫生服务中心宣传栏不少于2个，村卫生室和社区卫生服务站宣传栏不少于1个，每个宣传栏的面积不少于2平方米。宣传栏一般设置在机构的户外、健康教育室、候诊室、输液室或收费大厅的明显位置，宣传栏中心位置距地面1.5～1.6米高。每个机构每2个月至少更换1次健康教育宣传栏内容。

3. 开展公众健康咨询活动　利用各种健康主题日或针对辖区重点健康问题，开展健康咨询活动并发放宣传资料。每个乡镇卫生院、社区卫生服务中心每年至少开展9次公众健康咨询活动。

4. 举办健康知识讲座　定期举办健康知识讲座，引导居民学习、掌握健康知识及必要的健康技能，促进辖区内居民的身心健康。每个乡镇卫生院和社区卫生服务中心每月至少举办1次健康知识讲座，村卫生室和社区卫生服务站每2个月至少举办1次健康知识讲座。

5. 开展个体化健康教育　乡镇卫生院、村卫生室和社区卫生服务中心（站）的医务人员在提供门诊医疗、上门访视等医疗卫生服务时，要开展有针对性的个体化健康知识和健康技能的教育。

具体的健康教育服务流程如图5-1所示。

（三）健康教育服务要求

（1）乡镇卫生院和社区卫生服务中心应配备专（兼）职人员开展健康教育工作，每年接受健康教育专业知识和技能培训不少于8学时。树立全员提供健康教育服务的观念，将健康教育与日常提供的医疗卫生服务结合起来。

（2）具备开展健康教育的场地、设施、设备，并保证设施设备完好，正常使用。

（3）制订健康教育年度工作计划，保证其可操作性和可实施性。健康教育内容要通俗易懂，并确保其科学性、时效性。健康教育材料可委托专业机构统一设计、制作，有条件的地区，可利用互联网、手机短信等新媒体开展健康教育。

（4）有完整的健康教育活动记录和资料，包括文字、图片、影音文件等，并存档保存。每年做好

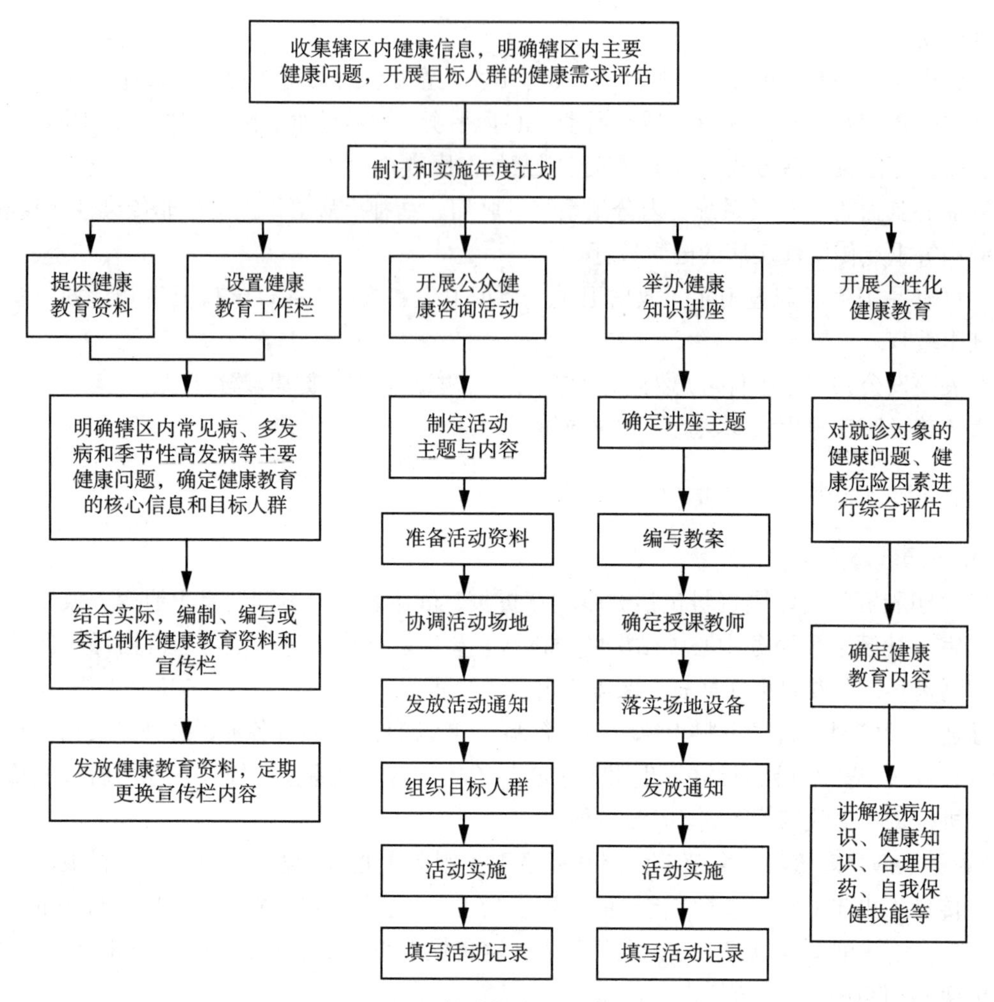

图5-1 健康教育服务流程

年度健康教育工作的总结评价。

（5）加强与乡镇政府、街道办事处、村（居）委会、社会团体等辖区其他单位的沟通和协作，共同做好健康教育工作。

（6）充分发挥健康教育专业机构的作用，接受健康教育专业机构的技术指导和考核评估。

（7）充分利用基层卫生和计划生育工作网络及宣传阵地，开展健康教育工作，普及卫生计生政策和健康知识。

（8）运用中医理论知识，在饮食起居、情志调摄、食疗药膳、运动锻炼等方面，对居民开展养生保健知识宣教等中医健康教育，在健康教育印刷资料、音像资料的种类、数量、宣传栏更新次数以及讲座、咨询活动次数等方面，应有一定比例的中医药内容。

（四）健康教育服务工作指标

（1）发放健康教育印刷资料的种类和数量。

（2）播放健康教育音像资料的种类、次数和时间。

（3）健康教育宣传栏设置和内容更新情况。

（4）举办健康教育讲座和健康教育咨询活动的次数和参加人数。

附：填写健康教育活动记录表（表5-2）。

表5-2　健康教育活动记录表

活动时间：	活动地点：
活动形式：	
活动主题：	
组织者：	主讲人：
接受健康教育人员类别：	接受健康教育人数：
健康教育资料发放种类及数量：	
活动内容：	
活动总结评价：	
存档材料请附后： □书面材料　□图片材料　□印刷材料　□影音材料　□签到表　□其他材料	
填表人（签字）：　负责人（签字）：　填表时间：	

（五）制订健康教育服务年度计划

根据《国家基本公共卫生服务规范》中“健康教育服务规范”规定的服务内容和要求，在健康教育需求评估的基础上，制订本辖区健康教育服务年度计划，并撰写年度计划书。年度计划书应具有操作性和实用性，明确年度工作目标、工作任务、实践安排等，通常包括制订依据、计划开展的工作及重点工作、时间安排、人员安排、经费预算、预期目标、效果评价等部分。

1. 制订依据　阐明制订的背景和意义，主要内容包括社区基本情况（如人口数、人口构成、经济水平、社区文化等）、社区居民主要健康问题及影响因素（如患病前10位的疾病、死亡构成前10位的疾病、不健康行为和生活方式等）。

2. 计划开展的工作及重点工作　针对“健康教育服务规范”规定的五项健康教育服务的要求，分别制订年度计划，具体包括开展每项健康教育服务的总次数、每次服务的主题、主要活动、目标人群、预计开展的时间、负责人等。

3. 时间安排　将五项健康教育服务的年度计划进行汇总，以时间进度表的形式，将各项活动按照时间顺序进行排列。

4. 人员安排　每一项工作的落实都要具体到人，明确项目的负责人、主要参与者、组织协调者等。

5. 经费预算　列出每次开展健康教育服务的各项开支，将各项开支汇总即为开展此次健康服务的预算，再把每次服务的预算汇总，即为年度总预算。

6. 预期目标　制订预期目标，从两方面考虑：一是工作目标，二是效果目标。工作目标是指到本年度结束时，健康教育工作的完成情况，即五项健康教育服务分别需要达到的具体要求。效果目标是指期望辖区居民健康相关知识、行为、健康状况需要达到的水平，其中最重要的效果评价指标是健康素养水平、健康状况需要达到的水平。由于行为方式和健康状况的改变需要较长的时间，因此，可以制订中、远期目标，如三年目标、五年目标、十年目标等。检验预期目标是否实现，需要通过专项调查来评价，即健康教育效果评价。

7. 效果评价　对五项健康教育服务分别开展评价。评价内容主要包括过程评价和效果评价。无须对每一次活动都开展评价，但每年应该至少开展1次分别针对五项健康教育服务的评价。

8. 注意事项　制订健康教育年度计划书的注意事项如下。

（1）健康教育服务的内容应尽量覆盖“健康教育服务规范”要求的七项内容，并且应该策划针对本辖区内不同人群的重点内容，使健康教育服务更具针对性。

（2）健康教育服务的形式及数量应达到“健康教育服务规范”的要求，并且应掌握“形式为内容服务”的原则，根据每次健康教育服务的具体内容、目标人群文化水平和接受能力、健康教育资源等具体情况，确定适宜的一种或几种形式。

（3）做计划时，应注意以下两点：一是时间安排不宜过满，应为临时性任务安排机动时间；二是考虑节假日、农忙、气候等因素，合理安排时间。

（4）根据当地特点，开展有地方特色、群众喜闻乐见的健康教育服务活动。

（六）健康教育服务评价

健康教育服务评价是对健康教育服务的执行情况和完成结果进行测量，将实际结果与预期目标进行比较，判定健康教育服务是否完成预期目标及完成预期目标的程度。通过评价，可全面了解健康教育服务的开展情况，总结经验，发现不足，为今后更好地开展健康教育服务提供依据。

评价的指导思想是以健康教育服务工作内容与要求为依据，针对“健康教育服务规范”实施过程中的关键工作环节和关键技术进行评价。评价是强化健康教育服务的工作保障，突出健康教育服务的专业性，推动健康教育服务规范、有序开展的重要步骤。

1. 健康教育服务评价需回答的问题 通过开展健康教育服务评价，达到对健康教育服务项目的实施过程和实施效果进行全面评价的目的，具体回答以下问题。

（1）是否开展了各项健康教育服务？

（2）各项健康教育服务的形式和内容是否符合要求？

（3）各项健康教育服务的数量是否达到要求？

（4）各项健康教育服务的质量是否合格？

（5）健康教育服务项目的成功经验和影响因素有哪些？

2. 健康教育服务评价遵循的原则

（1）既要遵循评价理论，又要兼顾客观实际。

（2）既要评价工作现状，又要评价服务保障。

（3）既要评价整体项目，又要评价具体服务。

（4）既要评价完成数量，又要评价完成质量。

3. 健康教育服务评价的内容

（1）健康教育服务总体评价：综合评价开展健康教育服务的工作保障、服务数量和服务质量。

（2）健康教育服务保障评价：评价开展健康教育服务的人员配置、能力建设、工作设施、经费投入、工作机制保障情况。

（3）健康教育服务数量评价：评价健康教育资料、健康教育宣传栏、公众健康咨询服务、健康知识讲座、个体化健康教育五种形式的完成数量。

（4）健康教育服务质量评价：评价健康教育资料、健康教育宣传栏、公众健康咨询服务、健康知识讲座、个性化健康教育五种形式的完成质量。

4. 健康教育服务评价的对象 乡镇卫生院和村卫生室、社区卫生服务中心和社区卫生服务站。

5. 健康教育服务评价的指标

（1）健康教育服务总得分率＝健康教育服务总得分/100×100%。

（2）健康教育服务保障得分率＝健康教育服务保障得分/健康教育服务保障考核分值×100%。

（3）健康教育服务数量得分率＝健康教育服务数量得分/健康教育服务数量考核分值×100%。

（4）健康教育服务质量得分率＝健康教育服务质量得分/健康教育服务质量考核分值×100%。

第二节　社区健康教育与健康促进

一、社区健康教育与健康促进的概述

早在20世纪20～30年代，我国就倡导“乡村教育”与“乡村建设运动”，曾在河北定县（现为定州市）等地开创农村健康教育工作，留下了宝贵的历史经验。自20世纪70年代以来，美国斯坦福及我国天津、北京等地的国内外经验已充分证实社区健康教育是预防疾病、促进健康行之有效的策略。健康促进社区运动始于1985年的加拿大。美国卫生与公众服务部于1989年正式启用了“健康社区”概念，并发展成全国性的健康社区、健康城市和健康州的建设。纵观各国社区健康教育与健康促进的发展历程，无论发达国家还是发展中国家，社区健康教育与健康促进均越来越显示出在卫生工作中的重要地位。

（一）基本概念

1. 健康社区　是指通过社区健康促进，使个人、家庭具备良好的生活方式和行为方式，在社区创建良好的自然环境、物理环境、社会心理环境，达到创建具有健康人群、健康环境的健康社区。其内涵囊括了健康政策、健康环境、健康人群和健康管理体系等要素。

2. 社区健康教育　是指以社区为单位，以社区人群为对象，以促进社区健康为目标，有组织、有计划、有评价的健康教育活动和过程。其目的是发动和引导社区居民树立健康意识，关心个人、家庭和社区的健康问题，积极参与健康教育与健康促进规划的制订与实施，养成良好的健康行为和生活方式，提高自我保健能力和群体的健康水平。

3. 社区健康促进　是指通过健康教育和社会支持改变个体和群体行为、生活方式和环境影响，降低社区的发病率和死亡率，提高社区人群的健康水平和生活质量。社区健康促进的构成包括两大要素：健康教育及其他能促使个体行为和社区环境向有益于健康的方向改变的一切支持系统，即强调人群行为改变所需要的社会管理机构的各种支持，强调社会参与和多部门合作。这就要求各级政府采取行政措施，从组织、政策、制度、立法、经济等多方面对健康教育提供支持，不断完善社区卫生服务，并建立各有关部门参加的社会大联盟，通力合作，为群众创造健康的生活条件、工作条件等生存环境。它的关键策略是激励全社会居民关心自己的健康问题，积极参与本社区健康促进规划的制订与实施。因此，以社区为基础开展健康促进立体框架综合干预，是有效提高社区健康水平的最佳途径。

（二）建设健康社区的基本原则

社区健康教育与健康促进是健康社区以及健康城市建设的重要内容之一，是推动健康家庭的最直接的环境和技术支持。建设健康社区应遵循以下原则。

1. 以人为本　构成社区的最根本要素是“人”，建设健康社区的根本目的是提高人群的健康水平。因此，在建设过程中应根据群众需求提供健康教育相关服务，引导群众树立积极健康观，改变不健康行为，形成健康的行为与生活方式；强化个人对于健康的责任，促进社区个体参与到个人的健康管理中，积极提升个体健康素养，促进全民健康水平的提高。

2. 融入政策　建设健康社区不仅关注个体健康水平，也关注全人群、全生命周期的健康情况，还关注社区的长远规划与发展，注重健康融入所有政策，实施全面的社区健康管理，有效控制影响人群健康的各种因素，实现人与自然的和谐共处和社会的可持续发展。

3. 多元化发展 社区是居民赖以生存的场所，其地方特色对于居民自身的认同感、归属感至关重要，社区的规划与发展不仅要实现空间和结构的布局合理化，还应充分考虑并积极挖掘公共资源（人、财、物、资金、信息、技术等），形成具有地方特色的健康社区，并保证公共资源的可获得性与公益性。

4. 共建共享 虽然健康社区的形成离不开政府的倡导与管理，但健康社区涵盖了健康住房、环境、饮水、体育运动、生活方式等各个领域，需要专家、学者、社会人员的建言献策，也需要医疗卫生、社会管理、规划建设和环境保护等各级各类部门的协调与配合，还有社区居民的积极参与，是一个协同治理共建共享的过程。

5. 公平公正 健康是一项基本的人权，在建设健康社区中应坚持人人平等地享有基本健康权的理念，积极做好国家基本公共卫生服务的同时，立足本社区，提供优质高效、兼顾公平的医疗卫生服务，使全体居民平等地享有健康服务。

（三）开展社区健康教育与健康促进的目的

1. 宣传社区卫生服务，提高服务利用度 通过健康教育与健康促进能够让居民了解社区卫生服务的有关政策、目的、方式、优越性及对居民的作用等。

2. 转变社区居民的健康观念 社区居民往往存在不正确健康观念，防病看病意识不强，不愿意花钱保健，如有病先忍，忍不住了自己买点药吃，吃不好再看病，看病要上大医院、找名专家等。如果不彻底改变社区居民的不正确健康观念，社区卫生服务的发展就缺乏群众基础难以生存。

3. 增强自我保健能力 保健知识的缺乏是社区居民患病或发生意外的重要原因，应该通过各种途径普及自我保健知识，使居民了解一些基本的保健知识，提高自我保健能力。

4. 改变不良行为和生活习惯 通过身心激励，使社区居民深刻认识到不良行为和生活习惯的危害，并自觉改变不良行为和生活习惯，在社区内提倡健康的生活方式，促进社区居民的健康。

5. 构建和谐健康社区 在社区内开展丰富多彩的健康教育和健康促进活动，充实社区居民的生活，营造有利于健康的社区环境和社区意识，激发社区居民对卫生服务的需求，鼓励社区居民积极参与健康教育和健康促进活动，构建一个和谐健康的社区。

（四）健康促进社区的标准

WHO于1987年3月在巴塞罗那提出健康促进社区评价指标体系，包括清洁、安全、高质量的物质环境，稳定、可持续的生态系统，互相支持、没有剥削的社区环境，较高的公众参与度及其对决策的影响力，满足基本需求（食物、水、居所、收入、工作），公众健康和疾病照顾服务的最佳条件和较好的健康状况。世界各国针对各自的国情对健康促进社区的建设标准及要求进行了探索，众多学者也对此进行了深入研究，并在实践中得到具体应用。根据我国爱国卫生运动委员会在2016年7月18日发布的《关于开展健康城市健康村镇建设的指导意见》，健康促进社区应满足以下条件。

1. 健康环境 本社区空气质量、建筑设计符合健康城市要求。生活用水安全、卫生，社区环境清洁，有一定的绿化面积。

2. 健康设施 综合考虑社区规模，结合周边情况及居民实际需要，提供一定的休闲健身活动场地，合理配置医疗、康复、保健、养老等配套设施和相应的社会服务。

3. 健康服务 社区基本公共卫生服务开展较好，各类卫生资源配置合理，利用率高。居民在社区的帮助下，健康素养得到提升，具备一定的自我健康管理能力，能够处理一般的健康问题。

4. 健康人群 社区常见病、多发病得到有效诊治，艾滋病、结核、流感、手足口病等重大传染病及高血压、糖尿病等慢性非传染性疾病得到有效控制，预防新发传染病的发生，对突发公共卫生事件处理得当。

5. 健康文化 社区形成良好的健康氛围，人群养成健康行为生活方式，能够获取科学健身知识并能积极参与各项健康活动，身体素质得到提升，人群健康素养不断提高。

二、社区健康教育与健康促进的内容

（一）社区常见疾病防治知识的健康教育

1. 慢性非传染性疾病的社区防治 进行常见慢性非传染性疾病如高血压、心脑血管疾病、癌症、糖尿病、骨质疏松的预防和保健知识的宣传教育。《“健康中国2030”规划纲要》的发布为我国健康社区建设指明了重点，即依托社区卫生服务中心和乡镇卫生院，通过健康促进的方式，引导合理膳食、控制行为危险因素；普及慢性非传染性疾病防治知识，增强从医行为，提高对社区卫生服务的利用率，提高自我保健能力，预防和控制慢性非传染性疾病。

2. 提高警惕，防范新老传染病 主要包括社区常见急、慢性传染病如结核病、病毒性肝炎、艾滋病等的临床表现、传染源、传播途径、易感人群和防治方法的宣传教育。由于国际交往的快速增加，城市过分拥挤，缺乏安全的饮用水，处理和加工食品的方式变化，社会人群中思想观念和生活方式多元化，以及滥用抗生素而出现抗药性等诸多因素，新出现或发病率有所增加的传染病如艾滋病、乙型病毒性肝炎、戊型病毒性肝炎、结核病等在人群中流行。这些传染病已构成对居民健康的极大威胁，应加强在社区居民中的宣传教育。

3. 加强安全教育，防止意外伤害 意外伤亡如交通事故、劳动损伤、煤气中毒、溺水、自杀等，是当前造成儿童和青少年死亡和伤残的最常见原因。通过普及安全教育，提高居民在日常生活和工作中的自我防护意识，加强青少年的安全防护措施，自觉使用安全设备，降低和防止意外伤害的发生。

4. 农村常见问题的健康教育 ①农村地方病防治知识的健康教育：如碘缺乏病、地方性氟中毒、克山病和大骨节病等的防治知识。②农业劳动相关疾病的防治知识的健康教育：包括常用农药的种类、保管方法，急性农药中毒的表现及自救、互救知识，预防农药中毒的措施等；中暑、稻田性皮炎等疾病的预防措施、早期症状及发病后的治疗方法和家庭护理措施。③农村意外事故防治知识的健康教育：随着农村用电及机械化程度提高，乡镇企业增多、交通事业发展，农村发生的意外伤害增多，机动车事故呈上升趋势，健康教育应着重于提高农村居民尤其是农村青年的安全防护意识和技能，普及有关农村常见意外伤害的原因、预防及救护方面的知识。

（二）家庭健康教育

1. 家庭生活方式教育 包括膳食的合理搭配，食物的合理烹调，定时定量饮食，炊具食具的简易消毒方法，碘盐的保管与食用，夏季食品的简易冷藏和贮存方法，暴饮暴食、偏食、酗酒对健康的影响，以及常见食物中毒的预防知识等。

2. 家庭急救与护理 包括烧伤、烫伤、触电、跌伤等意外事故的简易急救方法和处理原则，人工呼吸及心肺复苏的操作方法，常用药物的保存与使用方法，血压计和体温表的使用方法等。

3. 住宅建设和居室环境卫生知识 包括住宅选址、给水和排水、农村卫生厕所的建设、居室的通风和合理布局、居室装修的卫生问题、居室采光照明的卫生要求及对健康的影响，预防煤气中毒、减少煤烟污染等。

4. 生殖健康教育 包括计划生育、优生优育优教、妇幼保健、性生活知识等，大力宣传《中华人民共和国母婴保健法》及《健康中国行动（2019—2030年）》中的“妇幼健康促进行动”等，尤其要提高农村孕产妇对优生优育服务的利用率，减少遗传疾病、先天性疾病、出生缺陷的发生率。

5. 家庭心理卫生教育 包括独生子女教育，正确处理夫妻之间、婆媳之间、父母与子女之间的关系，保持良好的人际关系，防治和消除社会心理紧张刺激等方面，促进家庭心理健康。

（三）创建卫生城市和健康城市建设教育

在“创建卫生城市”和“健康城市建设”实践中，需要针对市民的主要健康问题开展健康教育，促进市民健康行为形成及健康状况改善。此外，还需要向广大市民宣传健康理念，动员全社会参与、多部门合作，并开展积极的健康政策倡导。

（四）社会卫生公德与卫生法律法规教育

大力宣传普及《中华人民共和国环境保护法》和《中华人民共和国食品卫生法》、国务院颁布的《公共场所卫生管理条例》及各级政府颁布的地方性卫生管理条例（办法、规定）等，大力提倡良好的卫生道德观念，使社区居民自觉地维护社区形象。此外，要根据农村经济结构、生产特点、居民文化程度、健康知识水平、卫生条件和疾病流行情况等确定主要健康问题，提出健康教育计划并组织实施。

（五）培养社区居民健康行为，提升健康素养

随着医学模式的转变，当前影响健康的最主要因素是行为与生活方式。人类的行为是维护自身生存过程中，在适应复杂的不断变化的周围环境时所作出的反应。

1. 提升公民健康知识 即合理营养与平衡膳食教育；日常保健常识，如饭前便后洗手、早晚刷牙，按时作息、生活规律等；心理健康教育，主要包括心理与健康、疾病的关系，心理的自我调节与人际关系的处理能力；生殖健康教育，包括优生优育、计划生育、孕产妇保健及性生活知识等。

2. 控制烟草教育 在社区内加强尼古丁成瘾和烟草危害的健康教育并提供戒烟服务。一方面应该以社区为基础，通过社区宣传栏、乡村广播、新媒体等方式，对社区人群进行长期的烟草危害和尼古丁成瘾的健康警示教育；另一方面完善由简短戒烟干预、戒烟门诊和戒烟热线（公众号）等构成的戒烟服务网络，将简短戒烟干预纳入基层卫生服务，促进戒烟热线（公众号）建立和运行，为吸烟者提供戒烟帮助，帮助吸烟者戒除烟瘾享受健康生活。

3. 控制药物滥用教育 首先是加强有关毒品危害的社区健康教育。以社区为基地，通过普及有关毒品危害、吸毒者表现和鉴别方式、应对措施和治疗途径等，一方面警示普通人群远离毒品，另一方面指导吸毒者家人早期识别吸毒者，鼓励吸毒者戒毒。向社区人群公布当地戒毒药物维持治疗门诊和戒毒所地址、联系方式、服务时间等信息，方便吸毒者早日脱离毒品。针对毒品治疗途径及效果的社区健康教育，对提高吸毒人员、公安执法人员对戒毒药物维持治疗的信心和认可程度有不可估量的作用。让社区居民远离毒品，享受生活。其次是对药物滥用者进行心理辅导。在社区建立心理咨询门诊、设立心理咨询热线，对药物滥用者、心瘾难愈者提供心理辅导.对其家属提供护理指导，帮助吸毒者完成心理康复。

农村地区要大力普及卫生知识，树立健康观和大卫生观念，消除“没病就是健康”的传统意识，树立自我和群体保健意识，积极参与农村初级卫生保健、参与新型农村合作医疗，坚持有益于健康的文体活动，逐步改变不良卫生习惯和生活习惯，建立文明、健康、科学的生活方式。在那些落后的农村社区，要用科学道理来解释“生”“老”“病”“死”的发生，普及卫生科学知识，揭露封建迷信活动的欺骗性和危害性。健康教育应指导农民科学地安排衣、食、住、行，合理摄取营养，形成农村居民

基本健康行为。

《“健康中国2030”规划纲要》对提高全民健康素养提出了具体要求和目标，推进全民健康生活方式行动，强化家庭和高危个体健康生活方式指导及干预，开展健康体重、健康口腔、健康骨骼等专项行动，到2030年基本实现以县（市、区）为单位全覆盖；开发推广促进健康生活的适宜技术和用品；建立健康知识和技能核心信息发布制度，健全覆盖全国的健康素养和生活方式监测体系；建立健全健康促进与教育体系，提高健康教育服务能力，从小抓起，普及健康科学知识；加强精神文明建设，发展健康文化，移风易俗，培育良好的生活习惯；各级各类媒体加大健康科学知识宣传力度，积极建设和规范各类广播电视等健康栏目，利用新媒体拓展健康教育。

（六）社区特定人群健康教育

1. 老年人健康教育　健康是实现老年人“积极老龄化（独立、参与、尊重、照料和自我实现）”的重要前提和保障。健康教育与健康促进是政府、社会、家庭向老年人提供的基本社会保障和服务内容之一，是实现健康老龄化的重要手段和抓手。通过有计划、有步骤的系统健康教育，一方面可以促使老年人提高健康意识、知识和技能，自觉采纳有利于健康的行为，从而达到预防疾病、提高健康水平，改善生活质量的目的；另一方面，有利于充分挖掘、发挥老年人在家庭生活、社会发展、行业进步中的优势和积极作用，为实现积极老龄化、健康老龄化助力。

（1）老年人的生理、心理、社会问题

1）老年人的生理问题：①对外部变化的调节和适应能力减退。老年人组织器官功能、神经肌肉调节能力等均有不同程度的下降，导致机体对外部环境、社会和角色等变化的调节和适应能力下降。②机体免疫平衡调节能力降低。老年人组织器官功能减弱，免疫功能低，一旦患病或者出现外伤，常可引起机体内部器官功能紊乱，导致系列健康问题出现和生理功能改变。③认知和反应能力降低。随着年龄增长，老年人感觉、知觉、视力和听力减退，记忆、想象、思维和学习能力呈现不同程度的下降。较常见的表现为动作迟缓、反应慢、认错人、听错话、健忘、难于同时做几件事情、思路一旦被打断则难以继续、学习新事物需要更长时间。

2）老年人的心理问题：随着生理功能下降、退休、丧偶、子女离开家庭、亲朋好友患病及亡故等事件，老年人逐渐失去自主行动力和对生活的控制，常出现焦虑、抑郁等负面心理情绪问题，当忧伤或者绝望感持续超过2周且影响日常生活工作和人际关系时，很有可能患上抑郁症。衰老感也是老年阶段一种特殊的心理体验。心理上的衰老感多由生理功能的减退而引起，如衰老导致的动作迟缓、反应迟钝、记忆力减退等直接影响着老年人与其家人、朋友、同事等的交往和接触，导致心理活动能力降低，容易产生心理上的衰老感。随着心理活动能力的下降，老年人总体心理承受能力降低，对事件承受能力降低，情感变得脆弱，遇到不顺心的事和困难时，情感和情绪易波动，表现为激越易怒、焦躁不安；对家人和朋友的情感依赖性增强、渴望陪伴和倾听，容易显得固执。

3）老年人的社会问题：老年人离退休是人生重要转折，离开数十年辛勤工作的岗位，离开热爱的事业，生活节奏由忙碌到赋闲，经历人际关系变迁，社会地位起落，加上子女们已经成家立业或远在他乡，老年人内心难免产生不适和失落感，会导致“离退休综合征”，表现为沉默寡言、忧愁消沉，或者是急躁易怒，进一步会影响身体健康，引发疾病。

（2）老年人健康教育的基本内容

1）行为指导：指导老年人选择科学、合理的方式，规律生活起居，养成良好的生活习惯，纠正不良的行为和生活方式。指导老年人戒烟限酒，平衡膳食，以富含蛋白质，低脂、低胆固醇、少盐、少糖、富含维生素和微量元素的食物为主，少食多餐、定时定量；帮助他们学会选择与使用保健品；娱乐、运动和劳动适度，避免过劳，加强个人防护，避免意外伤害。

2）心理卫生干预：衰老易带来负面心理情绪，老年人除了及时感知、正确认识，学会自我排解和调适也非常重要。可采用的方法：①宣泄法，即把闷在心里的忧虑或苦闷及时倾诉出来，使自己得到自我排解。②转移法，当心情压抑沉重时，采用变更环境、转移目标的方法，将注意力转移到郊游、听歌、看电影等愉快的事情上。③进行自我激励式的自我暗示，以及通过幽默风趣的言语和故事在谈笑中轻松化解一些家庭矛盾和争执。必要时积极寻求专业心理医师的帮助。

3）常见病防治知识教育：老年人常见病有心脏病、脑血管疾病、糖尿病、白内障、气管炎、青光眼、腰腿疼、关节炎等。根据老年人的特点，定期开展与常见病相关的健康知识讲座，掌握常见疾病的防治知识及一定的自我护理能力。

4）体育活动：根据老年人自身健康特点和兴趣爱好，选择适宜的体育活动项目，进行适度的运动，如广播操、健身舞、太极拳、武术等项目，也可进行步行或慢跑活动，提高老年人群的健康水平和生活质量。

2. 女性健康教育 女性是社会的重要组成部分。由于女性的特殊地位，使得她们的健康状况对社会和家庭有举足轻重的影响。加强女性健康教育，对提高女性自身的健康水平和群体素质有着重要意义。女性健康教育是用健康教育的理论策略和方法促使女性树立健康观念，激发健康行为，以提高女性群体健康水平为目的的教育活动。

由于社区人群中女性人数多、层次复杂，健康问题具有特殊性，有些偏远地区的农村社区女性仍然存在文化素质相对比较低，传统思想、封建意识较重，健康意识较淡薄，不良生活方式和行为的现象，因而女性健康教育的任务较为艰巨。

（1）女性的生理、心理特点

1）女性的生理特点：妇女整个生命过程有许多特殊时期，需要特别关注。女性性成熟期又称生育期，约从19岁开始，持续30年左右。此期的特征为卵巢功能成熟并分泌性激素，引起周期性排卵和行经。女性具有旺盛的生育能力，其心理反应也因人而异，应做好月经期、妊娠期、分娩期、产褥期、哺乳期的健康教育和计划生育的指导工作。女性围绝经期包括绝经前后的一段时期。一般始于40岁，历时10～20年，是女性自有生育能力的性成熟期进入老年期的一个过渡时期，主要表现为卵巢功能逐渐减退，月经不规则，直至绝经，生殖器官开始逐步萎缩，丧失生育能力。

2）女性的心理特点：①女性感情丰富，极具同情心理。受生理特征及性格的影响，女性一般都比较留意一些带有情感特征的生活事件，如家庭是否和睦、小孩是否乖巧、丈夫与孩子的穿着打扮，以及社会上发型、服装的流行趋势等，在不少情况下，女性容易把自己带进这些事件之中，产生出与事件相应的情感变化和情绪活动，以自己丰富的内在情感，对与自己无关或不太相关的生活事件产生心理应对。在日常的工作和生活中，女性大多关心着与自己相关的从大到小的言论和行为，并可能产生出与这些言论和行为性质不甚相符的情绪波动。如自我暗示这一心理活动，在女性中也较男性多见。无论是积极的自我暗示还是消极的自我暗示，都意味着一定程度地脱离实际，是带有较强感情色彩的主观意识。受情感或情绪的驱使，女性常常对发生在自己身上或自己周围的情况进行自我暗示，并在暗示的过程中产生较剧烈的情感变化，产生与实际相脱离的情绪活动。②女性情绪欠稳定，应激能力较差。在我国及其他一些国家，女性在和男性同样忙于工作的同时，还要操持繁重的家务。过于繁忙的日子和紧张的精神情绪，往往对女性的心理构成较大的压力，所以容易在碰到某些不顺心的事情时产生较为激烈的情绪波动，在希望与现实之间出现差距时，产生急躁、焦虑等情绪变化。女性受性格、经历等影响，在突然性的或较剧烈的紧张刺激来临时，其耐受能力相对较低，容易发生与男性不同的情绪及行为表现。如突受惊吓，女性表现出的惊恐情绪一般比男性明显而且可能因此丧失相应的防御或逃避行为。

（2）女性健康教育的基本内容

1）对不同时期的妇女采取有针对性的健康教育。

月经期健康教育：对青春期少女进行月经初潮知识、月经的生理知识、经前期紧张症、月经期的心理情绪变化、月经期卫生保健的重要性等健康教育，以便合理地安排月经期的饮食起居，使情志调和，自我情绪得到控制，防止月经病的发生。①保持外阴部的清洁卫生：要经常用温水清洗外阴，清洗时不要坐入盆中，防止污水进入阴道。所用洗盆和毛巾要个人专用，以免互相传染，引起炎症。②正确选择使用卫生用品：卫生巾要柔软、清洁、吸水性强、严格消毒，卫生用品打开包装后要注意保持清洁，要勤换卫生巾，每次更换前要洗手，不要碰脏接触外阴处的垫面。③注意保暖：月经期间，如遇寒冷的突然刺激，子宫和盆腔里面的血管极度收缩，可使月经过少或突然停止，还容易引起卵巢功能紊乱，导致月经失调。故月经期间，身体抵抗力下降，要注意保暖，避免潮湿和受凉。④避免剧烈运动和重体力劳动：月经期间要注意休息，保持充足的睡眠，要避免剧烈的体育运动和重体力劳动。运动量过大会引起经血过多，经期延长，甚至闭经。正常的学习、工作、早操、散步、游戏等活动，可以促进血液循环，有利于行经。⑤注意饮食和情绪：月经期注意增加营养丰富且易消化的食物，不吃生冷、酸辣等刺激性强的食物，多喝温水，多吃蔬菜和水果，保持大便通畅。月经期间，情绪容易激动，这既受内分泌系统和神经系统的影响，也受自我不适感的影响。情绪波动还会影响月经的经期和经量。因此，女性注意克制自己的情绪，精神要愉快，保持乐观开朗、稳定的情绪。

生育期健康教育：生育期健康教育是围绕结婚前后、生育前后，为保障婚配双方及其下一代的健康所进行的教育，包括婚育知识教育及婚育保健指导，可分为围婚期、围生期和哺乳期。①围婚期：本期健康教育不仅有利于男女双方严肃地选定终身伴侣，为在婚前和婚后的身心健康、家庭幸福奠定良好的基础，而且也为优生优育提供科学依据。优生优育关系到民族素质的提高，围婚期健康教育是提高民族素质和生命质量的有效措施之一。围婚期健康教育的重点内容为围婚期基本知识教育与遗传及优生知识。②围生期：指妊娠满28周至新生儿出生后7天内。围生期保健是指产前、产时、产后对孕产妇进行的预防保健工作。女性在妊娠分娩产褥过程中，身体和心理会出现一系列变化，对这些变化需要正确地认识和指导。由于在妊娠前和妊娠期，孕妇的健康对胎儿的生长发育产生直接影响，因此围生期保健工作不能仅限于围生期内，而要尽早开始，即从婚前开始，以排除遗传及先天因素对下一代的影响，禁止近亲及婚配双方患有重症智力低下者结婚。围生期的健康教育是在围生期内通过健康教育手段使女性获得围生期卫生知识，转变卫生观念，养成良好习惯，掌握围生期自我监护技能，促进母婴身心健康。③哺乳期：提倡母乳喂养。科学证明，人工喂养婴儿的患病率比母乳喂养婴儿高2倍，出生头2个月发病率更高。母乳是婴儿的最佳饮食，可以满足婴儿出生后4～6个月所需要的全部食物和营养。初乳含有大量抗体，成熟乳含抗细菌和抗病毒的特异抗体，具有抗肠道感染和抗病毒活性作用。母乳喂养可建立和促进母子感情，使婴儿获得更多的母爱，有利于婴儿早期智力发育。大力提倡母乳喂养，争取全社会的支持是促进婴儿发育和确保健康的重要方式。

围绝经期健康教育：围绝经期是女性卵巢功能减退到功能完全丧失的过渡期。有10%～20%的女性因性激素减退的影响，出现一些身心疾病，表现为心悸、失眠，易于激动烦躁、喜怒无常、出汗等。心理特征主要是敏感多疑、自觉孤独、空虚、焦虑、恐惧等。围绝经期的心态与环境、家庭、生活、健康等因素密切相关。家人、同事应予以谅解体贴和关心。围绝经期健康教育主要有围绝经期知识教育，合理地安排生活，注意陶冶情操。

2）妇女常见疾病的防治知识教育：某些常见、多发的妇科病严重影响女性的健康生活和劳动。随着经济的发展、社会的进步和生活的改善，广大女性对掌握常见病、多发病的防治知识更加迫切，对健康教育工作者提出更高的要求。

常见的妇科疾病包括月经不调、闭经、痛经、异常子宫出血等；外阴炎、阴道炎、子宫颈炎、输卵管炎等生殖系统炎症；乳腺增生、乳腺肿瘤、宫颈癌、卵巢肿瘤、子宫肌瘤等生殖系统肿瘤以及淋病、梅毒、尖锐湿疣、软下疳、艾滋病等性传播疾病。将这些妇科疾病的防治知识传授给妇女，有利于妇女进行自我防护。例如，让妇女掌握乳腺癌的自我检查方法，有利于早期发现和早期治疗；让妇女认识到定期普查对防治妇科疾病及妇科肿瘤的重要意义，以宫颈癌、乳腺癌为主，要使女性懂得普查的重要意义，加强普查知识的教育，使其自愿接受和参与，并持之以恒。

3）合理膳食教育：妇女多数在家庭中担任主妇的角色，是家庭健康的主导者，是掌握家庭成员健康的关键人物，妇女学习营养及食品卫生知识至关重要。根据家人不同营养需求与健康状况，科学、合理地安排饮食，注意营养与平衡膳食，做到饮食规律、饥饱适度、食品卫生与安全，把好病从口入第一关。

4）科学育儿：母亲在家庭育儿中的作用是家庭中任何人都无法替代的。妇女应该具备优生优育知识，学习并掌握妊娠前的准备、妊娠期保健，积极母乳喂养及婴幼儿的体格锻炼、卫生习惯培养，甚至儿童入学以后的坐姿、用眼卫生、体育锻炼习惯的培养等知识。

5）心理健康教育：心理健康是整体健康的重要组成部分，情绪健康在心理健康中又起着核心的作用，并且在一定意义上存在传染性。家庭氛围的营造需要各成员的维护，妇女在其中发挥着至关重要的作用。为使妇女具备自我心理调节和保护能力的同时，具备调和家庭不良情绪的能力，首先要学习心理卫生知识，树立正确的人生观和价值观，培养积极乐观的性格，具备适应多元化社会的能力，培养健康情趣和生活方式，科学求助和寻求支持，理智消费等。关注妇女心理健康的同时，还要特别关注留守妇女的心理健康。留守妇女大多为育龄妇女，因生理和心理长期处于压抑状态，比一般妇女更易发生身心疾病。当地妇女组织、医疗卫生部门、社会服务机构、志愿者及社会力量，对她们采取适宜、可及、针对性强的情感、教育支持，指导与培训她们学习有关心理健康知识、性健康知识、科学育儿知识，掌握行之有效的情绪转移、疏导及心理调节的方法等。

6）美容保健教育：随着生活水平的提高，人们对美的要求也不断提高，尤其是女性接受美容的比例日益提高。为了防止美容毁容事件的发生，应该指导女性正确选择化妆品，告知美容手术应注意的事项，传播健康的美容观念。

3. 留守儿童健康教育与健康促进 第七次全国人口普查结果显示，我国流动人口总量大幅扩增，从2010年的22 143万人增加至2020年的37 582万人，年均增长率高达6.97%。由于我国现行的城乡二元结构，户籍制度和有关的城市福利制度等相对滞后，农村进城务工群体不能举家迁入务工地点，造成大量儿童留守农村。

（1）留守儿童健康问题：留守儿童多处于成长发育的关键时期，成长中短期或长期缺少父母陪伴和引导，极易产生认识、价值上的偏离和个性、心理发展的异常。有研究指出，有20%～30%的留守儿童存在心理问题和学习障碍。①躯体疾病：因生活缺乏父母照顾，部分留守儿童营养不良，患有躯体疾病。②学习问题：由于缺乏家庭学习教育管理和作业辅导，留守儿童学习成绩下降，甚至发生厌学、逃学、辍学。③心理问题：由于缺乏父母的情感关怀、缺少倾诉和寻求帮助的对象，一些留守儿童表现出情感脆弱、孤独、胆怯、自闭焦虑、自卑缺乏自信、不善于交往、社交恐怖、胆大放肆、自我中心、行为孤僻等个性特征，表现出不同程度的性格缺陷和心理障碍。④道德问题：由于家庭教育的缺失，缺乏道德约束，一些留守儿童没有养成良好的生活习惯和道德品行，不听管教、说谎、欺骗、打架、网络成瘾等，甚至最终走上违法犯罪道路。

（2）留守儿童健康教育：村委会和学校要承担起教育责任。①当地政府积极筹措资金和协调社会资源，成立具有家庭生活功能的“留守儿童中心（留守儿童之家、留守儿童乐园）”等组织，承担起陪伴、管理与指导留守儿童日常生活、情感温暖和家庭健康教育等责任。②充分发挥学校的教育功能，利用同学、小组的帮助或互助学习。③注重情感社会大环境的营造，唤起全社会各界的关注。

（3）留守儿童健康促进：农村留守儿童问题已经引起了党中央、国务院的高度重视，2016年下达的《国家卫生计生委关于做好农村留守儿童健康关爱工作的通知》中明确指出要强化农村留守儿童健康教育工作。根据农村留守儿童的特点和需求，通过有针对性地开展科学喂养、营养膳食指导、卫生习惯与健康行为、青春期性与生殖健康、心理健康、意外伤害预防与自我防护等方面的健康教育与健康促进活动，提升农村留守儿童及其家长的健康意识和水平。

三、社区健康教育与健康促进的策略

（一）城市社区健康教育与健康促进策略

1. 利用各种传播渠道普及健康知识　①积极争取当地报社、电台、电视台等新闻媒体的支持与配合：充分利用报纸、广播、电视、互联网等开辟健康教育专栏节目和公益广告，普及医学科普知识。②建立固定的宣传栏：利用街道、单位的卫生宣传橱窗、黑板报等，结合社区卫生服务中心卫生工作和季节性疾病防治，开办卫生宣传栏，并定期更换宣传内容。③组织文化教育部门开展全民健康教育：组织中小学生开展周末街头宣传活动，利用文化娱乐场所放映卫生科普电影或录像片，举行小型卫生科普展览；组织文艺团体编排卫生宣传节目，组织居民积极参加各种文体和健身活动等；利用老年活动室、文化活动站等社区活动场所开展健康教育活动；开展“创建卫生科普一条街”活动。

2. 大力发展社区卫生服务中心的健康教育　社区卫生服务机构是进行城市社区居民健康教育的重要基地，全科医师既是社区卫生服务的提供者，也是社区健康教育最直接的实施者，要充分认识到健康教育的重要性，调动一切积极因素开展健康教育，给居民提供健康信息，增强居民的防病意识，改变不良的习俗和行为，建立健康新观念，使个体对自身健康负责，是促进群体健康、提高整体素质的有效途径。

3. 结合爱国卫生运动和创建卫生城市活动，开展健康教育　开展爱国卫生运动和创建国家卫生城市活动，是我国现代城市管理和城市文明建设的重要内容，以政府行为和行政干预来推动全民健康教育，提高健康教育效果。创建卫生城市（县城）活动，为城镇社区健康教育的发展明确了任务，创建了很好的社会环境。而城市居民健康知识知晓率、健康行为形成率、自我保健水平和公共卫生道德水平，又是衡量城市爱国卫生工作和创建国家卫生城市的重要指标。

4. 结合职业卫生和劳动保护开展企业健康促进　随着城市工业化的不断发展，环境保护、职业卫生和劳动保护方面暴露出来的问题日益增多。职业危害因素可引起接触者不同程度的病损，主要是工伤、职业病及与职业有关的疾病。对职业人群进行健康促进活动，是职业卫生服务的一项重要内容。应通过健康教育，大力普及相关健康知识，积极开展企业健康促进，改变职工不良的行为和生产、生活方式，增强个人自我防范意识，减少职业危害和伤残的发生，保护职工健康。

（二）农村社区健康教育与健康促进策略

1. 利用农村各种传播渠道开展健康教育

（1）利用农村有线广播网或村内大喇叭进行社区动员，宣传卫生知识。

（2）利用当地农民喜闻乐见的民谣传播形式如民歌、山歌、地方戏曲等形式传播健康知识，可起到寓教于乐的效果。

（3）利用农民技术学校、文化活动站等设施，开办健康教育学校，在这些场所里设置卫生宣传栏、卫生报刊栏，举办卫生科普讲座，播放卫生科普录像片，设置供人们阅览的卫生读物等，使之“一室多用”，成为农村健康教育的活动中心。

（4）利用农村赶集、庙会、春节花会、少数民族传统节日等地方集贸、文化活动开展健康教育。

可采用宣传车、流动展板、现场演讲和咨询、发放健康传播材料、小型文艺演出等多种形式。

2. 继续深入开展“全国亿万农民健康促进行动” “全国亿万农民健康促进行动”（以下简称“行动”）是由卫生部、全国爱国卫生运动委员会、广电部和农业部于1994年6月联合发起的全国农村健康促进项目。历经十多年的实施与发展，“行动”已对我国农村健康教育与健康促进带来深远影响。WHO和联合国儿童基金会等国际组织指出，“行动”总结出了在大面积人群中开展健康促进活动的成功经验，是发展中国家开展农村健康促进活动的有效方式。

3. 利用文化、科技、卫生三下乡活动开展健康教育 中央宣传部、科学技术部、文化和旅游部、卫生健康委员会等10部门每年联合组织开展的“三下乡”活动，具有广泛的社会影响力。城市医院的医护人员结合送医送药，把卫生保健知识和健康传播材料送到农民手中，结合义诊服务开展健康咨询，针对性强，很受群众欢迎。

4. 改水-环境卫生-健康教育三位一体结合进行 20世纪90年代开始，我国政府在世界银行的支持下实施农村供水与环境卫生工程，把饮水卫生、环境卫生和健康教育结合起来，综合实施，改变农民的不良卫生习惯，促使农民家庭积极参与改水、改厕和改善环境卫生工作。迄今，这一工作已取得很大成效，但在中西部农村地区仍需深入开展。

5. 依靠农村卫生机构开展健康教育 农村卫生机构中健康教育可伴随着医疗保健活动来开展，不断扩展、完善农村卫生机构的职能，为农民提供医疗、预防、保健、康复、健康教育等综合服务。乡村医师应利用应诊、治疗、家庭访谈等机会对患者及其家属进行面对面的健康教育和必要的行为指导，普及卫生保健知识。医院可根据条件在诊室设置固定的标语、宣传栏、宣传窗散发健康教育处方或卫生科普材料，还可以在门诊部、住院部、预防保健中进行健康教育。

第三节　学校健康教育与健康促进

一、学校健康教育与健康促进的概述

（一）学校健康教育与健康促进的概念

学校健康教育（school health instruction）是在学校中采取多种形式，针对学生的求知特点和对健康的需求，进行有目的、有计划的健康知识、技能传播、讲授活动，帮助学生掌握卫生保健知识，增强自我保健意识，学习基本的保健技能，树立健康观念，使学生养成科学、文明、健康的生活方式和行为习惯的教育活动与过程，是学校健康教育的重要组成部分。

学校健康促进（school health promotion）是指通过学校、家长和学校所属社区内所有成员为保护和促进学生健康而共同努力，为学生提供完整的、有益的经验和知识体系，包括设置丰富的健康教育课程和课外活动，提供安全健康的学校和社会环境，提供适宜的卫生服务，以全面推动学生身心健康的发展。学校健康促进鼓励家庭和更广泛的社区参与和支持学校健康促进工作，形成一种广泛、连续的合作，以便更大限度地促进和保障学生的健康。

健康促进学校（health promotion schools）是WHO在全球范围内积极倡导的学校健康新策略，旨在利用学校、社会、环境等资源，减少或消除各种不利于健康的因素，从而形成有利于学生知晓健康知识、树立健康信念、养成健康行为习惯和生活方式的学校环境，不断完善学校素质教育体系。健康促进学校比学校健康促进的内容要广泛得多，实施力度要大得多，是把所有决定青少年健康水平的关键性因素组织起来的一个手段，是学校健康促进的新模式。学校是进行健康教育效果最好、时机最佳的理想场所，它为全社会教育提供了一个创造健康未来的机会，是教育使命中最基础的部分，学校可视为促进国家健康水平，提高人口素质的重要资源。

学校健康促进的目标人群可以分为一级和几个次级。一级目标人群指学生（包括小学、中学和大学生）群体；次级目标人群指所有与学生生活、学习和周围环境密切相关的人群，包括学校领导、教职员工、学生家长、社区组织领导和媒体人员。

知识拓展

我国健康促进学校的标准

2016年，国家卫生健康委员会发布《健康促进学校规范》，于2017年2月正式实施。主要内容如下。

1. **范围**　适用于全日制普通中小学校。

2. **建设原则**　以促进学生健康发展、因地制宜、学校卫生基本要求与优先项目相结合、过程评估与效果评估相结合为建设原则。

3. **健康促进学校的基本框架内容**　政策支持、组织保障、环境营造、社区联合、健康技能培养、卫生服务。

4. **政策支持**　学校签署承诺书、制订开展建设工作的计划、制定和完善健康促进学校工作制度。

5. **组织保障**　建立健康促进学校工作组、工作组人员接受培训。

6. **环境营造**　提供基础性的健康安全的物质环境、营造有利于健康的社会氛围。

7. **社区联合**　与所在社区建立沟通机制和渠道、与社区共享资源、与学生家庭建立沟通机制和渠道、社区和家庭参与学校的管理。

8. **健康技能培养**　开设健康教育课、开展健康教育活动、学生和教职员工掌握必要的健康知识和技能。

9. **卫生服务**　开展健康监测；开展健康评估，提供预防保健服务；提供必要的医疗服务；提供心理健康教育；开展健康促进优先项目实施计划中的卫生服务；学生和教职员工的健康状况得到改善。

（二）学校健康促进的特征

（1）所应用的健康模式是完整的、系统的，包含了健康的身体、心理、社会和环境等多方面的因素及其相互关系。

（2）积极鼓励学生家长参与进来。

（3）通过改善学校物质环境（如建筑、教室采光照明、课桌椅高度配置、环境噪声、卫生设施、清洁水和运动场地等）促进儿童、青少年的健康。

（4）承认学校的社会文化、人际关系等人际环境的重要性。

（5）把区域和地方的卫生服务与学校联系起来，满足学校儿童特殊健康问题的需求，如蠕虫感染、视力和听力问题、校园欺凌、心理社会压力等。

（6）强调促使学生主动参加正规健康课程的学习，以获得较系统的卫生知识和保健技能。

（7）增加女性在社区内享有教育和保护健康方面的公平性。

（8）通过学生家长和社区的共同参与，促使学校与家庭、社区建立沟通机制和渠道，把学校教育和社会教育相结合，理论与实践相结合，为儿童、青少年身心健康发展创造更加有力的支持环境。

（三）学校健康促进的任务

1. 提高对健康的认知水平，增强自我保健意识和能力 学校健康促进强调动员家庭和更广泛的社区共同参与，积极调动课堂内、外的各种教育资源，使儿童、青少年认识到保持身心健康的重要性，自幼培养自我保健的意识；向学生系统地传授正确的健康知识，使他们掌握较系统的卫生科学知识，帮助他们了解健康合理饮食、运动、心理健康、防范意外伤害等方面知识；培养和引导学生采纳健康的生活方式，树立热爱生活、珍惜生命的信念和正确的健康价值观；激发学生主动学习卫生知识和保健服务的兴趣，抵制各种不良行为习惯的影响；指导学生养成良好的卫生习惯，如定期锻炼、合理饮食、规律作息等，提高健康素质。

2. 降低常见病患病率，提高生长发育水平 学生常见病是影响儿童、青少年健康和生长发育的重要健康问题，特别是近视、沙眼、龋齿、痄腮、鼻炎、肥胖、贫血、肝炎、结核病等。在当前的学校健康教育中，很多学校都秉承着对疾病采取预防为主的态度，对于常见的可以通过学生日常行为加以预防的疾病，学校都应积极开展相应的预防活动，开展健康教育与健康促进，使学生掌握预防知识，定期为学生开展体检，对于学生中的健康问题，采取措施，改善学生健康状况，积极应对疾病带来的挑战。例如，学生在学习过程中如果不注意视力保护，就极易造成近视，因此学校要对近视眼的预防格外重视，教师应当积极配合学校的活动，监督学生做好眼保健操，并定期对学生的视力进行检查。鉴于写字姿势不正确也会影响视力，教师可以利用课堂授课纠正学生错误的写字姿势，使学生的视力得到全方位的保护。在健康促进创建过程中，学校通过开发利用各种资源，完善各种教学和生活设施，改善教学和学习条件，保护和促进学生健康的物质环境，如教室采光和通风改善、安全清洁饮水设备的配置、平衡膳食的提供、体育运动设施的改建等。

3. 预防各种心理障碍，促进心理健康发展 儿童时期或青少年时期的心理活动复杂，是成年期健康稳定心理素质形成的关键阶段，在此阶段开展心理健康促进工作十分重要。目前，我国学生在心理方面存在应对挫折的心理素质差、意志比较薄弱、依赖性强、从自我为中心、胆小懦弱、缺乏团队意识、与他人沟通交流能力差、缺乏竞争意识与危机意识等弱点，这给以后进入社会生活带来许多挑战。学校根据儿童、青少年不同年龄阶段的身心发育状态和实际需要，有针对性地选择适合的教育和训练内容，通过开展心理健康教育课、开设心理健康讲座、配置心理咨询师，开展心理健康促进活动等方式，有计划地传授心理卫生知识，有意识地提高学生的心理素质，培养儿童青少年健康的心理状态以及改善和适应环境的能力，预防各种心理障碍，促进儿童、青少年的心理健康发展。

4. 发挥健康潜能，提高学习效率 身体健康是学习的基础，只有身体健康才能更好地发挥学习效率。当身体处于疲劳、营养不良等状态时，就会影响学生的学习效率和注意力。因此，学生应该保持良好的作息习惯，合理安排学习和休息时间，保证充足的睡眠和营养，从而提高学习效率。在现代社会的高压环境下，越来越多的人开始关注心理健康问题。心理健康与学习效率密不可分，两者相辅相成。一个健康的心理状态往往具备良好的思维能力和专注力，能够更好地集中精力，且拥有积极的学习态度、良好的学习习惯及沉着冷静的应对力，不仅有助于提高学习效率，而且对个体的整体发展至关重要。而所有这些都离不开健康教育与健康促进的实施。

5. 增强保护环境、节约资源的意识 目前，国家十分重视学校的环境教育，环境与健康是环境教育中的重要内容，学校健康促进的内涵与环境教育中提出的“绿色学校”目标一致，实践工作中可以相互渗透，结合进行。要时刻谨记绿水青山就是金山银山，保护环境是关系到人类生存与发展的大事，也是我国走可持续发展道路的必由之路。在各种教学中让学生正确认识和对待环境问题，建立对社会的高度责任感，培养学生的环境保护意识，自觉维护环境卫生，努力节约资源，共创绿色环保。

二、学校健康促进的意义

1. 全面促进学生健康发展 儿童、青少年时期形成的卫生习惯和生活方式，很可能对他们一生中的其他发展阶段的行为方式产生深远的影响。因此，WHO积极倡导学校健康促进行动，并认为：“在校学生正值成长发育阶段，是能够养成健康的习惯和形成健康的生活方式的，健康促进容易对在校学生起作用，而且对他们进行健康促进是具有低投入高效益特点的；他们能够作为改变现状的力量，来改善他们的家庭和社会的健康状况。”学校健康促进为学生提供了一个全面的、积极的经验和知识结构，创造了安全健康的学习环境，并提供了合适的健康服务，有利于学生的全面健康发展。

2. 是实现全民基础保健的有效途径 教育是现代国家的根本，是民族振兴的基石，学校教育有着高度的组织性和系统性，是培养人才的主要场所，是实现国家教育目标的基础，是实现人民群众受教育权利的重要载体。根据我国“科教兴国”的国策，国家推行九年义务教育制度，进学校求学将成为每人必须经历的阶段。儿童、青少年正处于身心发展的重要阶段，可塑性大，这个时期形成卫生习惯和生活方式，并对他们一生的行为与身心健康产生深远的影响。学校具有群体生活的特点，有助于健康促进的组织和实施。因此，做好学校健康促进，是促进和实现全民基础保健、提高群体素质的有效途径。

3. 能带动家庭、社会和整个人群健康素质的提升 教育是立国之本。学校是传播文明和知识的地方，也是教育和培养学生树立正确的人生观的场所。学校、老师的作用，是教书育人，为祖国建设培养人才，为中华民族伟大复兴培养人才。儿童、青少年是国家的未来和希望，学校健康教育直接关系着下一代能否健康成长。在学校中实施健康促进活动，为学生创建了一个健康发展的学校环境，为学生提供全面发展的条件和多样化的选择，学生在这里潜移默化接受“知识”的熏陶，掌握知识，增长本领，帮助学生在成长发育阶段养成良好的卫生习惯和生活方式，这对他们的一生可能都会产生深远的影响。

4. 推动经济发展 学校教育对国家经济发展起到至关重要的推动作用。通过为社会输送高素质的劳动力和人才，促进科技创新与产业升级。投资于健康促进学校不仅能带来直接的经济效益，如降低常见病的发病率和提高学生的生长发育水平，还可以通过提高学习效率和心理健康水平间接地增加国家的经济发展。

三、学校健康教育和健康促进的内容

（一）实施内容

根据健康促进的定义，学校健康促进的实施内容是综合的、全方位的，涉及学校的各个方面，全面渗透于儿童、青少年的学习和生活之中。

1. 学校健康政策 创建学校健康促进，首先要求学校从政策方面给予健康高度的重视，要根据学校的具体情况出台相应的健康政策。健康政策是学校健康促进工作制度化和可持续发展的根本保证。

学校健康政策的内容：①把健康促进工作纳入学校整体工作规划。②要求教职工承担对学生健康的责任。③所有在校生接受基本的健康教育，内容至少应包括生长发育、心理健康、合理膳食、健康生活方式、影响健康的危险因素、环境保护，以及常见病、传染病、寄生虫病、艾滋病的预防；保证男生和女生在利用学校资源方面完全平等。④有关于食品安全的政策。⑤对急救有相应的政策和规划。⑥有适合当地情况的控制蠕虫或其他寄生虫病的政策。⑦学校内完全禁止吸烟、禁止喝酒、禁止使用非法的影响精神的物质。⑧有健康筛查的政策。⑨当发生自然灾害或在发生急症或其他可能危及学生健康情况时，学校有切实可行的安全计划的政策。⑩学校应有关于人类免疫缺陷病毒感染/艾滋病控制及其安全管理的政策等。

2. 学校健康教育 学校健康教育是学校教育的重要组成部分。它的实施方式主要有3个方面：健康课程教学、健康活动、健康咨询与健康行为指导。

（1）健康课程教学：课程教学是对学生进行健康教育的主渠道，把健康教育纳入学校正规课程，开设健康教育课，并根据其他各科的特点适时、适度地融入健康教育内容，使学生获得较系统的卫生知识和基本的保健技能，培养健康意识，建立科学的健康观，养成良好的生活习惯。从幼儿园到大学均应普遍开设健康教育课程，大学可以增设选修课。学生是课堂的主体，通过各种生动活泼有趣的形式和内容，寓教于乐，吸引学生，使学生对课程产生浓厚兴趣，增强主动学习而非被动学习的动力，形成良好的健康教育学习氛围。

（2）健康活动：目前学生存在的主要心理问题是感到学习压力大，平时课外活动少，学校要根据学生心理和生理特点，开展形式多样、生动活泼的健康活动，如心理健康主题教育、心理健康活动观摩课、演讲比赛、制作心理知识书签、发放心理卫生知识宣传资料、心理健康知识竞赛等，与课堂教学相互配合，知识与实践相结合，让学生在亲身体验中获得成长与发展。实践表明，亲身体验实践活动，可以加深印象，促进学习效果，充分开发学生的潜能，使学生不断正确认识自我，增强自我调控能力，培养学生乐观、向上的心理品质，促进学生人格的健全发展，提高全体学生的心理素质，具有适应不同社会环境的基本能力。

（3）健康咨询与健康行为指导：健康咨询是指咨询人员（如教师、医师、护士及有关人员）对学生（或家长）提出的某一健康问题或决定某一健康活动进行解答和指导，以提供有利的帮助和建议。健康行为指导是指通过健康教育指导，让儿童、青少年认识到什么是健康行为和不健康行为，及时指导学生纠正不健康行为，养成健康的行为和生活习惯。

健康咨询与健康行为指导均可分集体与个体两方面。集体往往是以小组、班级或学校为单位，对普遍存在于学生中的行为问题提出建议，如在课外活动前，给学生集中讲解活动时要注意的安全事项及自身防护知识，怎样预防溺水、雷击、皮肤晒伤及其他意外伤害等，加强学生的自我防护和安全意识。个别咨询和指导面对的是存在特殊健康问题的学生（或家长），为其单独提供保健信息，帮助学生纠正不良习惯，建立健康行为和习惯，如对学生实行诸如吸烟、酗酒等有关成瘾行为的纠正与指导。

心理咨询在健康咨询中占有重要地位。它的重要性在于：①提高学生自我认识。通过多种途径，积极宣传心理健康知识，有助于学生深入探索内心的复杂性，认清自己，更好地面对和处理问题，从而提高认识，转变观念。②提高适应能力和心理素质。对轻度心理问题的学生进行个别或团体咨询，矫正心理偏差，培养健全个性。③帮助学生解决发展特长、人际交往等现实指向问题。④为学校领导及时提供学生心理健康信息，供学校相关决策、改革时参考。总之，学校的心理咨询是学生的良师、教师的参谋、管理者的智囊。

学校心理咨询的内容包括：①学习心理咨询，包括智力咨询、非智力咨询、创造力咨询等，解决学生在日常学习过程中可能出现的种种问题。②社会心理咨询，包括“学校病”咨询、人际关系咨询等，包括师生关系、同学关系、家庭亲子关系、优化人际关系等。③职业选择咨询，包括学习与生活中的各种职业兴趣、能力、气质咨询等，加强学生对挫折的耐受水平，有目标有计划地生活。④心理健康咨询，包括大中小学生常见的心理卫生问题及产生原因，中小学生心理健康指导等，培养健康、愉悦的积极情感。

3. 学校卫生社会环境 是激发和促进学生参加健康活动，主动培养健康意识的外部环境。它包括学校的人际环境、事物环境和物质环境。

（1）学校人际环境：主要指学校内师生之间、员工之间及员工与学生之间的相互关系。学校、社区领导乃至家长均应通过自己的社会行为、态度和价值观给学生提供榜样作用。人际环境内容包括：①学校的校风对学生和教职员工的心理卫生和社会需求发挥支持作用。②创造一个师生之间、员工与学生之间相互关心、相互尊重、信任和友好，学生之间相互帮助和扶持的良好的学校环境。③营造学校内员工之间相互合作、理解和支持的和谐关系。④学校一视同仁，尊重和重视每一位同学。⑤学校为有困难的学生提供适当的支持与帮助，积极关注家长对于学生健康的教育需求。

（2）学校事物环境：指学校内举办的各种活动和措施，以及学校师生、员工的实际健康状况，如课程的安排、作息制度的制定、课间活动的组织、学校安全措施、考试等。

（3）学校物质环境：指视觉环境中的硬件部分，是学校的基础环境及自然环境，包括校址的选择，校舍的布局，教室、实验室的布置，教室采光、照明、通风，图书馆的布置和管理，运动场的设置，道路的布局，校园绿化，宿舍管理，厕所、浴室、食堂、垃圾处理、供水设施等。

4. 社区关系 指学校与学生家庭之间的联系，以及学校与学校所在社区各组织、团体之间的联系。社区关系内容包括：①加强学校和家庭的联系，鼓励学校和家庭加强互动交流，与家长建立经常性、有效的互动，及时了解孩子的情况，如家长共同参与学校亲子活动或交流教育经验，学校定期开展家访或家长咨询活动，及时了解家长对学校的要求和建议。②加强学校与当地社区的联系，充分利用社区资源，根据需要，组织师生参加社区活动，更好地了解社会，在实践中拓宽视野，增长知识，邀请社区人员走进校园，了解学校有关健康问题的计划、倡议等。学校和社区之间通过多种形式、渠道加强沟通和联系。

5. 个人健康技能 指能够有效处理日常生活中各种健康需求和挑战的技能。通过正式的或非正式的健康教育课程，儿童、青少年获得与其年龄相适应的卫生知识、态度、理解力和维护健康的技能，培养学生具有获得、评估和应用新健康知识的能力，在日常生活中区分有益和无益的信息，并借有益的信息为己所用。个人健康技能内容包括：①关注学生的身心健康问题，提高学生的自我控制力和抗压力。②培养学生的健康意识和安全意识，掌握基本的健康理论知识和健康实践技能（如平衡膳食、预防疾病、预防药物滥用、口腔卫生等知识和技能），掌握一些自我诊断和治疗方法，提高应急能力。③帮助学生学习意外事件（如地震、火灾）中自救延续生存空间的知识和技能，教育他们尊重生命、关爱他人的社会责任感。④加强对教师队伍的专业培训，提升自身素质；帮助家长、学校、社区人员掌握有关学校健康促进的技能，以便进一步地促进和保障学生的健康。

6. 学校卫生服务 指根据师生健康状况提供的以预防为主及突发性疾病与意外事故的应急处理等的卫生服务，是维护学生身体健康的重要一环，是一项全面的工作，需要学校、家长、学生等多方面的配合和努力。学校或有关卫生服务机构向学生提供直接服务，并与学校建立合作关系，共同担负起儿童、青少年学校卫生保健和教育的责任。卫生服务内容包括：①为学生提供定期的健康检查服务，包括体格检查、口腔检查、视力检查等，以便及早发现和治疗疾病。②为学生提供系统的健康教育服务，包括卫生知识宣传、预防接种、疾病预防、心理健康等方面的教育。③根据学校的实际情况，合理制订预防接种计划，为学生提供必要的预防接种服务。④为学生提供必要的疾病诊疗服务，包括感冒、流感、肺炎等疾病的诊断和治疗。⑤为学生提供营养咨询服务，帮助他们树立正确的营养观念，改善不良的饮食习惯。⑥为学生提供心理咨询服务，帮助他们解决学习和生活中的心理问题，提高心理健康水平。⑦在学生意外伤害发生时，为学生提供及时、有效的急救服务。

（二）专题健康教育

专题健康教育是学校健康教育的一种特殊形式，是指针对某一种疾病或是儿童、青少年在发育过程中出现的特有的身心健康问题，减少或消除该病的致病危险因素尤其是行为危险因素，从而降低其发病率所进行的专项健康教育。在创建健康促进学校的进程中，各校可根据各自的特点、优势和急需解决的问题，选择适宜的突破口，带动全面创建工作。

1. 成年期疾病的早期预防 成年期疾病是指高血压、糖尿病、脑卒中（中风）、肿瘤等慢性非传染性疾病，是21世纪疾病预防的重点。尽管青少年患病率较成年人低，但是与这些疾病密切相关的危险因素却普遍存在，如吸烟、久坐而缺乏锻炼、膳食不合理、单纯性肥胖等。尽早开展干预活动，降低危险因素，对减少上述疾病的患病率与死亡率有重要意义。20世纪80年代早期，美国健康基金会在幼儿园、中小学推行了“了解你的身体（know your body）”计划，取得了良好的效果。目前我国已有针对多个行为危险因素的研究（如吸烟、过食食盐、久坐等行为），其中对心血管疾病的独立危险因素——吸烟干预研究较多。早期干预行为危险因素，从小培养儿童、青少年自我保健意识，养成良好的行为生活习惯，以大幅度降低成年后罹患慢性病的风险，提高生活质量。

2. 青春期生殖健康教育 青春期是个体由儿童向成人过渡的时期。青春期的学生不论是身体形态、生理，还是心理上都发生着巨大的变化，是影响其一生的关键时期。青春期学生因心理障碍引发的事故屡见不鲜，他们有各自不同的烦恼和忧伤，如何做好青春期心理卫生教育，帮助学生解决问题，愈合心理创伤，防治生理和心理疾病，对于促进学生健康成长至关重要。青春期的教育应是全面、系统的，包括生理、心理、伦理、智慧、审美等。从健康教育角度分析，最突出的应是与性发育相关的生殖健康教育。在世界范围内，青春发育都有提前趋势。以性成熟为核心的生理方面的发展，使少年具有了与儿童明显不同的社会、心理特征。他们渴求得到有关性知识，得到关怀和帮助。但是目前针对青少年和未婚青年的生殖健康服务总体十分缺乏，以及大众传媒中某些对性的不健康描述，误使有些涉世不深的青少年受到影响和毒害。生殖健康是全面性教育中的重要内容，《中华人民共和国未成年人保护法》（2020年修订）明确指出，学校、幼儿园应当对未成年人开展适合其年龄的性教育。要针对不同年龄阶段、不同需求的青少年进行适时、适度、适量的有关性生理、性心理、性道德、性伦理的健康教育，使得青少年了解生殖系统的解剖、生理和发育期的各种生理和心理变化；学会健康性行为，懂得保护自己和他人。目前处在性活跃期的年轻人是罹患艾滋病等性传播疾病最严重的人群。生殖健康教育应该结合预防艾滋病和其他性传播疾病的教育，在学校中普及教育，增强学生的自我防范及保护意识，避免生殖系统传染病的感染。

四、学校健康教育与健康促进的评价

1. 评价原则 波勒克（Pollock）曾提出学校健康教育评价的7条原则，可供借鉴。①评价应是连续的，与整个计划同步。②评价应围绕着学校卫生规划中所有主要的方面。③评价应关心结果、步骤和内容。④评价应是有关人员都参与，包括学生、领导、教师、医务人员、专家和社区代表。⑤评价重点应放在计划的目标和目的上。⑥评价应有一个长期规划。⑦评价应做好资料收集和记录保存。

2. 评价内容及指标

（1）健康教学的评价内容及指标：①评价内容，包括课堂教学有无课时、教案、考试；有无专、兼职教师；教师是否经过培训、教学方法如何等。学生知识、态度、行为的变化既可用于过程评价，也可用于结果评价。②评价指标，多用知识、态度、行为变化的指标，尤其是知识的变化，不少学者认为它是学校健康教育评价的重点，因为有的学生在校时间不长，行为可不急于作出评价。知识常用平均分数、及格率、满分率、达标率、提高指数等指标；态度是反映情感倾向的评价指标，最好设计一组问题而不以单一问题下结论；行为变化常以正确行为（习惯）形成率，如不吸烟率、无烟班占全校所有班级的百分率、各类群众性卫生保健活动的人群参加率为指标。

（2）学校卫生服务的评价内容及指标：①评价内容，健康检查的内容及次数、常见病筛检和治疗、身体缺陷的检查和矫治、传染病的预防和监测、心理卫生问题筛检、健康咨询和行为指导开展状况等。②评价指标，反映体格检查和其他检测的指标有患病率、发病率、检出率、感染率、治愈率、再感染率等。反映学生生长发育变化的指标最常用的有等级评价方法、百分位数法等。影响生长发育的内外因素十分复杂，过程较长，生长发育水平的变化往往不是健康教育的唯一结果。该指标是间接的，故在评价时要慎重分析。

3. 评价方法

（1）观察法：是用于观察行为的最常用方法，观察应在自然状况下进行，如在学生就餐时观察其食物选择行为等。

（2）个人访谈和小组讨论：个人访谈可以从学生、教职工、学生家长及其他社区成员那里获得各类反馈信息。访谈和讨论属定性性质，最好能结合定量评价。

（3）自我报告（自我评价）：使用检查表来督促指导自我报告，常用于了解学生24小时的食物摄取、每日锻炼、早晚刷牙等行为习惯。可配合行为观察或用客观检测办法来考察自我报告的可靠性。

（4）问卷、调查表：问卷是最常用的评价工具，多用于评价目标人群的知识、态度和行为。设计合理、使用恰当的问卷能帮助收集高质量的反馈资料。调查表常用于评价学校的环境状况及卫生活动。

（5）记录：包括学生健康记录、出席记录等。认真地记录确保所提供的资料均较完整可靠。

4. 评价中应注意的问题　学校健康教育评价是20余年前才开展起来的，理论落实到实践还有较长的路要走。实践中有以下两方面的问题最易产生偏差，须引起重视。

（1）评价设计中对照组的设置：在必须有对照组的课题设计中，对照组的设置要合理，与实验组之间要有可比性。如果两组之间在未开展健康教育前就已存在学习环境、负担、身体素质、卫生习惯等方面的差异，这种研究就失去意义。例如，为评价某一干预因素如教学方法对教育效果的影响，两组之间除教学方法外，其他如年级、教学内容、教师水平等因素均应有较好的一致性，否则就缺乏可比性。

（2）评价时间：评价时间不当极易出现效果低估或高估的问题，从而导致结论大相径庭。例如，对肥胖儿童的干预，研究证明干预8周内观察一般不会出现与身高相应体重下降的效果；又如对戒烟效果的评估，初始接受教育激励的年轻人在团体互动等因素的影响下，戒烟率可能较高，但随时间推延，戒烟率可能逐步下降，若只在教育刚结束后评价一次，往往高估效果。解决的办法最好是多次重复评价，这样才能较客观地评价健康教育与健康促进的实际效果。

第四节　工作场所健康教育与健康促进

一、工作场所健康教育与健康促进的概念

工作场所健康教育（workplace health education）是指根据不同工作场所人群的职业特点及所接触的职业危害因素，通过提供相关的卫生防护知识、技能、服务，促使职业人群自觉地采纳有益于健康的行为和生活方式，防止各种职业危害因素对健康造成损害。工作场所健康教育的教育对象是职业工

作者，本质是行为改变。

工作场所健康促进（workplace health promotion）则是在工作场所健康教育的基础上，以教育、组织、法律（政策）和经济学手段干预工作场所对健康有害的行为、生活方式和环境，以促进健康。它包含在企业管理的政策、法规和组织中，主要包括职工的健康教育、积极参与改变不利于健康的行为和环境，以及加强卫生服务等实施方式，通过采取综合性干预措施，以期改善作业条件、增进健康生活方式、控制健康危险因素、降低病伤及缺勤率，从而达到促进职工健康、提高工作生命质量和推动经济持续发展的目的，其本质是行为和环境的双重改变。工作场所健康教育与健康促进能够为劳动者提供一个重视、保持和促进健康的支持环境，有助于员工的身体健康和心理健康，它能使劳动者对增进和管理自己的健康变得更积极，更有活力，还有助于提高工作效率和生产力。

工作场所健康促进的目标主要有以下几个方面。

（1）创造一个有利于健康和安全的工作环境。

（2）为劳动者提供重视、支持和保持健康的环境，使健康促进和健康保护成为日常管理的一部分。

（3）使劳动者能控制和管理自己的健康。

（4）使劳动者和管理者在这样的环境中共同参与该计划来改善健康的生活方式。

（5）将健康促进的效果带入劳动者的家庭。

随着我国经济发展速度逐渐加快，职业卫生工作面临新的挑战。新技术、新材料、新工艺的发展导致新的工作场所有害因素、作业方式和用工制度不断涌现，带来了新的职业健康问题；根据职业卫生和职业医学新领域的开拓，以及新时期广大劳动者不断增加的职业健康需求，工作场所健康促进的研究对象由传统的有毒有害第二产业——工矿企业作业人群逐步扩大到种类更多的职业人群，目前已覆盖行政管理人员、教师、医务人员、军人、公务员、农民工等多种职业人群。

从步入21世纪至今，我国的经济得到了快速发展。随着经济多元化，我国一大批大中型企业进入世界500强，同时国外的先进技术和管理经验纷纷传入国内，健康促进理念成为各大中型企业的新标志。但事实证明，欧美国家独资企业职工职业危害的知晓率和自我防护意识高于东南亚地区的独资企业。2001年，卫生部卫生法与监督司印发了《工矿企业健康促进工作试点实施方案》。这次的方案规定了工作场所健康促进的工作目的、目标和指标，组织措施、技术保障和政策支持，工作步骤方案和方法，以及评价内容和方法等。这些规定为试点项目的规范化管理提供了科学依据。2002年5月1日，我国实施了《中华人民共和国职业病防治法》（以下简称《职业病防治法》），这部法律的实施为我国职业危害的防护以及职业健康教育提供了法律依据，具有法律的严肃性。但由于乡镇企业职业人员知识水平的限制，《职业病防治法》并没有得到很好的实施。随着东部地区的发展，一大批有毒害、排污多的企业被迫转移到西部，由于西部地区企业技术落后，被转移来的企业为了经济效益，不顾环境的污染排污，使得《职业病防治法》没有得到有效的实施。2005年1月，卫生部对工矿企业健康教育与健康促进下发《全国健康教育与健康促进工作纲要（2005—2010）》，这次的纲要贯彻落实了《职业病防治法》，积极开展以“安全-健康-环境”为中心的“工矿企业健康促进工程”，提倡绿色生产方式、生活方式、控制职业病以及相关疾病的发生。《职业病防治法》此后经历了多次修订，保护了劳动者的健康及其权益，促进了经济发展。2020年，《工作场所职业卫生管理规定》开始实施，使全国卫生监管工作更加规范。

二、工作场所健康教育与健康促进的意义

1. 工作场所健康教育与健康促进是提高职业人群健康水平的重要手段 每天我们花费大量时间在工作中，工作是我们生活中不可或缺的一部分，是人们在一生中从事生产和社会活动时间最长、范围最

广、其精力也最旺盛的生命历程。据统计，截至2021年底，我国的就业人口已超过8亿人，约占总人口比例的60%，可见职业人群是人类社会最富生命力、创造力和生产力的宝贵资源，他们的健康水平、文化技术素养和社会适应状态，将直接影响国家经济发展和进步，影响企业生存发展和社会稳定。职业人群作为一个社会群体，不仅面临与一般人群相同的公共卫生问题的挑战，而且作为某一特定的职业群体，又面临诸如化学性、物理性、生物性职业危害因素，以及职业性心理紧张等因素的威胁，故职业人群面临双重的健康问题。因此，工作场所应该对职业人群开展工作场所健康教育与健康促进活动，为所有员工提供生理、心理、社会和组织环境等全方位的服务，营造一个健康安全的工作环境，指导员工增强自信，减少压力，增强自我保健意识和自我保护能力，促进健康行为形成。这不仅能促进国民健康水平的提高，更能推动“健康中国”战略实施，有利于贯彻《“健康中国”2030规划纲要》中“共建共享，全民健康”的主题。

2. 工作场所健康教育与健康促进是提高国民整体素质和生产力水平的一项重要措施　人力资源是重要的社会资源之一，职业人群的文化素质、心理状态、传统观念、生活方式，以及健康水平等，都直接影响着一个国家、一个地区、一个企业乃至一个家庭的社会经济发展水平和生活质量水平。因此，对就业人群的健康教育及健康促进尤为重要。

许多发展中国家由于国民整体素质低下（也包括健康素质）的原因，使生产力发展速度缓慢，在国际竞争中总是处于劣势，使得某些国家总是处于落后状态，而这种低素质、低生产力水平主要表现在劳动力人口上，也就是职业人群整体的素质低下。要想打破这种恶性循环，必须依靠发展教育和科学技术，同时要靠发展卫生事业，而在发展卫生事业的过程中，只有开展健康教育和健康促进活动，才是投入少、成效大的措施。

3. 工作场所健康教育与健康促进有助于提高企业竞争力　工作场所健康促进不仅仅是职工福利，还能保证劳动力的质量，减少职工的病休与离职，降低医保支出，提高生产效率，从而提高企业竞争力。

三、工作场所健康教育与健康促进的内容

WHO和国际劳工组织对职业安全与卫生工作提出了以下5项原则：①改善环境与疾病预防的原则，即保护职工健康不受作业环境中有害因素的损害。②工作适应原则，即根据每个职工心理和生理特点安排适当的工作，使作业方式与作业环境适合职工的职业能力。③健康促进原则，即优化职工的心理、行为、生活及劳动生产，使之与社会环境和生产环境相适应。④治疗与康复原则，即早期诊断、早期治疗，尽可能减轻工伤、职业病所致的不良后果。⑤初级卫生保健原则，即尽可能就近为职工提供治疗及预防疾病的基本医疗卫生服务。2022年，中国水利电力医学科学技术学会、北京健康管理协会发布了《工作场所职业人群健康管理指南》（以下简称《指南》），《指南》中提出了传播健康理念，开展健康教育培训，心理健康促进，实施职业健康保护活动等措施。

根据上述原则及《指南》，工作场所的健康教育与健康促进应当包括以下内容。

1. 进行职业健康观念教育，告知职业环境中的有害因素，对接触危险性较大的特种作业劳动者进行相关安全技术培训　当前，威胁我国职业人群的主要有害因素仍以矽尘、化学毒物和某些物理因素为主，居前几位的职业病为肺尘埃沉着病（尘肺）、化学中毒、职业性皮肤病和噪声性听力损害。所以，告知职工工作环境潜在的有害因素，使职工树立健康观念，并加强职工安全与急救基本知识及相关防护知识尤其是对接触危险性物质的特种作业职工的教育与培训，是工作场所健康教育的重要内容。下面介绍几种工作场所中存在的有害因素。

（1）生产性粉尘：是危害面最广、接触人数最多、危害程度也最严重的职业性有害因素。生产性粉尘防护不当可导致尘肺，目前法定的尘肺病有硅沉着病、煤工尘肺、石墨尘肺、石棉肺、滑石肺、

水泥尘肺、云母尘肺、碳黑尘肺、陶工尘肺、铅尘肺、电焊工尘肺和铸工尘肺，共计12种。到目前为止尘肺虽然尚无有效治疗方法，但只要培养职工防护意识，时刻不忘职业安全，采取一定的防尘措施，是可以达到防尘效果的。

（2）化学毒物与化学中毒：生产性化学毒物的种类繁多、来源广且同一毒物在不同的行业或生产环节中又各有差异。该类有害因素可分为金属、类金属及其化合物、有机金属化合物、有机溶剂、高分子化合物单体、刺激性气体、窒息性气体、农药类等。所有的化学毒物对神经系统都有明显损害，其中，有些有害因素还有明确的“靶器官”，即主要对某一器官或系统造成明显损害。因此在进行健康教育时，应使目标人群了解化学毒物的理化性质、侵入人体的途径及主要损害特点，着重提高如何进行个人防护的能力。

（3）物理性有害因素与有关职业病：随着生产发展和技术的进步，劳动中接触的物理因素越来越多。这类有害因素主要包括异常的大气因素（如气压、气温、气湿等）、噪声、振动及各种有害光线及放射线等。针对物理性有害因素采取预防措施时，主要不是设法消除这些因素，而是通过各种措施，将这些因素控制在一定范围内，或通过个体防护措施使作业工人不接触或少接触这些有害因素。

2. 普及国家相关安全政策、法律法规 国家为了预防、控制和消除职业危害、防治职业病，最大限度地保护职工健康权益，出台了《中华人民共和国职业病防治法》《工作场所职业卫生管理规定》等相关法律法规，在进行健康教育时，应当向员工普及相关法律法规，以便更好地保障职工的权益。

知识拓展

《工作场所职业卫生管理规定》（2020年国家卫生健康委员会令第5号）主要修订内容

为贯彻落实行政审批制度改革要求和国务院领导批示精神，国家卫生健康委员会对《工作场所职业卫生监督管理规定》的有关条款进行了修改，形成了《工作场所职业卫生管理规定》（以下简称《规定》）。主要修订内容如下。

（一）关于使用有毒物品作业场所职业卫生安全许可。

（二）关于职业病防护设施“三同时”的管理规定。

（三）关于职业病危害因素检测频次。将原《规定》第二十条第二款修改为：“职业病危害一般的用人单位，应当委托具有相应资质的职业卫生技术服务机构，每三年至少进行一次职业病危害因素检测。”

（四）关于监督管理主体和职责。《规定》做了以下几个方面的修改：一是将监管主体修改为“卫生健康主管部门”；二是机构改革后，卫生健康部门的工作范围扩展为对核工业核与辐射技术的全行业管理，进一步明确医疗机构放射卫生管理按照放射诊疗管理相关规定执行；三是机构改革后，煤矿职业健康监督管理职责划入国家卫生健康委。

3. 进行职业性紧张与疲劳等方面的控制及心理健康咨询 在目前激烈竞争的社会环境中，当个人的主观愿望与客观环境所能提供的（如工资、待遇、地位等）客观事实发生矛盾，或个人素质（如体力、知识、经验或技能等）与工作对本人所提出的要求（如工作负荷、复杂性和职责等）不相适应，而个人又无力控制或更改时，就会造成心理紧张，即职业精神紧张。随着经济的发展，职业紧张问题日益突出。因此作业环境中除存在生物性、化学性和物理性因素等致病因素外，还存在精神及心理方面的危害因素。这在知识经济时代尤为突出，包括与作业环境有关的不良因素，如工作超负荷、作业管理不善、职业缺乏保障、工作单调以及轮班制工作等，这些都可引发相应的心理和生理的不良反应。职业性紧张还可表现为行为改变，如作业能力下降，过度吸烟、酗酒和滥用药物等。这些反应还可导致某些慢性疾病，如高血压、消化性溃疡、失眠以及免疫系统功能下降。精神紧张或不良的心理因素不仅是一般卫生问题，也是职业卫生问题。

为了减轻职业性紧张与疲劳，应从多角度入手：首先，企业管理者应当采用先进的管理模式，合理地组织劳动与生产，正确地处理管理人员与员工的关系，对管理人员的沟通和领导技巧进行重新培训，对工作场所出现的职场骚扰和歧视保持零容忍的态度。其次，进行心理卫生的健康教育，即根据职工的心理生理特点，教育职工摆正自己的社会地位和角色，充分认识自己的能力、作用和价值，和谐地处理人际关系，使之感到劳动和工作是人生的需求。再次是对职工进行岗位培训，提高就业者的综合素质，以适应工作的需要。对于精神或心理有异常表现者，应尽快进行心理咨询、诊断和治疗；对于已有其他病症者也应尽快进行诊治。

4. 进行一般性健康教育　除进行工作场所中有害因素防护的教育与普及法律法规，进行心理疏导，减轻职业性紧张与疲劳以外，工作场所的健康教育还应当包括对职工的一般性健康教育，它对保护职工的健康，也具有重要意义。

一般性健康教育主要包括以下几个方面。

（1）戒烟限酒：我国是烟草大国，截至2019年，我国烟民数量约为3.1亿人，其中包括约4000万的女性烟民，烟民数量高居世界第一，而吸烟是呼吸系统疾病（如慢性阻塞性肺疾病、肺癌）的重要诱发因素，长期处在吸烟环境中，不吸烟者的健康亦会受到影响。接触生产性有害因素的工人吸烟，则会加重有害因素对身体的损害，此外，工作场所吸烟能加重生产环境的污染程度。近几年，酗酒而导致的职业安全问题日益严重。饮酒过量与醉驾常常是导致重大交通事故的重要原因之一，因此对于汽车驾驶员应特别加强职业安全教育，坚决做到不酒后驾车，以保证个人和他人的安全。在某些职业，饮酒可使中毒症状加重或更易引起中毒，如饮酒后更容易造成铅中毒，由于有机化学毒物及酒精都要在肝进行分解代谢，因此饮酒可加重肝负担，加重化学毒物对肝的损害，可见节制饮酒的教育对某些职业人群具有重要意义。

（2）进行卫生习惯教育：化学毒物进入人体内的途径主要是呼吸道、消化道和皮肤，因此教育职工不在有尘毒危害的现场就餐、休息可减轻化学毒物对人体的损害，经常及时地清洁皮肤及采用正确手段清洗工作服，可有效防止农药、有机化合物感染。

四、工作场所健康教育与健康促进的策略

因为我国就业人口众多、工种繁多，工作场所性质复杂、种类繁多，并且发展重点为取得经济效益，所以工作场所健康教育与健康促进策略的制定应综合考量各种因素。专业人员也要根据健康促进工作场所建设的具体情况而确定自己的工作思路和工作策略。

1. 学习借鉴成功经验，不断提高自身水平　国际、国内的成功经验显示，政府主导、企业负责是促成健康促进工作场所的首要策略。WHO在第60届世界卫生大会（2007年）通过了《工人健康：全球行动计划》，出版了《健康工作场所的框架和模式：背景、支持文献和实践》（2010年）和《健康工作场所行动模式——供用人单位、劳动者、政策制定者和实践者使用》（2010年）等政策文件。我国也有不少相关文件和成功的健康促进工作场所案例。专业人员应熟悉相关文件和案例，将实际需求和经验与健康促进建设实践相结合，不断提升自身政策把握能力，为工作场所健康促进工作出谋划策。

2. 推动政策落地，促进职工共建共享　专业人员应熟悉政策、学习先进的健康促进理念和经验，并倡导企业管理部门建立工作场所健康促进建设委员会、出台细化政策法规、维护建设支持性环境等。

动员广大企业职工积极参与工作场所健康促进建设工作。

3. 赋权与增能 专业人员要尽力做好本职工作，积极开展健康教育、技能培训等工作，提高职工参与工作场所健康促进建设工作的能力。工作内容主要包括4个方面：①告知职业环境中的有害因素，让职工了解职业卫生、职业安全，改变健康、安全观念。②进行职业性紧张与疲劳等方面的控制及提供心理健康咨询。③教育、干预不良的生活方式，使职工培养良好的卫生习惯、戒烟限酒。④创造维护支持性环境，普及国家相关安全政策、法律法规。

4. 以职业健康体检为契机系统开展职工健康管理工作 《中华人民共和国职业病防治法》《职业健康监护管理办法》都对职业健康检查的时间、内容、结果处理做了明确规定。专业人员应当倡导做好工作场所医务室基本建设（健康小屋、健康管理软件等），开展健康风险评估、制订健康干预计划。通过开展系统的健康管理工作，不断推进工作场所的健康促进和健康教育工作的开展，保障职工的健康。

五、工作场所健康教育与健康促进的实施原则

1. 生动而准确的原则 生动指教育方法应具有艺术性，使职工容易接受；准确指教育内容的科学性，保证所提供指导的正确性。职业卫生内容繁杂，健康教育者要掌握各种职业卫生知识和防护技能，以正确有效地对职工实行指导。

2. 职业安全教育与健康教育相结合的原则 安全生产是企业的重中之重，必须引起重视，而许多职业安全与职业卫生问题往往交叉在一起，因此将职业安全教育与工作场所健康教育相结合，有利于节约人力、物力和时间等并取得更好效果。

3. 分类教育的原则 作为健康教育工作者，对企业职工，在进行工作场所的健康教育及健康促进时，既要对其进行有害因素对健康的危害及防护措施的教育，又要避免对职业危险因素的过分强调，以免影响正常的生产；对企业的管理者，不仅要告知其存在的职业危害的严重性和可预防性，更应告知其健康促进的策略，促使企业管理层积极改造劳动环境和劳动条件，不断改进生产工艺和生产技术，最大限度地减少职业危害，保护劳动者健康，从而使企业得到健康发展，促进生产力的提高。

六、工作场所健康教育与健康促进的评价

工作场所健康教育评价指标的选择可根据职业卫生和职业病发病的特点分为以下几类。

1. 工作场所健康教育效果指标

（1）企业领导和工人对职业危害的认识程度，包括职业卫生知识，尤其是防护知识的提高。

（2）企业领导和工人预防职业危害的行为改变，包括企业改善工作环境的经费投入、技术改造项目的多少、防护用具的配备程度，以及工人参与改善环境的程度、防护用具的使用率和正确使用率等。

2. 作业环境质量变化指标

（1）企业环境卫生状况的改善。

（2）作业点有害因素的浓度（或强度）的变化，符合国家卫生标准的比例等。

3. 职业卫生服务指标

（1）有害作业点环境监测覆盖率。

（2）有害作业工人职业性健康检查覆盖率。

（3）职工患病（包括工伤职业病）后的诊治率。

4. 健康水平变化指标 这类指标是工作场所健康教育与健康促进效果的最终观察指标。

（1）职工一般疾病发病率的下降比例。

（2）职工因病因伤缺勤工时下降比例。

（3）职业病发病率下降比例。

（4）职工平均期望寿命及死亡率变化（根据健康教育计划周期长短）。

5. 劳动生产率与经济效益提高指标　这类指标意义较大，但是需要其他多方面数据资料才能比较准确地进行统计分析。该效果指标对开发领导、促使政府更加重视工作场所健康教育与健康促进工作具有重要意义。

第五节　医院健康教育与健康促进

一、医院健康教育与健康促进医院的概念

医院健康教育（hospital health education）泛指医疗保健机构在临床实践过程中伴随医疗保健活动所开展的健康教育。狭义的医院健康教育仅是指医护人员根据患者所患疾病的特点和转归情况，对患者及其家属所开展的疾病预防、治疗和康复知识的传播和教育活动。广义的医院健康教育不但应包括对上述两类人群所开展的健康教育活动，也应包括对社区居民、医院的职工、所属社区机关企事业单位职工、大中小学生等不同人群所开展的健康教育工作，内容从疾病防治知识的传播扩展到健康行为与生活方式，以及心理健康促进知识和技能的普及。医院健康促进（hospital health promotion）泛指医院健康教育和能促使患者或群体行为和生活方式改变的政策、法规、经济及组织等环境支持的综合。

健康促进医院（health promotion hospital）是应用健康教育与健康促进的策略，以医院（包括社区卫生服务中心等其他医疗机构）为场所，促进医院结构及功能实现由以疾病为中心向以患者为中心和以健康为中心转变，实施健康教育和能促进患者或群体的行为和生活方式改变的政策、法规、经济及组织等综合性社会支持环境建立的过程。1991年，WHO在《布达佩斯宣言》中明确提出健康促进医院的概念，该宣言指出，“医院是人类环境和组成人类生活的一部分，因此，在当代社会，医院的作用应该改变”。

知识拓展

我国健康促进医院的发展历程

20世纪90年代中期，健康促进医院概念进入我国，我国开始在全国各地开展健康促进医院试点建设，并推出了健康促进医院建设标准。健康促进医院建设必须符合以下条件。

（1）要将健康促进理念融入医院建设和管理全过程，将贯彻落实卫生与健康工作方针，落实《“健康中国2030”规划纲要》的要求，建立以患者、患者家属、社区居民健康为中心的诊疗体系，把健康促进理念全面融入医院管理、医院建设、诊疗等相关方面。

（2）在相关标准设定过程中，医院要制订和落实健康促进医院的相关规范。

（3）医院环境要整洁、舒适。无论患者、患者家属还是医护人员、医院管理者，都希望有一个整洁舒适的环境。生活垃圾、医疗废物分类收集依规管理。医院还要加强文化建设，医务人员使用文明礼貌用语，和蔼可亲地对待患者。

（4）医院要全面建设无烟环境，保证医院所有室内场所全面禁止吸烟，要积极开展控烟宣传，在医院内张贴控烟宣传材料，为患者提供戒烟服务和咨询。

（5）医院要开展多方位的健康教育工作。除了做好患者的健康教育，医院还要开展社区层面的健康促进，同时还要考虑职工本身的健康，定期开展员工健康教育与健康促进培训，增强员工健康促进工作意识与技能；每年对全体员工进行体检，建立健康档案，开展健康评估，并根据职工的主要健康问题，开展健康管理与健康促进活动。

二、医院健康教育和健康促进的意义

医院健康教育与健康促进是全民健康教育与健康促进的重要组成部分，是社会发展和医学进步的产物，贯穿于预防、治疗、护理、康复、管理等许多具体环节，具有特殊的意义和作用。

1. 医院健康教育与健康促进是医院工作的重要组成部分 随着卫生观念的转变和保健医学的兴起，医院已从单纯的医疗型向医疗、预防保健相结合型转变，强调治疗和预防相结合，以预防为主的服务模式。作为医疗服务的组成部分，医院健康教育与健康促进贯穿于三级预防的全程，是增强患者和社区群众健康意识和提高自我保健能力，改善从医行为和提高医疗质量的重要手段。医院不仅负有抢救治疗患者的职责，也担负着向广大群众传播健康知识和技能的职责，开展社会预防工作，帮助群众建立自觉自愿的健康生活方式，建设和维护一个有益于身心健康的社会、生物环境和医疗环境，已成为医院工作不可缺少的重要内容。

医院进行健康教育与健康促进有着得天独厚的优势，医院是患者的集中地，自然也就成了针对性最强地开展健康教育的特殊场所和最佳场地。同时，医院聚集了大量的医学专家和医学专业人员，他们可依据疾病的发生、发展规律，开展有针对性的健康教育活动。由此可见，健康教育作为医院的重要职能在医疗服务模式转变中发挥着越来越重要的作用。

2. 医院健康教育是重要的治疗手段 健康教育指导患者及其家属学习和掌握有关防病、治疗和康复的知识及技能，是提高自我保健能力、促进病情转归、巩固疗效的有效易行的非药物治疗手段，是临床治疗环节中不可缺少的一部分。

（1）提高患者的依从性：在患者的治疗过程中，对各种治疗、检查方法都应进行必要的指导和解释，可以增进患者对疾病的正确认识，以取得患者的配合支持，提高患者的健康素养和医疗依从性，才能有效地医治患者。

（2）实现对患者的心理保健：目前心理、社会因素已成为许多疾病的主要致病因素，健康教育是解除患者不良心理反应的良方，通过提高患者对疾病的认识，学会自我心理保健的方法，消除或减少恐惧、精神紧张、焦虑、悲观失望等负面的情绪反应，鼓励其建立战胜疾病的信心。

（3）健康教育本身就是一种治疗方法：现代医学证明，许多疾病与人们的不良生活方式和卫生行为习惯密切相关，健康教育是通过指导患者学习和掌握有关疾病知识和防治技能，促使人们自愿地采用有利于健康的行为，消除或降低危险因素、降低发病率、伤残率和死亡率，提高自我保健能力的有效易行的非药物治疗手段。

3. 医院健康教育与健康促进是改善医患关系的重要措施 医院环境、医护人员的服务态度及他们在患者心中的形象，将对患者的病情转变产生显著影响。通过医院的健康教育和健康促进，既可以满足患者的需求，解除患者心理负担，又能够拉近医患之间的情感距离，提高患者对医护人员的信任度和满意度，有助于构建平等互惠的医患关系，从而降低医疗纠纷的发生率，营造一个有利于患者身心康复的治疗环境。

4. 医院健康教育与健康促进是提高医院社会经济效益的有效途径 医院可以通过健康教育提升患

者和社会公众的健康素养及自我保健能力，改变不良生活习惯，降低疾病风险因素，从而降低疾病的发生率和复发率；引导患者积极配合治疗和护理，缩短治疗进程，提高床位周转效率；教育医患双方采纳适宜技术，纠正过度追求高层次、高技术医疗服务的观念，运用既经济又有效的检查和治疗手段，以控制医疗费用。以上途径可以改善医院管理、降低医疗成本，维护生产力。

三、医院健康教育与健康促进的形式和内容

（一）医院健康教育的形式和内容

随着医院结构和服务功能的不断扩大，医院健康教育的内涵正在不断丰富。根据教育对象和实施途径不同，医院健康教育可分为医护人员教育、患者教育、社区教育三方面。

1. 医护人员教育　医院健康教育本身就是医院工作的重要组成部分，医护人员对其负有不可推卸的职责，然而，受传统医学教育模式的影响，我国的医护人员和医院管理者大都缺乏健康教育学科的系统培训，这是开展医院健康教育的不利因素。为了能够应对患者健康教育的需求，医院应努力提高医护人员的综合素质及专业技能，从而保障健康教育宣传的顺利进行。同时，作为一个特殊的社会群体，医护人员也需要接受健康教育，以促进自身健康。

医护人员的健康教育可分为以下三种形式。

（1）对专兼职健康教育人员的业务培训：以脱产、短训班、进修或在职自修等方式系统学习健康教育基本理论和方法，掌握健康促进基本理论和必要的传播方法和沟通技巧，学习健康教育相关学科理论。

（2）对全体医护人员的继续教育：将健康教育纳入医务人员继续教育内容，以业务学习、专题讲座等形式普及有关疾病健康教育的知识和技能，帮助医务工作者开展社区干预研究，培养开展健康教育计划设计、实施和评价的能力。

（3）开展医护人员健康教育活动：医务人员的健康教育是医院顺利进行健康教育的前提和保障，健康教育和技能培训是医务人员健康教育的主要措施。医务人员的健康教育主要集中在慢性病预防、戒烟、工作压力的管理、健康的饮食等生活方式的相关问题上，主要开展的健康项目有创建无烟环境、压力管理和减肥项目；同时还应注重员工的健康促进技能和文化的培训，提高员工健康促进的能力。

2. 患者教育　又称院内教育，是医院健康教育的重点。

（1）患者健康教育的内容：患者健康教育由于受不同教育的个体特征、不同病种、疾病的不同阶段等因素的影响，教育内容十分复杂。概括地讲，患者健康教育的内容包括疾病防治及一般卫生知识的健康教育、心理健康教育和健康相关行为干预三方面内容。

1）疾病防治及一般卫生知识的健康教育：传播卫生保健知识是健康教育与健康促进工作者的一项主要任务，也是健康教育预期达到的第一层次的教育目标。由于疾病和健康问题的种类繁多、致病因素复杂，加上患者的个体差异，每一病种及其相关的健康问题均可组成一套完整的教育内容，如病因、危险因素控制、预防、治疗、康复、家庭护理、自我保健常识等。围绕医疗业务活动的教育内容主要有就诊知识，各科常见疾病防治知识，各种流行病的防治知识，各种器械性治疗知识，各种检验、物理检查知识，合理用药知识，计划生育及优生优育知识，个人及家庭卫生常识等。

开展卫生知识健康教育的基本要点是要充分利用开展医疗保健服务的场所和时机，针对教育对象的需求，选择教育内容，用最易理解的语言和最易接受的方式传递给患者，既满足患者的健康信息需求，又赢得患者及其家属的信任和理解。

2）心理健康教育：心理因素对疾病的发生、发展及转归有着重要的影响作用。良好的心理状态有利于调动患者的主观能动性，有助于稳定病情，延缓恶化，促进身心健康，提高患者的生存质量。在

某些疾病（如肿瘤、神经精神疾病）的治疗过程中，心理健康教育有其特殊的功效。因此，医护人员要研究患者心理，了解不同类型患者（如急性、慢性、危重、濒死患者）的心理问题和心理需要，制订具体的心理治疗、心理护理方案，给予必要的心理健康指导，使患者在治疗和康复的过程中始终处于最佳的心理状态。进行心理健康教育应掌握以下几点：①教育患者正确对待疾病，帮助患者树立战胜疾病、早日康复的信念。②针对不同类型患者心理特点和心理需求，介绍有关疾病的防治知识和心理保健方法，消除患者异常心理和心理负担，提高自我心理保健能力。③向患者家属及陪护人员进行保护性医疗原则教育，指导他们在精神上给患者以支持和鼓励，避免恶性刺激。④对晚期患者及其家属开展临终关怀和死亡教育，使其正视病痛，正视死亡，提高生命质量和生活质量。

3）健康相关行为干预：健康相关行为干预的目的就是在传播卫生保健知识的基础上，通过行为的干预与矫正，有计划、有目的、有针对性地协助患者或有特定健康行为问题的人学习和掌握必要的技能，改变不良行为习惯，采纳健康行为。行为干预主要采用行为指导和行为矫正的方法，其内容主要包括以下四个方面。①矫正个人的不良心理反应引发的行为：如对冠心病患者进行解除压力的放松训练，以控制A型行为；对因悲观、绝望心理导致拒绝治疗，产生自杀动机的癌症患者进行心理咨询和指导。②矫正个人不良的行为习惯和生活方式：指导患者及其家属学习和建立新的健康行为模式，以降低疾病或意外伤害的危险因素，如针对糖尿病患者的膳食指导、戒烟及减肥训练。③指导患者及其家属学习和掌握新的技能，建立健康行为模式：如教新生儿母亲学会如何进行母乳喂养。④实施从医行为指导，增强患者对医嘱的依从性：如与高血压防治相关的从医行为，包括定期测量血压、发现病情变化及时就医、遵医嘱坚持药物和非药物治疗。

（2）患者健康教育的形式：患者面临的疾病或健康问题不同，每个人所处的心理状态和社会环境亦不同，为满足不同的信息需求，必须强调由医护人员结合医疗护理过程，为患者及其家属提供连续、系统、个人化的健康教育服务。依实施场所不同，患者健康教育可大致分为门诊教育和住院教育两种形式。

1）门诊教育：门诊患者流动性大，门诊健康教育是医院的重要工作内容之一。每个患者所患疾病各不相同，每个患者的职业、性别、年龄、生理状况、心理状况、文化程度、风俗习惯、对医疗的希望、需求等又各不相同。而且，门诊患者在医院停留的时间短，而停留的地方又相对不固定。因此，必须因人、因时、因地制宜，正确选择最具说服力、最有教育作用的方法，开展健康教育活动。主要形式有候诊教育、随诊教育、咨询教育、健康教育处方等。①候诊教育：指在患者候诊期间，针对候诊知识及该科的常见疾病防治所进行的教育，通过口头讲解、宣传栏、教育材料、广播（有条件的医院可设闭路电视网）等进行的教育。门诊是患者进入医院的第一站，患者怀着忐忑不安的心情来到医院，从挂号、分诊处就要仔细了解病情，并认真回答患者提出的各种问题。导诊护士要主动热情迎接患者，介绍医院环境，指明就医方向，消除患者对医院的陌生感；在患者候诊期间，分诊护士要为患者提供工作人员服务质量信息，主动介绍坐诊医师、教授情况，使患者相信医师会全心全意治疗他的病。通过及时通告各诊室诊病进展情况，使患者心中有数，并通过电视、录像、宣传栏等，介绍就医须知、各科方位，宣传疾病保健及防治知识等，使他们在候诊期间一方面可接受卫生保健知识，另一方面可减少候诊过程中的焦虑、紧张、烦躁心理，保持心情愉快，主动配合医师诊治。②随诊教育：指医师在治疗过程中根据患者所患疾病的有关问题进行的口头教育。这种教育方法具有较强的针对性和灵活性，但不宜太详细，以免影响诊疗速度，造成候诊患者的不满。这是门诊健康教育最主要的、最经常的教育方法，它不受时间、地点、设备等条件的限制，利用候诊、就诊、取药、进行各种治疗等机会，针对不同人群、不同对象、不同疾病的患者宣传不同的内容。原则上要掌握教育的针对性和通俗性，如对年轻孕妇要重点宣传科学育儿、妇女保健及营养卫生等知识，对老年人要宣传长寿之道、如何预防心脑血管疾病的发生、引起高血压的因素、高血压患者的饮食起居注意事项等，对青年人要宣传合理膳食、陶冶情操、肥胖的标准及危害性、体育锻炼对各种疾病的益处。对不同疾病的患者，有针对性地开展如吸烟、酗酒、不合理膳食等健康危险因素的干预教育，以及有针对性地进行艾滋病、心脑血管疾病、糖尿病、呼吸系统疾病、肿瘤等疾病患者的健康教育等。③咨询教育：包括院内单科专门咨询及面向社会人群的综合性咨询。内容跨度比较大，主要是由医护人员解答患者的提问。针对患者知识层次、掌握疾病知识及信息程度的不同，对患者进行一对一指导，耐心、准确地回答并解释患者提出的问题，特别是对文盲、年老体弱、理解力差的患者，要给予有效、正确的指导。进行个别指导是所有教育方法中最有针对性、最受患者欢迎的方法。④健康教育处方：指在诊疗过程中，把疾病的主要病因、常见症状、治疗原则和自我保健方法等知识以书面的形式告知患者，以使患者在接受治疗的同时能更好地做好预防保健。这种方法特别适用于有一定文化程度的慢性病患者，他们久病后积累了不少医学知识，对健康教育的期望值也较高。

2）住院教育：住院教育是针对患者在院时间较长，便于医、护、患之间相互了解等特点开展的健康教育活动，可分为入院教育、病房教育和出院教育三方面。①入院教育：指在患者入院时对患者或家属进行的教育。主要内容包括病房环境、作息时间、探视制度、卫生制度、有关检查和治疗注意事项等。通常由护士和主管医师口头教育，也可通过宣传栏以及印发宣传手册等来进行。②病房教育：指在患者住院期间进行的教育，是住院教育的重点。病房教育的内容主要包括患者所患疾病的病因、发病机制、症状、并发症、治疗原则、生活起居、饮食等知识，以提高患者的依从性。通常采用口头教育、健康教育专题讲座等形式，也可采用电子屏幕播放录像片等现代化电教手段。③出院教育：指患者病情稳定或康复出院时所进行的教育。应针对患者的恢复情况，重点介绍医治效果、病情现状、巩固疗效、防止复发等注意事项，帮助患者建立健康的生活习惯。

出院后健康教育是出院健康教育的延伸，其主要对象是有复发倾向、需长期接受指导的慢性病患者。出院后教育是一个连续的追踪过程，主管医师通过书信往来、定期或不定期家访、电话咨询等方式，针对病情发展，修订治疗方案，给患者以长期、动态的健康咨询和指导。

3. 社区教育　社区是医院开展延伸服务的主要场所，医院应与社区密切联系，根据社区居民的健康需求，定期组织医护人员面向社区居民及重点人群开展健康讲座、健康咨询、义诊、健康生活方式倡导等健康活动。

（二）医院健康促进的形式和内容

1. 医院健康政策的制订　医院制订的政策和工作计划应该从循证的角度制订，保证其规范化与科学化。同时要综合考虑患者、员工以及所有医院来访者的健康。换句话说，要把健康理念融入医院的所有政策，并保证每一制度的落实。

2. 医院健康支持性环境的建设

（1）医院的物质环境：指医院的诊疗环境，包括建筑、设备、设施、卫生、照明、通风、采暖、绿化等。环境建设至少应该包括以下几个方面。①诊疗与就医环境符合国家有关规定、标准和要求。②医院导医标识清晰，方便患者就诊。③厕所干净卫生。④提供满足医护人员休息、健身、娱乐需要的设施和设备。⑤有营养配餐室或食品销售处，为医护人员和患者提供安全的食品和饮水。⑥院内生活垃圾和医疗废物分类收集，医疗废物标识清晰，收集、放置和转运合理，符合院内感染的规定。⑦环境设施应该满足残疾人群、老年人群和其他特殊人群的需求，如无障碍设施、老年人优先窗口等。

（2）医院的人文环境：指为患者营造友善的就医氛围和较好的就医体验，主要包括以下几个方面。①医务人员对待患者和蔼可亲，使用文明礼貌用语。②大厅设有咨询台，服务态度良好。③咨询台、候诊处有健康传播资料发放架、宣传专栏、大型电子显示屏或电子视频播放等，内容定期更新。④医院每年对全体员工进行定期体检及健康评估，建立健康档案，针对职工中存在的主要健康问题及高危因素开展有针对性的干预活动（告知高危因素、提供指导建议）。

四、医院健康教育与健康促进的实施

医院健康教育与健康促进是一项涉及面广、专业性强，需要多部门合作的工作。因此，事先要有周密的计划、措施并确定评价效果和方法。

1. 开展医护人员健康技能培训教育 做好健康教育与健康促进的关键是医护人员的健康教育技能及方式。实施健康教育不能千篇一律，医护人员在临床工作中要巧用健康教育的技能，根据不同情况的患者，采用不同的谈话技巧和教育方式，同时还必须掌握健康教育的程序，按程序有组织、有计划地开展健康教育，保证目标实现。掌握医患沟通技巧、知识灌输技巧，采用适当的教育方式都是做好健康教育的必要条件。通过开展健康教育技能培训，使医护人员树立“大卫生”的观念和医疗服务社会化的观念，自觉适应医学模式的转变，能积极、主动地担当起健康教育任务。

为增强医护人员的健康教育意识和技巧，应将健康教育纳入继续教育内容，有计划地对医护、医技人员进行培训。培训的内容应包括：①医院开展健康教育的意义、作用。②医院健康教育的内容。③医院健康教育的形式与方法。④人际传播和大众传播技巧及其在医院健康教育中的应用。⑤医院健康教育的计划与实施。⑥医院健康教育的评价。

2. 组织管理

（1）建立医院健康教育与健康促进的管理机制：医院健康教育与健康促进涉及医院的各个职能部门和各个业务科室，是一项社会性很强的工作，行政管理和组织协调极为重要。常见的院级管理机构是医院健康教育与健康促进领导小组或医院健康教育与健康促进委员会，下设办公室或职能科室。院级健康教育与健康促进领导机构的主要任务是领导全院健康教育与健康促进工作，制订和审定年度计划，对全院健康教育与健康促进工作进行经常性的督促检查，主持健康教育与健康促进工作的联席会议与协调会议，组织全院医护人员健康教育技能培训，协调院内和社会各部门关系，督促有关部门做好后勤保障工作。

（2）建立医院健康教育与健康促进工作网络：医院健康教育与健康促进工作网络不但由内部网络和外部网络两部分组成，而且需要卫生行政部门和全社会的共同参与。

1）内部网络：由院内各业务科室和相关职能科室组成。医院的各业务科室是实施健康教育与健康促进的基础单位，应由指定人员负责本科室的日常健康教育与健康促进工作，形成院有人抓、科有人管的医院健康教育与健康促进网络。各业务科室应在健康教育与健康促进职能科室的指导下，完成以下工作任务。①按全院计划和要求，安排实施本科室的健康教育与健康促进工作。②及时记录并总结健康教育与健康促进工作情况，开展健康教育与健康促进调查研究及效果评价工作。

2）外部网络：由在健康教育与健康促进工作中与医院密切相关的部门、社团、单位、社区组成，在职能和功能上互相补充、互相协作、互相促成。在外部网络中，医院与相关部门、单位、社团的关系是一种工作上的契约关系。

3）医疗卫生系统：与卫生系统的联系与协作，有利于发挥卫生系统各部门的优势，形成一定声势，取得健康教育与健康促进的最佳效果。

4）社会：社会各部门的配合与支持是搞好社区健康教育和社会卫生宣传的必要条件。医院要与所辖社区学校、机关、街道建立密切的联系，并与大众媒体积极配合，形成以医院为中心的广泛的社会健康教育网络。

3. 建立医院健康教育与健康促进工作制度 为保证医院健康教育与健康促进工作程序化、规范化，医院应制订一套可行的工作制度或工作规范。这些制度应与全院的各项规章制度相结合，以达到整体科学管理的目的。

（1）将健康教育与健康促进纳入院长目标管理及各科室、各级各类医护人员岗位责任制中。

（2）建立健全患者健康教育档案管理制度，如住院患者护理记录中的患者健康教育记录。

（3）建立健康教育与健康促进活动登记、统计制度，完整记录健康教育与健康促进各项活动的全过程。

（4）建立考核、评比和奖励制度。

4. 明确医院健康教育与健康促进的职能职责

（1）根据上级主管部门下达的工作任务和医院实际，提出本院的健康教育工作计划，报院领导小组通过后，组织贯彻实施。

（2）负责全院健康教育与健康促进工作的业务指导，组织经验交流，进行检查评比、汇总和总结。

（3）负责收集、制作、发放各类健康教育宣传品。

（4）建立、培养重点科室，选择重点病种、项目，开展健康教育与健康促进工作研究、课题设计、实施和效果评价。

（5）负责对全院医护人员的健康教育技能培训。

（6）负责对社区和地段预防保健人员的健康教育技能培训，负责指导本院所属社区健康教育工作。

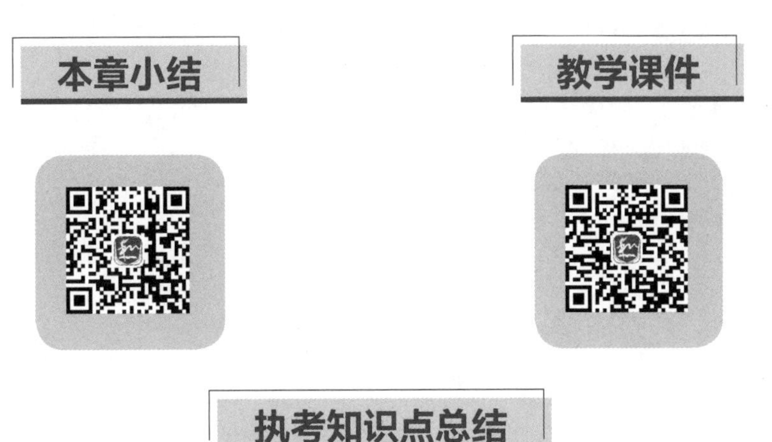

执考知识点总结

本章涉及的2019版及2024版公共卫生执业助理医师资格考试考点对比见表5-3。

表5-3　2019版及2024版公共卫生执业助理医师资格考试考点对比

单元	细目	知识点	2024版	2019版
重要场所的健康教育与健康促进	社区健康教育与健康促进	（1）概念	√	√
		（2）社区健康教育的主要内容	√	—
		（3）社区健康教育的方法	√	—
		（4）特殊人群健康教育（孕产妇、儿童、老人）	√	√
	学校健康教育与健康促进	（1）概念与特征	√	√
		（2）健康促进学校的实施内容	√	√
		（3）健康促进学校的效果评价	√	√
	工作场所健康教育与健康促进	（1）概念	√	√
		（2）健康教育内容	√	√
	医院健康教育与健康促进	（1）概念	√	√
		（2）主要形式与内容	√	√

拓展练习及参考答案

（井杏雨　何　昊）

第六章　重点公共卫生问题的健康教育与健康促进

学习目标

素质目标：培养学生的职业道德，加强对突发公共卫生事件的重视，增强对不同健康状况群体开展健康教育与健康促进的使命感。

知识目标：掌握吸烟、饮酒、高血压、糖尿病、艾滋病、结核病及突发公共卫生事件的健康教育与健康促进；熟悉膳食、运动、交通意外伤害的健康教育与健康促进；了解心理健康、恶性肿瘤、溺水的健康教育与健康促进。

能力目标：具备针对不同的危险因素的目标人群制定健康教育与健康促进项目并实施的能力。

核心知识拆解

第一节　慢性非传染性疾病健康教育与健康促进

案例导入

【案例】

刘女士，45岁。某商店收银员，体重75千克，身高1.60米。生活缺乏规律，每天中午、晚上在餐馆进餐，嗜好甜品和零食，体力活动很少。既往无重大疾病史，其父患糖尿病已有10年，其母患高血压病6年，刘女士本人迫切希望进行减肥。

【问题】

1. 刘女士目前存在的疾病风险因素有哪些？
2. 如何制订针对刘女士的健康教育与健康促进计划？

慢性非传染性疾病（以下简称慢性病）不是特指某种疾病，而是对一类起病隐匿，病程长且病情迁延不愈，病因复杂，缺乏确切的传染性生物病因证据，并且部分尚未完全被确认的疾病的概括性总称。慢性病的4个主要类型为心血管疾病（如心脏病发作和卒中）、癌症、慢性呼吸道疾病（如慢性阻塞性肺疾病和哮喘）以及糖尿病。

一、高血压

（一）高血压的概述

高血压（hypertension）是指以体循环动脉血压（收缩压和/或舒张压）增高为主要特征，可伴有心、脑、肾等器官的功能或器质性损害的临床综合征。高血压是目前我国患病人数最多的慢性病，也是导致城乡居民心血管疾病死亡、致残的最重要危险因素。最新调查数据显示，2018年，我国成人高血压加权患病率为27.5%，患病率总体呈增高趋势，近年来中青年人群中高血压患病率上升趋势更明显。从南方到北方，高血压患病率递增；农村地区高血压患病率增长速度快于城市。我国高血压患者的知晓率、治疗率和控制率已取得较好成绩，但总体仍处于较低的水平，分别为51.6%、45.8%和16.8%。

（二）高血压的诊断标准

2018年修订的《中国高血压防治指南》（表6-1）根据血压升高的水平，可将高血压分为1级（轻度）、2级（中度）、3级（重度）。

《中国高血压防治指南》指出在未使用降压药物的情况下，有3次血压值均高于正常，即收缩压≥140mmHg和/或舒张压≥90mmHg，而且这3次血压测量不在同一天内，可诊断为高血压。如果患者的收缩压和舒张压属于不同级别，则以较高的分级为准。2022年《中国高血压临床实践指南》建议收缩压在130～140mmHg（1mmHg＝0.133kPa）和/或舒张压80～90mmHg的患者开始药物降压治疗。理由是未来15年65%的患者将进展为血压≥140/90mmHg，同时推测药物成本符合经济效益。

表6-1 《中国高血压防治指南》高血压类型的判断标准

分类	收缩压/mmHg		舒张压/mmHg
正常血压	＜120	和	＜80
正常高值	120～139	和/或	80～89
高血压	≥140	和/或	≥90
1级高血压	140～159	和/或	90～99
2级高血压	160～179	和/或	100～109
3级高血压	≥180	和/或	≥110

某些患者属于单纯收缩期高血压和单纯舒张期高血压。单纯收缩期高血压为收缩压高于140mmHg，但舒张压正常（低于90mmHg）；单纯舒张期高血压为收缩压正常（低于140mmHg），但舒张压高于90mmHg。这些人群依然属于高血压人群，需要采取积极有效的生活和药物干预。

（三）高血压的危险因素

1. 高钠低钾饮食 有关研究证实，高盐（高钠）是高血压发病的重要因素，人群的人均食盐摄入量越多，高血压的发病危险也越高。高钠使血压升高可能是通过提高交感神经张力，增加外周血管阻力所致。我国南方人群食盐摄入量一般为8～10g/d，北方人群为12～15g/d，均大大超过WHO推荐的6g/d的标准。此外，我国人群每天钾的摄入量只有1.89g，远低于WHO推荐的4.7g。

2. 超重及肥胖　适当比例的体脂是人体生理活动之必需，过量的体脂则会影响人们健康。身体脂肪含量与血压水平呈正相关。体内脂肪含量从轻度到中度增加为超重，重度增加为肥胖。肥胖者血液中过多的游离脂肪酸引起胰岛素抵抗、血三酰甘油水平升高和炎症因子增加等，造成机体损害。肥胖者患高血压和糖尿病的危险，分别是正常体重者的3.0倍和2.5倍。此外，研究表明，超重及肥胖不仅是高血压发病的危险因素，同时也是冠心病和脑卒中发病的独立危险因素。目前，国际通用的判断肥胖的简易指标是体重指数、腰围、腰臀比等。中国人的体重指数（body mass index，BMI）中年男性一般为21～23，中年女性一般为21～25，人群体重指数的差别对人群的血压水平和高血压患病率有显著影响。在我国，BMI≥24为超重，BMI≥28为肥胖。我国24万成人随访资料的汇总分析显示，BMI≥24者发生高血压的风险是体重正常者的3～4倍。身体脂肪的分布与高血压发生也有关。腹部脂肪聚集越多，血压水平就越高。男性腰围≥85cm，女性≥80cm者患高血压的危险为腰围低于此界限者的3.5倍。

3. 缺少运动　许多流行病学研究表明，缺乏运动的人高血压、冠心病、脑卒中的患病率明显高于经常参加体育锻炼的人，已经患有高血压的人不参加运动会增加并发心脑血管疾病的危险。运动降压也已得到研究证实，规律运动可使收缩压下降8～10mmHg，舒张压下降7～8mmHg。运动应遵循从小量开始，逐渐增加，循序渐进，持之以恒，坚持不懈的原则。

4. 过量饮酒　有研究证明，无论是一次醉酒还是长期酗酒都会增加出血性脑卒中的危险。这是因为乙醇可使血液中血小板数量增加，脑血流调节不良，进而导致高血压、心律失常与高血脂。如果每天平均饮酒>3个标准杯（1个标准杯相当于12g乙醇），收缩压与舒张压分别平均升高3.5mmHg、2.1mmHg，并且血压上升幅度随着饮酒量增加而增大。

5. 过度紧张刺激　由于社会高速发展、工作节奏增快、竞争压力加剧、人际关系紧张，使社会群体普遍压力加大。长期过度的心理反应会明显增加心血管风险。引起心理压力增加的原因主要有抑郁症、焦虑症。人在紧张、愤怒、惊恐、压抑、焦虑、烦躁等状态下，血压就会升高，并增加心血管病风险。急性的情绪变化还是心肌梗死和脑出血发作的重要诱发因素。

6. 遗传　生物遗传因素也是导致心脑血管疾病的原因，有关研究结果提示，高血压的遗传度为60%，有高血压家族史的人要特别注意预防。

（四）高血压的健康教育

1. 健康教育的核心知识

（1）控制体重：超重与肥胖是高血压的一个重要的独立危险因素。根据中国人体重指数（BMI）的标准，BMI在18.5～23.9范围者为正常体重。

（2）合理膳食：膳食中摄入过量油脂可导致高血压、动脉粥样硬化等疾病。过多摄入的钠盐是导致高血压的重要原因。WHO推荐每人每日食盐摄入量不应超过6g。膳食中的钾可以对抗钠的升血压作用。钾的来源是蔬菜水果，高盐而蔬菜水果少的膳食会造成体内高钠低钾，会更加促进高血压的发生，故提倡少摄入盐，多摄入新鲜蔬菜水果。

（3）控制饮酒：长期大量饮酒是高血压的重要危险因素。控制饮酒后，血压水平明显下降。

（4）戒烟：吸烟是心血管病的重要危险因素，吸烟可在短期内使血压急剧升高，吸烟量与高血压发病率存在剂量反应关系，随着吸烟量的减少，发生高血压的概率下降。

（5）适量锻炼：有规律中等强度的有氧耐力运动是预防高血压风险的良好方法之一。

（6）应对紧张刺激：各种内外紧张刺激因子会引起人体明显的主观紧迫感觉、相应的紧张行为和伴随的生理和心理变化，这些最终会导致血压升高、心跳加快。如果长期处于此状态下，会导致心血管系统功能性和器质性变化。

（7）提高依从性：患者的依从性可表现为对药物治疗的依从性和对医师提供的多种非药物治疗建议的依从性。单纯的非药物治疗只适于血压略高没有心血管损害的年轻人。如果用非药物治疗方法治疗一段时间后没有效果，应合并使用抗高血压药物。但药物不能根治高血压，只能控制血压，因此要求患者终身服用药物，切忌忽停忽用，特别是中度以上患者，即使症状缓解也不能停止使用药物。

2. 不同目标人群健康教育的重点内容

（1）高血压患者及家属健康教育：加强随访和管理，使其知道坚持从医行为的重要性；提高个人和家庭自我保健能力，预防和推迟并发症，提高患者生活质量。

（2）高血压高危人群健康教育：改变不利于健康的行为习惯，消除或减少高血压的行为危险因素；定期测量血压，做到早诊断、早治疗；减少可避免的高血压患病风险。

（3）一般健康人群健康教育：使儿童、青少年树立全面的健康观念，养成良好的行为习惯，防患于未然；使成年人的知、信、行向有利于全身心健康的方向发展，发现并矫正不良行为习惯；充分利用大众传播媒体，开展每年10月8日“全国高血压日”宣传教育活动。

（4）社区领导和决策者的健康教育：提供必要的信息，让其了解高血压预防的重要性，以及预防工作的社会效益、经济效益、可行方法，促使领导作出决策，使高血压预防成为全社会的行动，获得政策、组织协调、环境、舆论和经费的支持。

（五）高血压的健康促进

1. 动员政府为控制慢性病出台相关的政策 慢性病属于社会病，需要政府的重视和政策的支持。凡是政府出台有关控制危险因素相关政策或采取一定行政措施的，都能取得一定的成效。可见，在预防和控制慢性病的健康教育与健康促进中，首先要应用社会动员的各种手段，把慢性病的预防控制纳入政府的工作议程，并出台相关的政策。

2. 动员社区积极参与慢性病健康教育工作 慢性病的发生发展与群众对此类疾病的了解程度关系密切，要动员社区加大对慢性病防治知识的宣传，特别要突出对高血压等心脑血管疾病防治知识的宣传。具体有以下几项。

（1）加大高血压防控知识普及力度：开展宣传之前先了解群众中存在哪些模糊的或错误的认识，了解群众希望通过什么样的渠道了解相关的知识。目前，国家卫生健康委员会、国家疾病预防控制中心和中国健康教育中心已发布多种预防慢性病的核心信息，如“防治高血压宣传教育知识要点”“健康生活方式核心信息”等，这些知识既科学又简明易懂，可应用小媒介，如传单、小折页以及社区的宣传栏、小广播等广泛宣传这些知识，还可使用新媒体、手机短信、网络等进行宣传。

将平时的普遍宣传与卫生日的突出宣传教育相结合。在常规开展预防心脑血管疾病科普宣传的基础上，结合每年的相关卫生日，如世界高血压日（5月17日）、中国高血压日（10月8日）等，通过当地的新闻媒体，如报纸、广播、电视以及网络等传统媒介和新媒介一起集中宣传；也可在人群相对集中的场所举办防治知识竞赛、组织街头义诊咨询活动，免费给群众测血压、发放宣传材料，吸引群众关注度。

（2）提供必要的环境支持：社区要提供环境等多方面的支持，促进居民主动改变不健康的行为，教育人员可在社区举办平衡膳食学习班，教会居民如何安排每日食谱。动员社区机关、企事业单位的领导组织群众参加各种适宜的活动，在各社区或单位内设置运动器材，便于居民养成运动习惯。

（3）参与社区卫生服务中心的慢性病健康管理：健康教育人员要积极参与到社区卫生服务中心（站）开展的对高血压患者的健康管理。通过健康教育改变患者的不良生活方式和习惯，提高患者的依从性，减少并发症。

二、糖尿病

（一）糖尿病的概述

糖尿病（diabetes）是由遗传因素、免疫功能紊乱、微生物感染及其毒素、自由基毒素、精神因素等致病因子作用于机体导致胰岛功能减退、胰岛素抵抗而引发的糖、蛋白质、脂肪、水和电解质等一系列代谢紊乱综合征，临床上以高血糖为主要特点，典型病例可出现多尿、多饮、多食、消瘦等临床表现，即“三多一少”症状。糖尿病是一种严重危害人民健康的内分泌代谢性疾病。我国糖尿病患病率呈快速增长趋势，根据《中国2型糖尿病防治指南（2020年版）》，我国18岁以上人群糖尿病患病率已升至11.2%。与此同时，我国糖尿病的诊断率仅有30%～40%，即每10个糖尿病患者中，只有3～4人知道自己患有糖尿病。

（二）糖尿病的危险因素

1. 肥胖 肥胖是2型糖尿病最重要的易患因素。研究表明，BMI与发生2型糖尿病的危险性呈正相关。据我国11个省市的调查发现，糖尿病的患病率随体重的增加而上升，超重者患糖尿病的风险为正常人的2.6倍，而肥胖者高达3.43倍。此外，肥胖的类型也与2型糖尿病的发病率密切相关，腰臀比大者2型糖尿病的发病率高，说明糖尿病的发生与向心性肥胖密切相关。糖尿病患者腰臀比平均为0.90，正常人为0.83，也支持糖尿病与向心性肥胖密切相关。肥胖持续的时间越长，其糖尿病的患病率也越高。

2. 体力活动不足 许多研究显示体力活动不足能够增加糖尿病发病的危险性，活动最少的人与最爱活动的人相比，2型糖尿病的患病率相差2～6倍，这种现象存在于世界许多国家和地区的人群中。我国11个省市的调查也发现糖尿病患病率随着职业体力活动的加强而下降。有规律的体育锻炼能增加胰岛素的敏感性和改善糖耐量，因此，加强体育锻炼是预防糖尿病的重要措施。

3. 饮食因素 高能饮食是比较明确的2型糖尿病的危险因素。例如，日本的相扑运动员每天摄入能量达4500～6500千卡，比一般日本人的摄入量（2500千卡）高很多，他们中40%最后发展为2型糖尿病。摄取高脂肪、高蛋白、高碳水化合物和缺乏纤维素的饮食也与2型糖尿病的发生有关。

4. 妊娠 研究发现妊娠的次数与2型糖尿病的发生有关。妊娠中三个月和末三个月发现糖耐量异常，分娩后转化为正常者为妊娠糖尿病，妊娠糖尿病患者患2型糖尿病的危险性比其他妇女高得多。妊娠糖尿病与后代患糖尿病的危险也有关。

5. 职业 职业也与糖尿病有关，主要体现在职业的性质和劳动强度，一般来说体力劳动者的患病率低于脑力劳动者。

（三）糖尿病的健康教育

1. 普通人群

（1）普及防治知识：让大众了解糖尿病防治知识，认识糖尿病危害。

（2）倡导健康行为生活方式：帮助人们合理膳食、增加运动、控制体重。

2. 高危人群 通过健康教育与管理，纠正和控制糖尿病的危险因素，降低糖尿病的患病率，同时提高糖尿病的检出率，及早发现和及时处理糖尿病。动员高危人群积极参加糖尿病的筛查，以及通过行为生活方式干预甚至药物干预，降低糖尿病的发病风险。

3. 糖尿病患者

（1）积极治疗糖尿病：发现糖尿病应积极治疗，患者应按医嘱服药。让患者了解糖尿病的发生、发展和转归规律，使患者基本掌握糖尿病的自我防治、自我检测、自我护理，从而使患者与医务人员配合密切，控制好糖尿病的病情。同时医师应对患者进行心理疏导，减少焦虑和悲观的思想。同时增强药物治疗的基本知识、掌握药物治疗方法和技巧，从而提高药物治疗的依从性。

（2）指导患者进行饮食控制和适宜的运动，控制体重：如制订量化合理的饮食治疗方案，包括营养合理，定时定量进食，食物多样化，适当食用低血糖生成指数食品，正确对待“无糖食品”；制订合理的运动治疗方案，包括要做到安全、有效运动治疗，因人而异，运动强度必须达到中等强度。饮食控制和运动都需要长期坚持。

（3）指导患者自我管理、预防并发症：糖尿病患者需要随时对自己的病情进行监测，了解和掌握病情的变化。让患者和家属了解糖尿病并发症的相关症状，定期进行血糖和尿糖监测，控制血压和血脂水平，定期检查眼底、眼压。鞋袜要合脚、卫生、透气，防止神经和血管病变，不用热水烫脚。要防止低血糖的发生。

（四）糖尿病的健康促进

1. 加强糖尿病防治组织机构建设 各地要把糖尿病的防治工作，纳入各级政府卫生行政主管部门的慢性非传染性疾病社区综合防治计划，以保证工作正常开展，可成立专家委员会（由多学科人员，如流行病、临床、监测、营养、计算机、统计、卫生管理、健康促进等方面的专家组成）具体指导工作。在卫生健康委员会统一领导下，建立和健全糖尿病的三级防治监测网，逐步建立和健全我国糖尿病登记报告制度，定期汇总，统计分析，为政府决策提供依据。逐步建立我国糖尿病资料数据库，在社区综合防治试点内逐步建立糖尿病患者、糖耐量减低者档案制度，通过监测网获得较准确的糖尿病发病率、并发症、致残率、致死率和有关危险因素等资料。

2. 加强糖尿病防治研究专业队伍培训 有计划地采取多种途径，多种方法培养一批糖尿病防治骨干队伍。充分发挥各级医疗卫生机构、预防保健机构的作用，街道、乡镇防保组织是基层预防保健网的枢纽，必须给予足够重视。对防保业务人员进行糖尿病防治专业知识培训。在全国有计划地建立糖尿病防治培训中心，为各省市自治区培训糖尿病防治队伍，包括业务技术人员和各级卫生行政部门管理干部，并推广有效的糖尿病防治措施。医学院校应安排一定学时讲授糖尿病防治知识，鼓励培养糖尿病教育者和糖尿病专科护士及营养师。

3. 积极开展糖尿病三级预防 通过文教卫生、大众传媒和各学术团体等开展糖尿病基本知识的普及教育，宣传科学卫生的饮食结构、生活习惯、工作方式、生活节奏、体育锻炼，同时劝阻吸烟、酗酒等不良生活习惯。

对高危人群要针对高危因素选择性给予干预，一般人群要从总体上降低危险因子的危害程度。重视对糖耐量减低者的转归，进行随访和观察。尽可能阻止糖耐量减低者进展为糖尿病患者。探索和推广糖尿病早期诊断新技术，规范糖尿病的治疗和护理。做好糖尿病干预治疗的试点工作，预防和延缓糖尿病并发症包括糖尿病酮症酸中毒、截肢、失明、心血管疾病、肾脏病和妊娠并发症等。有条件的医疗机构和国家重点医学院校应积极承担糖尿病预防、治疗及并发症治疗的研究任务。

三、恶性肿瘤

（一）恶性肿瘤的概述

恶性肿瘤的特征是细胞变异和增殖失控，扩张性增生形成新生物，肿瘤组织无限制增长，并通过淋巴系统向远端转移，侵袭其他脏器，最终导致机体衰亡。根据《中国恶性肿瘤学科发展报告

（2022）》显示，我国每年恶性肿瘤发病约392.9万人，死亡约233.8万人，与历史数据相比，癌症负担呈持续上升态势。

（二）恶性肿瘤的危险因素

许多恶性肿瘤的病因至今仍不够明确，但许多证据证明，恶性肿瘤的发生是由多个危险因素综合作用并经过多阶段演变的过程。目前认为，与恶性肿瘤发生有关的危险因素如下。

1. 环境因素　环境中的致癌因素主要包括自然环境的物理、化学和生物因素，其中最主要的是化学因素。

（1）化学因素：化学致癌物是指具有诱发肿瘤形成能力的化学物。人类肿瘤的80%～85%是由化学致癌物所致。这些致癌物可来自工业、交通和生活污染，也可以来自烟草、食品、药物、饮用水等，不仅种类和数量多，而且人们接触机会多、时间长，与癌症关系密切。

（2）物理因素：物理因素中，与肿瘤发生有关的最主要因素是电离辐射。电离辐射的来源有宇宙射线、土壤、建筑装修材料、核武器以及医用放射线接触等。电离辐射可引起人类多种癌症，如白血病、恶性淋巴瘤、多发性骨髓瘤等。紫外线的过度照射可引起皮肤癌。慢性机械性刺激和外伤性刺激可致组织慢性炎症和非典型增生而诱发组织癌变。例如，锐齿、龋齿、错殆牙的长期刺激，可发生黏膜白斑、溃疡以至癌变。

（3）生物因素：恶性肿瘤与病毒、寄生虫等生物因素有关。已证实乙型肝炎病毒和丙型肝炎病毒与肝癌的发生有关，人乳头状瘤病毒与宫颈癌的发生有关，EB病毒与鼻咽癌有关，血吸虫与大肠癌有关。细菌致癌的较少，目前确认的主要是幽门螺杆菌与胃癌的发生有关。

2. 生活行为方式因素

（1）吸烟：吸烟与肿瘤的关系早已得到确认，吸烟可导致肺癌、口腔癌、舌癌、唇癌、鼻咽癌、喉癌、食管癌、胃癌、膀胱癌、肾癌、宫颈癌等的发病率增高。吸烟与肺癌关系最为密切，吸烟量、吸烟时间、开始吸烟的年龄和戒烟的年限等与肺癌都有明显的剂量－反应关系。开始吸烟的年龄越小，吸烟量越大，发生肺癌的危险性就越大，戒烟后肺癌危险度逐渐下降。

（2）饮酒：酒中含有亚硝胺和多环芳烃等致癌物，长期嗜酒与口腔癌、咽癌、喉癌、食管癌、胃癌和直肠癌有关。若饮酒的同时吸烟，彼此间会有很强的协同作用，使致癌危险大大增加。

（3）饮食：饮食结构不合理和营养失调是引起恶性肿瘤的主要原因。高脂肪、高热量饮食与乳腺癌发生呈正相关，食物中缺乏膳食纤维可使肠癌患病风险增加。腌制食品及储存过久的蔬菜、水果中含大量亚硝酸盐，在人体胃内可与胺类形成致癌物亚硝胺；食品在煎炸、烟熏、烘烤等烹调过程中会产生大量的多环芳烃化合物，其中含有苯并［a］芘等强致癌物质，都是导致胃癌发生的危险因素。粮油类食物受霉菌污染产生的黄曲霉毒素使肝癌的发病率明显升高。

3. 社会心理因素　社会心理因素与癌症的发生或死亡密切相关，精神刺激和心理紧张因素在恶性肿瘤的发生发展中起不可忽视的促进作用。人们在遭受负性生活事件打击后，往往会产生不良情绪如焦虑、抑郁、悲观、失望等，导致大脑功能失调，免疫系统功能减低，恶性肿瘤发生的危险性增高。C型性格者较其他性格的人群容易发生肿瘤，他们过分谨慎、忍让、追求完美，不善于疏泄负性情绪，往往在相同的生活环境中更容易遭受负性生活事件的打击，遭受打击后也更容易产生各种不良情绪反应，从而成为恶性肿瘤的高发人群。

4. 遗传因素　遗传因素在恶性肿瘤的发生过程中起着重要的作用。在接触同一危险因素的人群中，只有一部分人会发病，这与机体的遗传易感性有密切的关系，包括机体代谢和转化外源性化学致癌物的能力，修复DNA损伤的能力，免疫系统的状况，以及是否存在某种特定的遗传缺陷等。与遗传因素有密切关系的恶性肿瘤主要有肠癌、乳腺癌、视网膜母细胞瘤、宫颈癌等，因而这些肿瘤都表现出一定的家族聚集倾向。例如，我国鼻咽癌的遗传倾向比较明显，欧美国家妇女中常见的乳腺癌约30%的病例具有遗传倾向。

（三）恶性肿瘤的健康教育

1. 采取健康生活方式 通过多种形式实施健康教育和健康干预，使人们知晓有关防癌知识，尽量减少接触各种致癌物或致癌前体物，自觉形成良好的行为生活方式，如戒烟、限酒；合理膳食，保持营养素摄入均衡，不吃过硬、过烫、发霉的食物，少吃煎炸、烧烤类食物；坚持体育锻炼，增强机体免疫力；保持心理平衡，以积极乐观的心态面对各种生活事件，养成心胸开阔、不斤斤计较、不生闷气的性格；合理使用药物，减少不必要的放射性接触，避免过度日晒和过度劳累等。WHO提出了通过合理饮食预防癌症的5条建议：①避免动物脂肪。②增加粗纤维。③减少肉食。④增加新鲜水果和蔬菜。⑤避免肥胖。

2. 疫苗接种和化学预防 疫苗接种可防止生物因素引起的致癌效应。乙型肝炎病毒感染与肝癌的发生有十分密切的关系，在人群中广泛开展乙肝疫苗的接种，可以有效预防肝癌的发生。化学预防可降低致癌物的作用剂量和减少作用时间，阻止致癌化合物形成和吸收，从而防止肿瘤的发生。化学预防剂有维生素类的叶酸及维生素A、维生素C、维生素E等，矿物质如硒、钼、钙等，天然品如胡萝卜素等。

3. 定期体检、参与筛查 癌症筛查和早期检测是发现癌症和癌前病变的重要途径，有利于癌症的早期发现和及时治疗，应积极参加癌症定期检查。成年女性应定期参加宫颈癌和乳腺癌筛查，还应进行乳腺自我检查。国家为部分地区农村妇女提供免费的宫颈癌、乳腺癌检查。国家在部分农村高发地区和城市地区开展了肺癌、上消化道癌、大肠癌、结肠癌、直肠癌、肝癌、鼻咽癌等癌症筛查和早诊早治工作。

4. 识别肿瘤可疑症状 ①不明原因的短期内出现体重减轻。②长期不规律发热，同时伴随着疲乏、无力、食欲减退。③身体出现异常肿块。④不明原因出血，包括便血、尿血、痰中带血等。⑤持续性消化不良和食欲减退。⑥便秘、腹泻交替出现，大便变形。⑦吞咽食物有哽咽感，胸骨后闷胀不适、疼痛，食管内异物感。如果出现这些症状，往往发现的时候都不是早期，所以定期体检比通过症状来发现肿瘤要及时、准确。

5. 早诊早治、积极康复 加强肿瘤患者的健康教育和随访，开展心理健康指导、营养指导，提升自我护理和管理的能力。

（四）恶性肿瘤的健康促进

1. 协调宏观调控，创新癌症防治体系 党中央、国务院高度重视癌症防治工作，将其纳入《“健康中国2030”规划纲要》，在《健康中国行动（2019—2030年）》15个专项行动中设立“癌症防治行动”。国家卫生健康委坚决贯彻落实党中央、国务院的决策部署，2019年，经国务院批准，国家卫生健康委等10个部门联合印发了《健康中国行动——癌症防治实施方案（2019—2022年）》。3年来，各地各部门按照实施方案要求，积极落实综合防治措施，在体系建设、肿瘤登记、早诊早治、规范诊疗、科技创新、科普宣教等重点领域稳步推进，癌症防治工作取得长足发展。

2. 聚焦关键环节，提升癌症防治能力 ①控制危险因素，降低癌症患病风险：开展全民健康促进，减少致癌相关风险，加强环境与健康工作，推进职业性肿瘤防治工作。②完善癌症防治服务体系，加强信息共享：完善高质量癌症防治体系，加强癌症防治机构协作，进一步提升肿瘤登记报告规范化、制度化程度，促进癌症防治信息资源共享。③推广癌症早诊早治，强化筛查长效机制：完善并推广重点癌症早诊早治指南，深入推进癌症早期筛查和早诊早治，构建分层癌症筛查体系。④加强癌症诊疗规范化，提升管理服务水平：加强诊疗规范化管理，加强诊疗质量控制，优化诊疗模式。⑤促进中西医结合创新，发挥中医药独特作用：加强癌症中医药防治网络建设，提升癌症中医药防治能力，强化癌症中医药预防及早期干预。⑥加强救助救治保障，减轻群众就医负担：加强综合医疗保障，提高抗肿瘤药物可及性，巩固拓展癌症防治脱贫攻坚成果。⑦加快重大科技攻关，推广创新成果转化：加强癌症相关专业学科建设，集中力量加快科研攻关，加强癌症防治科研成果的推广应用。

3. 加强组织领导，保障方案平稳落地　为保障各项目标的实现，一是加强组织领导，建立健全癌症防治工作领导协调机制，强化部门责任，明确职责和分工，各地按规定落实财政投入；二是加强统筹协调，与各项健康中国专项行动有机结合、整体推进，充分调动全社会参与癌症防治工作的积极性，大力营造有利于癌症防治的社会环境；三是加强督促落实，完善评价机制，加强对癌症防治工作的动态评估，组织开展实地调研和综合评价，确保各项措施落实落地。

知识拓展

“门诊慢性病”这项隐藏的医保福利你知道吗?

我国政府高度重视人民健康，出台了许多完善国民健康政策，为人民群众提供全方位全周期的健康服务，门诊慢性病政策就是其中一个。门诊慢性病并不是一个医学上的概念，而是一个医疗保障层面的概念，是指治疗和治愈周期较长、病情相对稳定，门诊治疗比住院治疗经济方便的慢性病。

门诊慢性病政策是医保部门为减轻部分患有慢性疾病需要长期门诊治疗的参保人员经济负担而实行的一项特殊的政策，是普通门诊和住院治疗之外的一项额外政策。相比普通门诊待遇，门诊慢性病的报销待遇更高，能够减轻参保人员的经济负担。

需要注意的是，要享受门诊慢性病待遇，需要先进行门诊慢性病备案或认定。大部分地区对门诊慢性病备案都设有有效期，在有效期到期之前，需要重新备案或认定。

第二节　传染病健康教育与健康促进

案例导入

【案例】

小张是一中学男学生，家境平平，由于学习压力大，便把注意力转向了手机软件，还结识了一位大哥。大哥待他如自己的亲弟弟，并经常请他吃饭送礼物。在一次午休的过程中他与大哥发生了性关系，之后便发现肛门附近长出了异物，医院检查诊断是感染了人类免疫缺陷病毒。

【问题】

1. 小张感染艾滋病病毒是通过什么途径传播的?
2. 如何制订针对学生群体的“防艾”健康教育与健康促进计划?

传染病曾是危害人类健康的主要疾病，如天花、鼠疫等曾带来巨大灾难。然而，随社会经济和科技的发展，全球多数国家传染病的发病率和死亡率已大幅下降，部分传染病已得到有效控制。但值得注意的是，自20世纪70年代以来，几乎每年都有新发传染病出现，这已经成为全球性的重大公共卫生问题。这些新发传染病不仅威胁人类健康，也给社会经济带来重大影响。因此，传染病仍然是危害人类健康的重要疾病，需要全球共同努力来预防和控制。这需要各国政府、国际组织和公众的共同努力，通过提高公众的健康意识、加强疫苗接种、改善公共卫生设施和加强国际合作等措施，共同应对传染病的威胁。只有这样，我们才能更好地保护人类的健康和生命安全，实现全球公共卫生安全的目标。

一、艾滋病

（一）艾滋病的概述

艾滋病又称获得性免疫缺陷综合征（AIDS），是由人类免疫缺陷病毒（human immunodeficiency virus，HIV）感染引起的T细胞免疫功能缺陷为主的一种免疫缺陷病。免疫系统因受损伤而导致免疫系统的防护功能降低直至丧失，免疫功能缺陷导致各个系统发生机会性感染、肿瘤等。

艾滋病是一个重大的全球公共卫生问题，其在全球所有国家持续传播，迄今已夺去约4040万人的生命。HIV感染目前并无治愈方法，但是，HIV感染具备有效的预防、诊断、治疗和护理措施，包括针对机会性感染的措施，借助这些有效措施，HIV感染者能够过上有质量且长寿的生活。

艾滋病属于我国法定报告的乙类传染病，据中国疾病预防控制中心性病艾滋病预防控制中心信息，截至2020年底，全国现有105.3万报告存活的HIV感染者，累计报告死亡病例35.1万。我国艾滋病防治的目标为“90-90-90”，即90%感染者被检测发现、90%的感染者接受了抗反转录病毒治疗（ART）、90%的感染者接受ART且病毒成功被抑制，该目标目前的达成度依次分别为78.7%、92.9%和96.1%。

（二）艾滋病的传播途径与高危人群

1. 传播途径

（1）性接触传播：包括同性及异性之间的性接触。

（2）血液及血制品传播：包括输入污染了HIV病毒的血液或血液制品；静脉药瘾者共用受HIV污染的、未消毒的针头及注射器；共用其他医疗器械或生活用具等也可能经皮肤或黏膜破损处传染。

（3）母婴传播：也称围产期传播，即感染了HIV的母亲在产前通过胎盘，分娩过程中通过产道及产后通过哺乳传染给下一代。

2. 高危人群

（1）因病经常输血或输注血制品者。

（2）接触过未检测HIV抗体血液及体液的医护人员。

（3）有不安全血液及血液制品接触史的检验人员。

（4）曾用未经严格消毒的公用锐器文身、文眉、文眼线、文唇线、穿耳或用剃须刀修面、修脚者。

（5）进行性交易、有多个性伴侣、同性恋或双性恋者，或艾滋病患者的配偶、性伴侣。

（6）共用不洁注射器的吸毒者。

（三）艾滋病的健康教育核心知识

（1）艾滋病离我们的生活并不遥远。艾滋病是一种危害大、死亡率高的严重传染病，目前不可治愈、无疫苗预防。

（2）HIV通过性接触、血液和母婴三种途径传播。

（3）性传播疾病可增加感染艾滋病病毒的风险，必须及时到正规医疗机构诊治。

（4）避免共用注射器静脉吸毒，可有效预防艾滋病病毒经血液传播。

（5）感染了HIV的孕产妇应及时采取医学手段阻止HIV传给婴儿。

（6）艾滋病目前没有疫苗可以预防，掌握预防知识、拒绝危险行为，做好自身防护才是最有效的预防手段。

（7）坚持每次性交时正确使用避孕套，可有效预防艾滋病经性接触传播。

（8）发生易感染艾滋病危险行为后72小时内使用暴露后预防用药可减少HIV感染的风险。

（9）艾滋病自愿咨询检测是及早发现感染者和患者的重要措施。

（10）感染HIV后及早接受抗病毒治疗可提高生活质量，减少HIV传播。

（11）HIV感染者也是艾滋病的受害者，应该得到理解和关心，但故意传播艾滋病的行为既不道德，也要承担法律责任。

（12）艾滋病威胁着每一个人和每一个家庭，预防艾滋病是全社会的责任。

（四）艾滋病的健康促进

1.“四免一关怀”政策　“四免一关怀”是我国艾滋病防治最有力的公共卫生政策措施之一。“四免”指的是农村居民和城镇未参加基本医疗保险等医疗保障制度的经济困难人员中的艾滋病患者，可到当地卫生部门指定的传染病医院或设有传染病区（科）的综合医院服用免费的抗病毒药物，接受抗病毒治疗；所有自愿接受艾滋病咨询和病毒检测的人员，都可在各级疾病预防控制中心和各级卫生行政部门指定的医疗机构，得到免费咨询和HIV抗体初筛检测；对已感染HIV的孕妇，由当地承担艾滋病抗病毒治疗任务的医院提供健康咨询、产前指导和分娩服务，及时免费提供母婴阻断药物和婴儿检测试剂；地方各级人民政府要通过多种途径筹集经费，开展艾滋病遗孤的心理康复，为其提供免费义务教育。“一关怀”指的是国家对HIV感染者和患者提供救治关怀，各级政府将经济困难的艾滋病患者及其家属，纳入政府补助范围，按有关社会救济政策的规定给予生活补助；扶助有生产能力的HIV感染者和患者从事力所能及的生产活动，增加其收入。

以上内容以《艾滋病防治条例》第四章第四十四条至第四十七条条内容的形式被正式固定下来，这一政策的颁布标志着免费抗病毒治疗政策纳入了法制化轨道，对我国艾滋病防治相关工作具有重要意义。

2. 消除歧视　自世界首例艾滋病病例于1981年在美国确认以来，歧视和偏见就一直伴随着这一疾病。自2004年起，中央政府和地方政府先后出台或修订了一些法律法规和办法，旨在保护感染者的合法权益。2004年，全国人大在修订《中华人民共和国传染病防治法》时增加了一个条款，即“任何单位和个人不得歧视传染病病人、病原携带者和疑似传染病病人”。2006年1月，国务院出台了《艾滋病防治条例》（以下简称《条例》）。该条例第一章第三条规定：“任何单位和个人不得歧视艾滋病病毒感染者、艾滋病病人及其家属。艾滋病病毒感染者、艾滋病病人及其家属享有的婚姻、就业、就医、入学等合法权益受法律保护”；《条例》第三章第三十九条规定：“未经本人或者其监护人同意，任何单位或者个人不得公开艾滋病病毒感染者、艾滋病病人及其家属的姓名、住址、工作单位、肖像、病史资料以及其他可能推断出其具体身份的信息。”此外，过去10年间，国内众多从事艾滋病防治工作的政府机构、社区组织和感染者组织都持续关注着艾滋病相关的歧视问题，并在政策倡导、宣传教育等方面做了大量的工作，以降低大众对感染者的歧视，取得了良好的效果。

3. 宣传教育　地方各级人民政府和政府有关部门应当组织开展艾滋病防治以及关怀和不歧视HIV感染者、艾滋病患者及其家属的宣传教育，提倡健康文明的生活方式，营造良好的艾滋病防治的社会环境。地方各级人民政府和政府有关部门应当在车站、码头、机场、公园等公共场所以及旅客列车等公共交通工具显著位置，设置固定的艾滋病防治广告牌或者张贴艾滋病防治公益广告，组织发放艾滋病防治宣传材料。

县级以上人民政府卫生主管部门应当对有关部门、组织和个人开展艾滋病防治的宣传教育工作提供技术支持。医疗卫生机构应当组织工作人员学习有关艾滋病防治的法律法规、政策和知识；医务人员在开展艾滋病等相关疾病咨询、诊断和治疗过程中，对就诊者进行艾滋病防治的宣传教育。县级以上人民政府教育主管部门应当指导、督促高等院校、中等职业学校和普通中学将艾滋病防治知识纳入有关课程，开展有关课外教育活动。医疗卫生机构应当开通艾滋病防治咨询服务电话，向公众提供艾滋病防治咨询服务和指导。

广播、电视、报刊、互联网等新闻媒体应当开展艾滋病防治的公益宣传。机关、团体、企业事业单位、个体经济组织应当组织本单位从业人员学习有关艾滋病防治的法律法规、政策和知识，支持本单位从业人员参与艾滋病防治的宣传教育活动。

二、结核病

（一）结核病的概述

结核病（tuberculosis）是由结核分枝杆菌感染引起的一种慢性呼吸系统传染病，是严重危害人民群众健康的传染病，被列为我国重大传染病之一。据统计，2022年全世界约有1060万人感染结核病，其中男性580万、女性350万和儿童130万；共有130万人死于结核病，所有国家和所有年龄组均有结核病感染。过去30年中，我国的结核病发病率和死亡率显著下降，但我国依然位列全球30个结核病高负担国家之一，结核病仍是我国的公共卫生问题之一。

（二）结核病的危险因素

机体对结核分枝杆菌的抵抗力与遗传因素有关。除遗传因素外，生活贫困、居住拥挤、营养不良等社会因素也影响机体对结核分枝杆菌的自然抵抗力。婴幼儿、老年人、HIV感染者、免疫抑制药使用者、慢性疾病患者等人群免疫力低下，都是结核病的易感人群。不良生活习惯如吸烟和饮酒会导致免疫力下降，从而增加结核病的患病率和致死率。不规范的治疗如患者未能遵循医嘱完成整个抗结核药物疗程，可能导致治疗失败，进而加重病情并延长治疗时间。同时，不当使用抗结核药物还可能导致结核分枝杆菌产生耐药性，使疾病变得难以控制。还有些因素会增加感染发展为活动性结核病的风险，如与活动性结核病患者一起生活、在结核病高发国家和地区生活或旅游。

（三）结核病的健康教育

1. 公众健康教育 公众是最广泛的结核病健康教育的目标人群，因此要结合当地实际情况，因地制宜，有重点、有针对性地通过多种方式和途径普及结核病防治基本知识，有效利用大众传媒、重大事件和典型事例进行结核病防治知识宣传，让公众了解结核病的危害、可疑症状、治疗管理和国家免费政策等。公众健康教育的核心目标是提升公众对结核病防治的意识和素养，倡导形成科学、文明、卫生的生活习惯，从而降低结核病在人群中的传播和危害。

公众健康教育的关键信息应当包括：①结核病是国家重点控制的慢性呼吸系统传染病，主要通过患者咳嗽、打喷嚏或大声说话时向空气排出大量飞沫传播。②咳嗽、咳痰2周以上，或痰中带血丝者，应怀疑患了肺结核，需要及时到正规医疗机构接受检查和治疗。③应养成良好的卫生习惯和生活习惯，不随地吐痰、不要正对他人咳嗽或打喷嚏等；环境经常通风；加强锻炼，平衡膳食，保持心情舒畅。

2. 患者健康教育 肺结核患者作为肺结核的主要传染源，是治疗管理和健康教育的重点对象。患者健康教育的重点目标是使患者坚持规范服药治疗、定期复查和接受管理、避免可能传染他人的行为，同时要对因肺结核出现心理疾病的患者开展心理支持治疗，树立患者的自信心，争取早日康复。

针对肺结核患者的健康教育可通过以下途径开展：①在其候诊时可通过口头、电子屏幕、移动电视、黑板报、图片、手册、传单等对其进行健康教育。②肺结核患者确诊以及开始治疗时，医师应开展治疗依从性、生活注意事项及督导服药等相关知识的宣传，患者首次就诊时健康教育应不少于20分钟，同时应提供《肺结核患者健康教育手册》和其他相关宣传资料。③肺结核患者住院治疗期间，应及时告知患者的病情及国家相关政策，这有助于患者在住院期间配合治疗，也有利于患者出院后继续接受结核病防治专业机构的管理。④肺结核患者不住院治疗期间，医务人员要加强与患者及家属的交流。⑤医疗机构及结核病防治机构应根据患者治疗及心理变化情况，举办患者及家属参加的座谈会，或在患者中开展同伴教育，使他们相互交流治疗经验并获得心理支持。

3. 密切接触者健康教育　密切接触者一般是患者的家属、朋友、同学、同事等，被感染和发病的可能性较大。同时，他们又对患者的治疗和管理起着积极的作用。针对密切接触者的健康教育重点目标是提高他们对于结核病易感性和传染性的认知，采取正确的自我防护措施，督促患者完成规范治疗。健康教育的关键信息包括肺结核的传播方式，个人防护措施，如自身出现咳嗽、咳痰要及时就诊，日常督促患者按时服药和定期复查，坚持完成规范治疗。

（四）结核病的健康促进

1. 全民结核病防治健康促进行动

（1）广泛动员全社会参与：利用世界防治结核病日、世界卫生日、全民健康生活方式行动日等宣传日，大力开展结核病防治宣教活动，提高公众对结核病的认知和关注度，营造全社会参与结核病防控的良好氛围。要培养居民树立个人是健康第一责任人的意识，养成不随地吐痰，咳嗽、打喷嚏掩口鼻，出现咳嗽、咳痰两周以上等结核病可疑症状应佩戴口罩、及时就诊等健康生活习惯。

（2）开展形式多样的宣传活动：推进百千万志愿者结核病防治知识传播活动。鼓励各省份启动结核病防治城市亮灯行动，提高公众对结核病的关注度。充分发挥电视广播、报纸杂志等传统媒体的影响力，利用微信、微博、手机客户端等新媒体的便捷性，及时为群众传播科普知识和答疑解惑。

（3）对不同人群分类指导：对于未成年人，要将结核病防治知识纳入中小学健康教育内容，教育学生要养成健康生活方式，加强营养和体育锻炼，出现疑似症状要及时就诊并规范治疗，不要隐瞒病情；对于居民，要深入社区、乡村、厂矿等场所，以居民健康体检、村民大会、健康扶贫等活动为契机，持续开展宣讲活动，指导居民定期开展健康检查；对于患者，要教育患者坚持全程规范治疗，指导密切接触者注意房间通风和个人防护；对于常住流动人口，要注意环境卫生和通风，一旦发病要及时就诊治疗，需要返乡的应当主动到当地定点医疗机构继续治疗，确保完成全部疗程。

2. 结核病诊疗服务质量提升行动

（1）最大限度发现患者：强化各级各类医疗机构医务人员对肺结核可疑症状者的认知和识别意识，落实首诊医师负责制。对咳嗽、咳痰两周以上的患者，必须开展结核病筛查，非定点医疗机构应当将肺结核患者和疑似肺结核患者转诊至结核病定点医疗机构。对发现的患者和疑似患者依法进行登记报告，降低漏报、漏登率。加强结核病检测实验室的质量控制工作，着力提升县级定点医疗机构痰菌检查质量。积极推广方便、快捷的结核病检测技术，提高患者诊断准确性。

（2）强化规范诊治和全程管理：结核病定点医疗机构要按照临床路径、诊疗规范等有关技术指南的要求，对确诊患者进行规范化治疗，建立结核病临床诊疗质控制度，将结核病诊疗和防治核心指标纳入对定点医疗机构的绩效考核中。将家庭医师签约服务和国家基本公共卫生服务项目管理相结合，做好肺结核患者健康管理服务，患者全程规范管理率达到90%。

（3）提高诊疗服务可及性：提升市、县医院诊疗服务能力，基本实现普通肺结核患者诊治不出县，耐药肺结核患者不出市。充分利用“互联网+”技术，支持医疗卫生机构、符合条件的第三方机构搭建互联网信息平台，开展远程结核病医疗、健康咨询、健康管理服务，逐步形成“互联网+结核病防治”的医疗服务网络。支持开发基于云平台的结核病患者智能化诊断和管理系统，提高疾病诊断水平和患者治疗依从性。有条件的地区探索建设结核病区域检验中心，提高定点医疗机构的诊疗水平。

3. 重点人群结核病防治强化行动

（1）加强重点人群的主动筛查：进一步深入分析疫情特征，找准重点人群，有针对性地开展精准预防，降低发病风险。扩大对病原学阳性患者的密切接触者、65岁以上老年人、糖尿病患者、HIV感染者等重点人群的主动筛查覆盖面。各地的结核病定点医疗机构、疾控机构和基层医疗卫生机构要加强配合，对发现的有症状的密切接触者及时进行结核病检查，以县（区）为单位病原学阳性肺结核患者密切接触者筛查率达到95%。按照基本公共卫生服务项目的要求，在65岁以上老年人年度体检和糖尿病患者季度随访中，积极落实结核病症状筛查工作。将胸部X线检查纳入HIV感染者/艾滋病患者的随访工作中，提高重点人群中结核病的发现水平。

（2）加强学校结核病防治：提高医务工作者、学校、学生和家长对学校结核病防控工作的认识，落实联防联控工作机制、学校晨午检及因病缺课登记追踪制度，加强对学校传染病防控的监督检查。有条件的地区要将结核病检查列为新生入学体检和教职工入职体检的检查项目，提高入学新生结核病检查比例。开展“遏制结核，健康校园”行动，增强学校发现、协助和处置聚集性疫情的能力，严密防范、有效控制学校结核病突发公共卫生事件。学校要改善校园环境卫生及基础设施建设，加强室内通风消毒，预防结核病疫情的发生。

（3）推动流动人口结核病防治工作：加强部门合作，改善厂矿、工地等流动人口密集场所的工作和居住条件，加强环境卫生整治，开展症状筛查。按照属地管理原则，将发现的流动人口患者纳入辖区内归口管理。各地要切实落实流动人口跨区域管理机制，对跨区域转出和转入的患者，做好治疗管理工作有效衔接；要落实基本医保异地就医结算，确保流动人口患者符合规定的治疗应保尽保。

4. 遏制耐药结核病防治行动

（1）扩大耐药结核病筛查范围：对病原学阳性患者进行耐药筛查，最大限度地发现耐药结核病患者。提高耐药结核病实验室诊断能力，缩短诊断时间，所有地市级以上定点医疗机构应当具备开展药敏试验、菌种鉴定和结核病分子生物学诊断的能力。对发现的耐药患者，定点医疗机构要按照相关技术规范进行治疗和管理。各地要深入开展耐药监测工作，掌握辖区耐药结核病流行变化规律，适时发布耐药监测数据。

（2）推进耐药结核病规范诊治工作：扩大耐药结核病诊治工作的覆盖面，开展耐药结核病规范诊治工作。各地要建立耐药结核病诊疗专家团队，加强会诊，提高诊治质量。有条件的地区逐步探索对处于传染期的耐药患者进行住院隔离治疗。患者出院后纳入门诊登记管理，并将相关信息推送至基层医疗卫生机构。疾控机构要加强对耐药患者登记管理、诊疗随访和督导服药等工作的监管和指导。

（3）不断完善保障政策：做好基本医疗保险与公共卫生的衔接，积极探索按病种付费等支付方式改革，推行规范化诊疗，加强临床路径管理，降低群众疾病负担。结核病患者按规定参加基本医疗保险并享受相关待遇。各地可根据医保基金承受能力，因地制宜探索按规定纳入基本医疗保险门诊特殊病种支付范围。动态调整国家基本药物目录和基本医保目录，适时将符合条件的抗结核新药纳入目录。探索加强耐药结核病患者流动管理的政策措施和工作模式。引导抗结核药品生产厂家提升药品质量，完善药品集中采购模式，充分发挥短缺药品供应保障会商联动机制作用，保证药品供应。

5. 结核病科学研究和防治能力提升行动

（1）加大科学研究和科技创新力度：在相关国家科技计划中设立结核病诊疗防治项目，加大经费投入，强化基础研究，针对结核病防治中的科技薄弱环节加强攻关。探索拥有自主知识产权的结核病新型诊断技术，支持新型疫苗自主研发，提高疫苗对人群的保护效率。鼓励国产抗结核药创新，提高抗结核药品疗效，优化和评估新型短程化疗方案，缩短诊断和治疗时间。充分发挥中医药作用，组织开展中医药防治结核病研究，探索结核病中西医结合的治疗方案。加快推进现有国家科技重大专项实施，积极利用传染病综合防治示范区，开展优化并验证集诊断、治疗和预防于一体的综合干预措施的试点，总结凝练形成可复制、可推广的防控新模式和新策略，为进一步降低结核病发病率和死亡率提供科技支撑。

（2）加快结核病防治信息化建设：整合结核病防治信息，制订数据交换标准，构建信息实时获取和数据规范安全交换通道。有条件的省份选择1～2个县（区），依托全民健康信息保障工程，探索建立区域信息化平台，优化定点医疗机构医院信息系统、结核病管理信息系统和基本公共卫生服务管理信息系统，逐步实现医疗机构、疾控机构和基层医疗卫生机构间信息的互联互通。

（3）健全结核病防治服务网络：完善各级各类结核病防治机构分工协作的工作机制，疾控机构牵头负责管理辖区内结核病防治工作，对开展结核病防控工作的医院、基层医疗卫生机构进行指导、管理和考核，提高疾控机构、医院、基层医疗卫生机构“防、治、管”三位一体的综合服务能力。县级及以上疾控机构应当指定专门科（室）或专人负责结核病防治工作。加快推动结核病防治机构标准化建设，促进防治服务能力有效提升。制定《结核病定点医疗机构标准化建设规范》，明确地（市）级和有条件的县（区）级应当设置独立的结核病诊疗科室、适当增加专（兼）职防治人员，作为确定定点医疗机构的原则性要求。加强基层防治机构基础设施建设，配备相应的诊疗和检测设备。

三、病毒性肝炎

（一）病毒性肝炎的概述

病毒性肝炎是由多种肝炎病毒感染引起的以肝脏损害为主的一组全身性传染病。目前按病原学明确分类的有甲、乙、丙、丁和戊五型。各型病毒性肝炎临床表现相似，以疲乏、食欲减退、厌油、肝功能异常为主，部分患者出现黄疸。甲型和戊型病毒性肝炎主要表现为急性感染，经粪—口途径传播；乙型、丙型和丁型病毒性肝炎多呈慢性感染，发展为肝硬化或肝细胞癌的风险高，主要经血液、体液等途径传播。

1. 甲型病毒性肝炎 简称甲肝，是由甲型肝炎病毒（hepatitis A virus，HAV）感染引起的一种急性传染病。传染源为甲肝患者和隐性感染者，主要经消化道传播，最主要的方式是食用受污染的食物或水，以及人与人之间的密切接触，人群普遍易感。潜伏期一般为14～39天，平均为28～30天。临床症状主要为发热、恶心、呕吐、厌油、腹泻、乏力、食欲减退、尿黄、皮肤黏膜黄染等。临床表现与年龄密切相关，低龄儿童通常为隐性感染，大龄儿童与成人普遍为有症状感染。

2. 乙型病毒性肝炎 简称乙肝，是由乙型肝炎病毒（hepatitis B virus，HBV）感染引起、以肝脏炎症和坏死病变为主的一种传染病。凡是血液中可检测出乙肝病毒表面抗原（HBsAg）阳性者，都具有传染性。乙肝主要通过母婴、血液和性接触传播，人群普遍易感。新生儿感染后极易转为慢性，部分成人暴露风险较高，如医务人员、经常接触血液的人员、器官移植患者、经常接受输血或血液制品者、HBsAg阳性者的家庭成员、男性同性性行为者或有多个性伴侣者、静脉内注射毒品者等。急性乙肝潜伏期一般为45～160天，平均120天。急性期主要以食欲减退、全身乏力、恶心、呕吐、腹痛等消化道症状为主，可伴有黄疸。急性乙肝一旦发展为慢性，则病程迁延，易转为慢性肝炎、肝硬化及肝癌；按照感染后的疾病进程，临床诊断可以分为慢性HBV携带者、非活动性HBsAg携带者、急性乙肝、慢性乙肝以及肝硬化、肝癌等。慢性感染者实施规范抗病毒治疗可有效抑制病毒复制，延缓疾病进程，降低肝硬化、肝癌发病风险。

3. 丙型病毒性肝炎 简称丙肝，是由丙型肝炎病毒（hepatitis C virus，HCV）感染引起、以肝脏炎性病变为主的一种传染性疾病，主要通过血液、性接触和母婴三种途径传播，血液传播是丙肝最主要的传播途径，人群普遍易感。丙肝病毒可造成急性或慢性感染，病毒血症持续6个月仍未自我清除者将转为慢性丙肝感染，成人感染丙肝病毒后的慢性化率高达60% ～ 80%。丙肝患者多呈隐匿性感染状态，大部分患者无明显症状和体征，部分患者有乏力、食欲减退、恶心、腹胀和右季肋部不适或疼痛。根据病程进展，导致肝脏长期慢性炎症、肝细胞坏死和纤维化，如不积极治疗，15% ～ 20%的慢性丙肝患者可进一步发展为肝硬化或肝癌，对健康和生命危害较大。目前，丙肝直接抗病毒药物对于丙肝患者可实现95%以上的临床治愈且可纳入医保报销。通过“应检尽检”和“愿检尽检”扩大丙肝患者的发现，对于发现的丙肝抗体阳性者及时进行核酸检测，对于丙肝核酸阳性者及早进行规范的抗病毒治疗实现临床治愈的“三部曲”，可有效避免丙肝患者发展为肝硬化和肝癌，并可消除传染源，减少和避免丙肝病毒“二代传播”。

4. 丁型病毒性肝炎 简称丁肝，由丁型肝炎病毒（Hepatitis D Virus，HDV）感染引起。丁肝病毒感染只发生在乙肝病毒感染者身上，双重感染会加重病情。

5. 戊型病毒性肝炎 简称戊肝，是由戊型肝炎病毒（Hepatitis E Virus，HEV）感染引起的一种急性传染病。传染源主要为患者和隐性感染者，主要经消化道传播，人群普遍易感。潜伏期一般为15 ～ 60天，平均40天。主要临床症状包括疲倦、食欲减退、腹部疼痛和压痛、恶心、呕吐、发热及黄疸。慢性肝病患者感染后易发展为重症肝炎，免疫抑制人群或由其他原因引起的严重免疫缺陷患者感染后有转为慢性戊肝的风险。注意饮食、饮水卫生和接种疫苗，可有效预防戊肝。

（二）病毒性肝炎的高危人群

（1）医务人员，尤其是医学检验人员及口腔科、外科和妇产科人员，即频繁接触患者血液和体液的医务人员。

（2）乙肝病毒感染者的配偶、子女和密切接触者。

（3）经常需要输血、接受血液透析和器官移植的患者。

（4）静脉注射毒品的人。

（5）学校、托幼机构等集体单位工作人员。

（6）免疫功能低下人群。

（7）易发生外伤者。

（三）病毒性肝炎的健康教育

病毒性肝炎是一个主要的全球性公共卫生问题。甲肝和戊肝能引起急性自限性疾病，由于这两种病毒经粪—口途径传播，因此它们在许多环境卫生欠佳的中低收入的国家流行。乙肝、丙肝和丁肝还能产生慢性感染，是引起严重的肝脏疾病如肝硬化、肝细胞癌的主要原因。病毒性肝炎虽然流行广泛，但它是可以预防的疾病，通过有效的疫苗接种可以避免感染的发生。

针对公众防治病毒性肝炎的基本知识应包括：了解病毒性肝炎的类型、传播途径、症状和体征、治疗方法，消除恐惧和歧视，帮助患者家属学习和掌握病毒性肝炎患者家庭护理知识，以及预防肝炎病毒感染的措施，如免疫接种、饭前洗手、杜绝共用针头注射药物、不共用牙刷或有可能有血液残留的物品、性交时采用保护措施如使用避孕套、减少性伴侣。

知识拓展

成人如何判断是否需要接种乙肝疫苗?

成人接种乙肝疫苗之前要先检查乙肝五项，主要的目的是确认是否正在感染或过去感染过乙肝病毒。既往感染过乙肝病毒的人体内已经有保护性的抗体，不需要注射乙肝疫苗；而正在感染乙肝病毒的人亦无须注射乙肝疫苗。所以，注射乙肝疫苗之前进行一次乙肝五项指标的检查是非常有必要的。检查结果显示乙肝表面抗体阴性或弱阳性者，可考虑加强乙肝疫苗接种。

（四）病毒性肝炎的健康促进

1. 重点场所策略 医院可以充分利用候诊室、病区宣传画廊等空间通过海报、宣传彩页、电子屏等方式宣传病毒性肝炎的科普知识；加强肝炎患者教育，提高对治疗的依从性，促进康复。在监狱、戒毒所可以举办健康课堂或播放科教片，宣传有关病毒性肝炎感染的危害、传播途径、防治方法等科普知识。

2. 重点人群策略 对重点人群加强行为习惯的引导。例如，甲型和戊型肝炎的健康教育重点人群是中小学生和卫生条件较差的地区人群以及经常在外就餐的成人、老年人及孕妇，对他们的健康教育可以和其他肠道传染病的健康教育联合进行，宣传措施主要依靠媒体或在学校、社区举办健康课堂。对乙型肝炎病毒感染的准妈妈可以进行结婚、生育的指导，讲解乙肝母婴阻断知识。另外，面向其他重点高危人群如男男同性性行为人群、暗娼、嫖客、流动人群等可以与艾滋病健康教育相结合，以同伴教育等形式进行健康教育，做到队伍、策略、方法以及资源整合。

3. 推广免疫接种 接种乙肝疫苗是预防乙肝最安全、有效的措施。国家实行儿童全程接种乙肝疫苗后，80%～95%的人群可产生免疫能力，保护效果可持续20年以上。接种甲肝疫苗是预防和控制甲肝的有效手段。自2002年起甲肝灭活疫苗用于儿童免疫接种，2007年甲肝疫苗纳入扩大国家免疫规划，在全国范围对适龄儿童进行免费常规接种。我国戊肝疫苗研究已经取得重大成功，已经纳入二类免疫接种程序。可以在医院妇产科、儿科门诊和预防接种点举办健康课堂，宣传疫苗接种知识等；也可以在每年4月的“世界免疫周”或每年4月21日我国“全国儿童预防接种宣传日”开展活动广泛宣传。

4. 加强媒体宣传 媒体宣传受众最广，适用于广泛宣传病毒性肝炎的一般知识、预防策略。媒体宣传要把握好时机，可以利用有影响的重大事件或重大活动开展肝炎防治健康教育，扩大和增强宣传效果。如在3·18全国爱肝日、7·28世界肝炎日等，组织多部门参与、开展多种形式宣传教育活动，组织咨询与义诊，在社区、高校、街道进行主题宣传，发放肝炎治疗和预防知识材料。

第三节 成瘾行为健康教育与健康促进

案例导入

【案例】

小徐是某市大学男生，所学专业男女比例失衡，男生居多。宿舍经常因为舍友小刘抽烟导致乌烟瘴气，小徐不喜欢香烟味于是进行劝阻，小刘热情地向小徐描述吸烟后无法比拟的舒适与愉快，鼓励其先尝试几根，后期大家可以一起分享香烟。班主任知道后对小刘进行了批评教育，并要求以后不可以在宿舍内抽烟。

【问题】

1. 小刘想利用什么方式拉拢小徐同学尝试吸烟?
2. 如何制订针对学生群体的"控烟"健康干预计划?

核心知识拆解

一、成瘾行为概述

目前对成瘾行为的研究已经是一个跨学科的综合项目。对于"成瘾"的定义，不同的学者有不同的观点，综合后基本观点如下：对于个体不可自制地、强烈地、连续或周期地重复渴求从事某种活动或滥用某种物质所引起的生理、心理和行为症状，或者以取得或维持某种特殊的心理快感或避免停用的痛苦为目的的一种特殊的精神或身体病态状况，称为成瘾。成瘾者具有一定的心理功能障碍，虽然知道该行为会给自身带来不利后果，但仍然无法控制，甚至用量呈逐渐增加的趋势。这种成瘾者定向性的、反复表现出的一系列内在、外在行为，即可称为"成瘾行为"，如毒品滥用、酒精滥用、过度吸烟引起的生理和心理症状等。

二、吸烟行为

（一）吸烟的危害

《中国吸烟危害健康报告2020》重点更新了吸烟和二手烟暴露的流行情况及危害健康的证据，特别是与呼吸系统疾病、恶性肿瘤、心脑血管疾病、糖尿病的关系，同时新增了电子烟对健康的危害内容。

1. 吸烟与呼吸系统疾病 吸烟损害肺部结构、肺功能和呼吸道免疫系统功能，引起多种呼吸系统疾病。吸烟可以导致慢性阻塞性肺疾病、呼吸系统感染、肺结核、多种间质性肺疾病，吸烟量越大，吸烟年限越长，疾病的发病风险越高。同时，吸烟可以增加支气管哮喘、小气道功能异常、静脉血栓塞症、睡眠呼吸暂停、肺尘埃沉着的发病风险。戒烟可明显降低上述疾病的发病风险，并改善疾病预后。

2. 吸烟与恶性肿瘤 烟草烟雾中含有至少69种致癌物，当人体暴露于这些致癌物中时，致癌物会引起体内关键基因发生永久性突变并逐渐积累，正常生长调控机制失调，导致恶性肿瘤发生。吸烟可导致肺癌、喉癌、膀胱癌、胃癌、宫颈癌、卵巢癌、胰腺癌、肝癌、食管癌、肾癌等，吸烟量越大，吸烟年限越长，疾病的发病风险越高。同时，吸烟可以增加急性白血病、鼻咽癌、结直肠癌、乳腺癌的发病风险。戒烟可明显降低这些癌症的发病风险，并改善疾病预后。

3. 吸烟与心脑血管疾病 吸烟会损伤血管内皮功能，导致动脉粥样硬化改变，使血管腔变窄，动脉血流受阻，引发多种心脑血管疾病，吸烟还会影响心脑血管疾病的其他危险因素，产生协同作用。吸烟会导致动脉粥样硬化、冠状动脉粥样硬化性心脏病、脑卒中、外周动脉疾病，吸烟量越大，吸烟年限越长，疾病的发病风险越高。有证据提示，吸烟可以增加高血压发病风险。戒烟可明显降低这些疾病的发病风险，并改善疾病预后。

4. 吸烟与糖尿病 吸烟使拮抗胰岛素的激素分泌增加，影响细胞胰岛素信号转导蛋白的合成，抑制胰岛素的生成，长期吸烟还可引起脂肪组织的再分布，上述因素均可增加胰岛素抵抗。有充分证据说明，吸烟可以导致2型糖尿病，吸烟量越大，起始吸烟年龄越小，吸烟年限越长，发病风险越高。吸烟可以增加糖尿病大血管和微血管并发症的发生风险。有证据提示，长期戒烟可以降低吸烟者的2型糖尿病发病与死亡风险。

（二）吸烟行为的形成过程

1. 诱导阶段 当人与香烟偶尔接触时，会初步尝到甜头，如手拿烟卷的自我陶醉的成就感、欣快感等，这些对吸烟者有强大的吸引力，但在终止接触后不会有明显的戒断症状。

2. 形成阶段 在内外环境的共同作用下，吸烟行为不断重复，直到产生依赖。初期吸烟者常有羞耻感、畏惧感和自责心理。多数吸烟者有戒烟愿望，但是难以忍受戒断症状。而戒断症状带来的痛苦会对吸烟行为起到正反馈作用，使吸烟行为程度加剧。此时若及时矫治，容易戒烟，但当尼古丁依赖已经建立，矫治难度将增加。不成功的戒烟次数越多，吸烟行为恢复后的超常欣快感越明显，以此加重戒烟的难度。

3. 巩固阶段 吸烟行为已经巩固，并整合为生命活动的一部分。但吸烟者此时对各种促使其戒烟的措施有强烈的心理抵抗。一旦烟瘾发作，宁愿不吃、不喝、不睡也要吸烟。

4. 衰竭阶段 吸烟使躯体受到严重损害，社会功能也发生不同程度的缺失。

（三）吸烟行为的影响因素

吸烟行为的形成受社会学、心理学和生物学因素的多重复杂影响。

1. 社会学因素

（1）同伴影响：很多青少年的吸烟行为是在群体相互交流的社会化过程中发生的。青少年吸烟受“亚文化”社交圈的影响，一个人同吸烟亚文化接触时间越长、关系越密切，亚文化群体行为准则就越可能对青少年行为影响产生主导作用。对吸烟行为的干预需要帮助人们获得正确的信息，识别群体文化压力，并且需要教会他们一些自信和拒绝的技巧。

（2）烟草可获得性影响：烟草产品种类繁多，价格不等，人们收入水平和烟草价格是影响可获得性的两个重要因素。有研究表明，当人们收入水平不变的情况下，随着烟草价格的提高，烟草可获得性降低，烟草使用量会下降。青少年和低收入人群对烟草价格变化的敏感性更高。

（3）亚文化影响：不同的文化现象对于成瘾行为起到了社会润滑作用。例如，我国民间以烟待客，历史悠久。香烟可以作为人际关系的黏合剂，即使不相识，一支烟就可以拉近距离。亲朋好友聚会，拉近关系，用烟作媒介就变得灵活多了。这些吸烟行为是为了满足社会交际的需要。控烟的根本问题之一在于扭转社交亚文化。

（4）家庭影响：吸烟行为有家庭聚集现象，这一现象的产生并不取决于父母对吸烟的态度，学习的早期形式之一是模仿，模仿学习的对象往往是家庭成员。

（5）传播媒介因素：有些媒体借助吸烟表现一定的社会形象和人物风度。各种形式的香烟广告和影视作品中英雄人物吸烟的镜头对青少年产生强大的诱导和负面影响。

2. 心理学因素 尼古丁有明显的正性强化、负性强化作用。吸烟行为的形成是操作性条件反射建立的过程。烟草中所含的尼古丁物质是非条件刺激物，入血引起非条件反射效应。条件刺激物是吸烟的操作性动作。吸烟操作过程不仅可解除尼古丁水平下降引起的戒烟综合征，即负性强化，也可出现正性强化作用，如兴奋、提神等。吸烟操作动作这一条件刺激与烟中尼古丁入血的非条件刺激效应结合，即为强化。经多次、长时间操作与强化建立并巩固了吸烟行为，即成为习惯。此外，依赖型人格的人更容易吸烟成瘾，这些人性格内向，不愿与人沟通，意志薄弱，无主见，易随大流，控制不了自己的行为，好争强、易激惹。具有依赖型人格的吸烟者为满足吸烟后提神、镇静、解除疲劳的生理作用，避免戒断症状，更容易产生吸烟渴求，属于易成瘾者。现代社会生活节奏加快，竞争激烈，生活紧张刺激增多，使人们应激增加，以上社会环境促使易成瘾者希望借助吸烟行为获得暂时的内心安宁。有的易成瘾者借助吸烟来调整情绪、镇静、解除疲劳，提高工作效率。有研究表明，吸烟者通常比不吸烟者表现得较为焦虑和敏感。

3. 生物学因素 生物学因素的影响体现为尼古丁的作用机制，尼古丁与中枢神经系统的尼古丁受体结合，激活中脑多巴胺神经元，释放兴奋性神经递质多巴胺，让人神经、肌肉兴奋性增加，产生愉悦的感觉。人体内多巴胺能神经通路不仅是种族保存相关行为（如饮食行为、性行为）的神经解剖学基础，也是介导奖赏、动机、学习等活动的通路，是与成瘾性行为形成有关的重要神经通路。生理依赖性是指尼古丁对吸烟者的脑、神经系统作用后产生的生理变化，以致必须此成瘾物持续地存于体内，才能避免发生戒断症状，从而产生对烟草的生理依赖。

（四）吸烟行为的健康教育与健康促进

1. 知识教育

（1）吸烟有害健康：吸烟是严重威胁人类生命的慢性自杀行为。吸烟可致多种慢性疾病，包括恶性肿瘤、慢性阻塞性肺疾病、冠心病等，戒烟则可降低相应疾病的风险。对于不吸烟者，暴露于二手烟同样会增加其吸烟相关疾病的发病风险。女性吸烟会使新生儿出生缺陷风险上升。那些自己不吸烟的孕妇，如果因配偶或同事吸烟而经常处在“二手烟”环境中，胎儿死亡以及出生缺陷的风险会增加。家庭成员吸烟而接触“二手烟”的孩子，出现多动症、学习障碍等行为问题的风险比一般孩子高出50%以上。同时，“二手烟”会增加儿童患呼吸道疾病、猝死等风险。

（2）排除误解：部分人群存在二手烟和电子烟的认知误区，认为二手烟与电子烟相对安全，不会对健康造成危害，然而，二手烟中依然含有大量有害物质与致癌物，二手烟暴露没有所谓的“安全水平”，不吸烟者暴露于任何浓度的二手烟，同样会增加吸烟相关疾病的发病风险。即使是短时间暴露于二手烟之中也会对人体的健康造成危害，排风扇、空调等通风装置也无法完全避免非吸烟者吸入二手烟。室内完全禁止吸烟是避免二手烟危害的唯一有效方法。电子烟也是不安全的，也会对健康产生危害。对于青少年而言，电子烟会对青少年的身心健康和成长造成不良后果，同时会诱导青少年使用卷烟。

2. 信念强化 大量研究表明，戒烟可降低或消除吸烟导致的健康危害。任何人在任何年龄戒烟均可获益，并且戒烟越早、持续时间越长、健康获益越大。在开展控烟活动时，应使广大公众及吸烟者深刻认识吸烟与二手烟暴露对健康的危害，促使人们努力创建家庭、单位和公共场所无烟环境，并鼓励吸烟者积极尝试戒烟。科学研究发现，吸烟者在戒烟后其体内器官会发生一系列有益的变化：戒烟20分钟，血压、脉搏降至正常，手足温度恢复正常；戒烟8小时，血液中一氧化碳水平降至正常，血氧水平恢复正常；戒烟24小时，心脏病发作概率下降；戒烟48小时，神经末梢开始再生，嗅觉和味觉能力增强，行走变得轻松；戒烟72小时，支气管不再痉挛，呼吸大为舒畅，肺活量增加；戒烟2周至1个月，血液循环改善，肺功能增加30%；戒烟1～9个月，咳嗽、鼻充血、疲劳、气喘等症状减轻，呼吸道纤毛再生，清洁肺和降低感染的能力增强；戒烟1年，冠心病的危险性降为吸烟者的一半；戒烟5年，肺癌死亡率比吸烟者下降40%，心肌梗死发病率几乎降低到不吸烟者的水平；戒烟10～15年，肺癌、喉癌、口腔癌、膀胱癌的发病率降至不吸烟者的水平，冠状动脉硬化的危险与不吸烟者相同。戒烟能明显地降低冠心病的急性发作和卒中的进一步发展。吸烟者任何时间戒烟都不算晚，而且如果吸烟者能在40岁以前戒烟，死于烟草相关疾病的危险性将下降90%，几乎与不吸烟者相近。

3. 行为干预

（1）常用“5A法”干预愿意戒烟者，其内容如下。①询问（ask）：所有患者在医疗机构就诊时都应被询问并记录吸烟情况。②建议（advise）：用明确的、强烈的以及个体化的方式建议所有吸烟者戒烟。③评估（assess）：评估每位吸烟者的戒烟意愿。④帮助（assist）：提供戒烟药物以及咨询治疗。⑤安排随访（arrange）：包括门诊随访和电话随访。通常推荐最佳的随访计划应安排在开始戒烟后1周、1个月和3个月，并按照吸烟者的选择确定一个具体的随访时间。通常认为连续戒烟2年以上才能称为戒烟成功，随访阶段可以帮助复吸者回顾戒烟的好处，并鼓励他们重新开始戒烟。

（2）“5R”法可用于增强吸烟者的戒烟动机，其内容如下。①相关（relevance）：使吸烟者认识到戒烟与其自身和家人的健康密切相关。②危害（risk）：使吸烟者认识到吸烟的严重健康危害。③益处（rewards）：使吸烟者充分认识到戒烟的健康益处。④障碍（roadblocks）：使吸烟者知晓和预估戒烟过程中可能会遇到的问题和障碍。⑤反复（repetition）：反复对吸烟者进行上述戒烟动机干预。

4. 常用的戒烟药物　不是所有吸烟者都需要使用戒烟药物才能成功戒烟，但医师应向每一位希望获得戒烟帮助的吸烟者提供有效戒烟药物的信息。对于存在药物禁忌或使用戒烟药物后疗效尚不明确的人群（如非燃吸烟草制品使用者、少量吸烟者、孕妇、哺乳期妇女以及未成年人等），目前尚不推荐使用戒烟药物。目前我国正式批准上市的戒烟药物有四种，其中尼古丁片、尼古丁咀嚼胶为非处方药，盐酸安非他酮缓释片和酒石酸伐尼克兰片为处方药。所有戒烟药物均应在专业戒烟医师的指导下使用。戒烟药物可以有效缓解戒断症状，辅助有戒烟意愿的吸烟者提高戒烟的成功率。相关戒烟药物的使用方法可参照《中国临床戒烟指南》（2023版）。

5. 人群烟草控制策略　《渥太华宪章》提出健康促进五大行动领域设计控烟的总策略，即制定公共卫生政策、建立支持环境、加强健康教育及社区行动、发展个人技能及调整卫生服务方向。针对不同地区、不同人群的具体策略可能侧重不同。控烟策略分为立法、教育及信息传播和组织全国范围的控烟项目三大类。

为了引起国际社会对烟草危害人类健康的重视，WHO于1987年11月建议将每年的4月7日定为“世界无烟日”，并于1988年开始执行。自1989年起，“世界无烟日”改为每年的5月31日。每年的“世界无烟日”都会设立一个主题，并围绕主题开展系列宣传活动。开展无烟日活动旨在提醒人们吸烟有害健康，呼吁全世界吸烟者主动放弃吸烟，号召所有烟草生产者、销售者和整个国际社会一起行动，投身到反吸烟运动中去，为人类创造一个无烟草的环境。1999年起，WHO开始推动制定《烟草控制框架公约》（以下简称《公约》），促进烟草控制全球化。《公约》于2003年5月21日在第56届世界卫生大会上获得通过，这是WHO主持制定的世界上第一个限制烟草的全球性公约，是人类公共卫生领域和控烟史上的一座里程碑，它标志着烟草控制已经由国内立法控制扩大到国际法上的共识。2003年11月，中国政府签署了《公约》，成为第77个签约国。2005年8月，全国人大常委会表决批准了该公约，同年10月正式向联合国交存了批准书，成为第89个生效《公约》的国家。2006年1月9日，《公约》在我国生效。该公约规定包括广泛禁止烟草广告、提高烟草价格和税收、在烟草制品上印制健康警告标签以及除其他烟草控制战略以外的避免人们接受被动烟草的措施，该公约的各缔约国将受到条约具体规定的制约。

2008年2月，WHO发布了《全球烟草流行报告》，总结了179个成员国控烟履约的现状和经验，提出了控制烟草流行的MPOWER综合战略。MPOWER即监测烟草使用与预防政策（monitor，M），保护人们免受烟草烟雾危害（protect，P），提供戒烟帮助（offer，O），警示烟草危害（warm，M），确保禁止烟草广告、促销和赞助（enforce，E），提高烟税（raise，R）。

为贯彻落实《国务院关于实施健康中国行动的意见》，推进《健康中国行动（2019—2030年）》控烟行动实施，实现“2030年15岁以上人群吸烟率降低到20%”的控烟目标，应进一步加强青少年控烟工作，筑牢青少年健康成长的安全屏障，营造青少年远离烟草烟雾的良好环境，具体举措如下。

（1）强化青少年控烟宣传引导：要科学引导青少年树立良好的健康观，牢固树立“自己是健康第一责任人”的观念，倡导青少年“拒绝第一支烟”，成为“不吸烟、我健康、我时尚”的一代新人。要加大宣传力度，充分利用爱国卫生月、世界无烟日等主题活动，用青少年听得懂、易于接受的形式，开展形式多样的控烟宣传，广泛宣传烟草烟雾危害，促进形成青少年无烟环境。要充分发挥学校教育主渠道作用，将烟草危害和二手烟危害等控烟相关知识纳入中小学生健康教育课程，加快培育青少年无烟文化。要积极动员青少年加入控烟队伍中来，为保护自身健康主动发挥青少年志愿者作用。

（2）严厉查处违法向未成年人销售烟草制品：烟草专卖零售商须在显著位置设置不向未成年人出售烟草制品的标识，不得向未成年人出售烟草制品，对难以判明是否已成年的应当要求其出示身份证件。无烟草专卖零售许可证的实体商家不得销售烟草专卖品，甚至是“茶烟”等花哨个性包装的非法烟草专卖品。任何公民、法人或者其他组织不得通过信息网络零售烟草专卖品，如网络购物平台、外卖平台、社交平台等。切实加强烟草销售市场监管，对违法违规烟草销售行为进行监管及查处，确保商家不向未成年人售烟，未成年人买不到烟。

（3）加大对违法烟草广告的打击力度：青少年容易受烟草广告引诱而尝试吸烟。任何组织和个人不得在大众传播媒介或者公共场所、公共交通工具、户外发布烟草广告，不得利用互联网发布烟草广告，不得向未成年人发送任何形式的烟草广告。

（4）加强影视作品中吸烟镜头的审查：青少年容易产生盲目追星心理，影视作品中明星吸烟镜头极易误导青少年效仿。要加强电影和电视剧播前审查，严格控制影视剧中与剧情无关、与人物形象塑造无关的吸烟镜头，尽量删减在公共场所吸烟的镜头，不得出现未成年人吸烟的镜头。对于有过度展示吸烟镜头的电影、电视剧，不得纳入各种电影、电视剧评优活动。

（5）全面开展电子烟危害宣传和规范管理：电子烟烟液成分及其产生的二手烟（包括气溶胶）均不安全，目前尚无确凿证据表明电子烟可以帮助有效戒烟。主动加强对电子烟危害的宣传教育，不将电子烟作为戒烟方法进行宣传推广，倡导青少年远离电子烟。在地方控烟立法、修法及执法中要积极推动公共场所禁止吸电子烟。要结合中小学校周边综合治理等专项行动，警示各类市场主体不得向未成年人销售电子烟，尤其是通过互联网向未成年人销售电子烟，有效防止青少年误入电子烟迷途。

（6）全力推进无烟中小学校建设：建设无烟学校，还孩子们一个清新的无烟校园环境，对于青少年身心健康成长至关重要。要加强无烟学校建设，任何人不得在校园禁烟区域及其他未成年人集中活动的场所吸烟，严肃查处中小学校园内和校园周边违规销售烟草制品行为。学校要加强管理，在校园醒目位置设置禁烟标识和举报电话，加强日常巡查管理。加强吸烟危害健康的宣传教育，促进学生养成良好的无烟行为习惯。

三、饮酒行为

单次饮酒过量（酗酒）和长期嗜酒均危害健康，据WHO报告，全球每年由于饮酒导致225万人死亡。过度饮酒对健康的危害和饮酒引发的社会问题，已经成为全世界较严重的公共卫生问题之一。

（一）酒精的危害

1. 伤害消化系统 乙醇从口腔进入体内，经常喝酒会伤害味蕾，导致味觉出现障碍。长期饮酒过度的人，容易出现食欲缺乏的情况。除此之外，长期喝酒的人引起口腔癌、咽喉癌的概率也会大大增加。乙醇会给胃黏膜造成损伤，导致上腹部出现鼓胀、反酸以及嗳气等一系列症状，长期饮酒增加胃部疾病发生的风险，而本身患有胃病的人症状会持续加重。乙醇在进入身体后，绝大部分都需要通过肝脏代谢，长期摄入过多乙醇会导致肝脏负担过重，造成肝脏的正常功能受损，引起酒精肝。若酒精肝不能及时得到控制，则会发展成肝癌。

2. 影响生殖系统　过量的乙醇会让男性的精子畸形率增加，大大降低精子的活力。男性长期喝酒，会让精子的质量受到很大影响，影响优生优育。孕妇酗酒会导致胎儿酒精综合征（包括胎儿畸形、胎死腹中等）。

3. 危害神经系统　乙醇除了会影响体内的脏器外，对于大脑组织也会造成很明显的伤害。乙醇会让大脑的皮质出现萎缩，导致大脑功能出现异常、意识障碍、反应迟钝等。乙醇会抑制延脑的呼吸中枢，造成呼吸停止，大量酗酒引起严重的酒精中毒会导致死亡。

4. 其他危害　司机酗酒会极大影响司机的判断力和反应力，是造成交通事故的重要因素。

（二）饮酒行为的影响因素

1. 社会环境因素　中国酒文化源远流长，自古以来关于饮酒的诗歌也是数不胜数，形成了无酒不欢的酒文化。受传统习俗和文化的影响，在中国饮酒是一种普遍的行为，几乎渗透到政治、经济、农业、商业、历史、文化等社会生活的各个领域，在社会生活中具有其他物品无法替代的功能。

2. 个体因素　个体的工作和职业因素，以及个体的态度、认知会导致饮酒的量和频次增多，少量饮酒可以兴奋神经系统，因此有的人会喜欢喝酒。在改变行为时，要充分考虑到个体因素。

（三）饮酒行为的健康教育与健康促进

1. 政策支持　要减轻饮酒造成的健康、安全和社会经济问题，需要针对酒精消费水平、模式和背景以及更广泛的健康问题社会决定因素采取行动，需要国家层面制定、实施、监测和评价减少有害饮酒的公共政策，WHO《减少有害使用酒精全球战略》为决策者提供了以下参考：①监管乙醇饮料的销售（特别是向年轻人销售）。②监管和限制乙醇的可获得性。③制定适当的酒后驾驶干预政策。④通过征税和价格机制减少乙醇需求。⑤提高公众对政策的认识和支持力度。⑥向乙醇滥用患者提供易获得和可负担的治疗。⑦针对危险和有害使用乙醇开展广泛筛查和简短干预。例如，我国出台有关简化接待、不安排宴请、工作餐不得提供香烟和酒水等相关政策，在一定程度上减少了高档白酒的消费。2011年出台的《中华人民共和国道路交通安全法》中增加了对饮酒驾驶的处罚，大大减少了饮酒后驾车的概率，同时也限制了饮酒的量。各国饮酒行为的规范，均以倡导健康饮酒、控制高风险饮酒为主。

2. 健康教育　目的是帮助大众重新认识酒对人体的严重危害、成瘾的原因，激发戒酒愿望，消除复饮因素。大众接受健康教育的态度越积极，酒对机体造成的危害认识越充分，戒酒的愿望就越强烈。对酒精依赖患者培养广泛的兴趣，丰富生活内容，鼓励其参加文体和学习活动，引导其逐步适应工作及社会生活。

3. 药物治疗　药物治疗可有效地缓解戒断症状，有助于改善酒精依赖的并发症，是对酒精依赖者进行治疗康复的组成部分之一。迄今为止，对于长期戒酒而言，药物仍为辅助手段。

4. 行为疗法　目的在于建立厌恶性条件反射，使酒精依赖患者产生对酒的厌恶感，消除对酒的依赖，其机制为经典性条件反射。

5. 支持疗法及戒断综合征的治疗　酒精依赖者多以酒代食，进食较少，导致营养不良、维生素缺乏。可以补充大剂量B族维生素及维生素C，及时维持水、电解质平衡，补充营养，对躯体并发症及时给予恰当治疗。对于躯体、精神症状较重的戒断综合征治疗可使用促大脑代谢药物（如ATP、辅酶A、细胞色素C等）静脉注射，每日1次，并合并安定和神经阻滞药。

四、药物滥用行为

（一）药物滥用行为的概述

药物滥用行为指由于使用某种药物已导致对健康身体的损害或危险，但不能满足药物依赖的诊断标准。凡非医疗目的用药或医疗中的过度用药，均可视为药物滥用。被滥用的药物大多为兴奋剂、抑制剂和致幻剂，使用者对此类药物产生依赖（瘾癖），强迫和无止境地追求药物的特殊精神效应，其给自身和社会带来严重危害的同时，也严重危害公共卫生并带来社会问题。联合国毒品与犯罪办公室发布的《2023年世界毒品问题报告》数据显示，2021年全球有超过2.96亿人使用毒品，比10年前高出23%；全球因滥用药物患病人数达到3950万人，10年来激增45%。因吸毒诱发的凶杀、盗窃、抢劫、诈骗、性犯罪、艾滋病等逐年增多。与老年人相比，年轻人吸毒行为及其相关危害的发生率高。12～17岁青少年是尝试吸毒的高风险人群，而18～25岁年轻人则可能是吸毒行为高峰人群。

我国药物滥用情况不容乐观，《2023年中国毒情形势报告》显示，2023年全国共破获毒品犯罪案件4.2万起，抓获犯罪嫌疑人6.5万名，缴获各类毒品25.9吨，同比分别上升12.6%、21%、18%。报告显示，截至2023年底，中国现有吸毒人员89.6万名，同比下降20.3%；戒断三年未发现复吸人员407.8万名，同比上升7.6%。全年共查处吸毒人员19.5万人次，同比下降1.1%。

知识拓展

中国是全球毒品治理的模范

毒品是全人类共同面对的世界性公害，禁毒是国际社会刻不容缓的共同责任。目前，中国已成为全世界控制毒品较好的国家之一，但鲜为人知的是，这场艰苦卓绝的“禁毒战争”我们已经打了3个世纪。近些年全世界范围内禁毒工作有所滞后与退缩，中国依然迎难直上。在这场没有硝烟的新战争中，我们要战胜的，不仅是毒品，还有人类自己的欲望。厉行禁毒，禁绝毒品，这是一个负责任的国家对人民的承诺，也是我们每一个人必须担负的使命。

禁绝毒品需要我们每一个人的力量！向所有的禁毒人致敬！

（二）药物滥用行为的健康教育与健康促进

1. 政策实施 普通群众对新型毒品的种类、药物成分认识不清，因此对新型毒品的认识在法律法规上要有进一步的说明和司法解释。国家禁毒委员会制定实施《关于加强新时代全民禁毒宣传教育工作的指导意见》，坚持每年开展全民禁毒宣传月活动。

2. 加强国际禁毒合作 建立严密的边境查缉防控体系，形成公安、边防部队、海关、林业部门和基层治保组织等多方面协同作战的联防查控网络，把毒品最大限度地查获在边境地区；与周边国家建立广泛的多层次的毒品情报网，开辟公开和秘密的情报渠道，广泛而及时地获取国内外毒品情报信息，使毒品堵在国门之外；与国际组织以及周边国家在禁毒方面达成共识，缔结相关禁毒公约以及多边或双边协议。

3. 开展“三层次预防”，采用“三减策略”

（1）“三层次预防”主要是针对不同的人群开展不同的教育干预活动，以提高大众对预防药物滥用的认识和抵制能力，同时帮助吸毒者通过治疗、康复，而重返社会。

第一层次预防是利用大众媒介、大型宣传活动及歌舞表演等形式对各界群众开展宣传、教育以提高公众对毒品危害的认识，自觉抵制药物滥用现象，防患于未然。例如，每年开展全国在校学生秋季开学“五个一”禁毒专题教育和全国青少年禁毒知识竞赛，提升全民特别是青少年毒品认知和防毒拒毒能力；推广应用全国青少年毒品预防教育数字化平台，每年有23万余所学校的1亿多名学生在线接受系统禁毒教育。

第二层次预防是针对青少年、无业者及流动人群等易感人群开展干预活动，通过早发现、早处理，将问题消灭在萌芽之中。

第三层次预防主要是为吸毒者提供治疗、康复帮助。

（2）“三减策略”主要是减少毒品的供应、需求和危害。

第四节　意外伤害健康教育与健康促进

案例导入

【案例】

70岁的张阿婆，夜间起夜时，不慎跌倒，后背着地。张阿婆感觉后背及腹部隐隐作痛，但是由于是深夜，不想影响家人休息，她强忍疼痛，没有告诉家人。两天后，张阿婆的症状不但没有缓解，反而加重，并出现头晕、乏力的情况，于是被家人带到当地的医院就诊。

【问题】

1．老人发生跌倒后应该如何正确处理？

2．如何制订针对老年人群体的“防跌倒”健康教育计划？

一、意外伤害的分类与危险因素

（一）交通事故

1．交通事故的概述　交通事故又称车祸、交通意外和交通肇事，是在道路交通中，牵涉到车辆在内的一种意外事件，可能造成生命或财产损失。我国法律法规对交通事故作出了具体定义：根据《中华人民共和国道路交通安全法》119条第5项，交通事故是指“车辆在道路上因过错或者意外造成的人身伤亡或者财产损失的事件”。

交通事故所导致的伤害是全球所有年龄组人群的第九大死亡原因，每年造成120多万人死亡，5000万人受伤。几乎一半（49%）死于道路交通事故的是行人、骑自行车的人和骑摩托车的人。道路交通事故是15～29岁人群死亡的主要原因。道路交通伤害给个人、家庭以及整个国家带来巨大经济损失。这些损失包括死伤者的治疗费用，也包括死者、因伤残疾者以及需要占用工作或学习时间照顾伤者的家人所丧失的劳动力。道路交通事故造成的损失占大多数国家国内生产总值的3%。

2．交通事故的主要危险因素

（1）行为因素：造成交通事故的主要行为危险因素是酒后驾车、不戴头盔、不使用安全带或儿童安全约束装置以及驾驶超速。酒后驾驶车辆大大增加了与撞车有关的风险，不使用安全带、头盔和儿童安全束缚装置对撞车后果的严重程度有很大影响；而超速驾驶车辆不但增加撞车的风险，也直接影响到撞车后果的严重程度，因为随着车辆平均驾驶速度的增加，撞车的可能性也随之增加，撞车时的撞击力也随之增加。例如，车辆平均行驶速度每提高1km/h，可以导致人员受伤的撞车事故将增加3%，可以导致致命性伤害的撞车事故将增加4%～5%。车辆行驶速度越快，刹车所要求的停车距离就越大，因此道路交通事故的风险必然会增加。

（2）车辆因素：目前，全球机动车保有数量已经超过10亿辆，到2030年，这一数字可能至少还要增加1倍。中国是汽车保有量最高的发展中国家，最近10年汽车保有量的增量和增速均稳居世界第一。要减少和控制交通事故导致的伤害，必须确保所有车辆的设计符合公认的安全标准。联合国世界车辆法规协调论坛是负责制定国际机动车安全标准的主要全球机构，其推动的最重要的车辆标准包括以下7项：①安全带。②安全带固定装置。③正面碰撞保护。④侧面碰撞保护。⑤电子稳定控制系统。⑥行人保护。⑦儿童约束装置固定点。

（3）道路基础设施因素：道路基础设施建设传统上通常是以机动车交通运输和经济效益作为重点考虑因素，而以牺牲了人的安全为代价，特别是行人、骑自行车者和骑摩托车者的安全。许多国家存在各种车辆和行人交通混行的情况就是一个很好的案例，意味着行人和骑自行车的人与高速行驶的车辆共用道路，这就迫使他们要在危险的情况下和快速运行的交通车辆中寻找自己的运行空间。许多道路缺乏基本设施，如没有人行道、自行车道、摩托车车道和没有在重点道路设置安全速度控制点如减速带，这些增加了所有道路使用者的风险。

（二）老年人跌倒

1. 老年人跌倒的概述 在全球范围内，跌倒是一个主要的公共卫生问题。据估计，全球每年有64.6万人因为跌倒而死亡，这是继道路交通事故之后造成非有意伤害死亡的第二大主要原因。80%以上与跌倒伤害有关的死亡发生在中低收入国家，在全球所有地区，60岁以上的老年人跌倒死亡率最高。

2. 老年人跌倒的主要危险因素 就老年人跌倒伤害而言，跌倒发生是由于众多危险因素互相作用的结果，其主要危险因素反映了直接或间接影响健康的决定因素，包括生物、行为、环境和社会经济因素4个维度。随着危险因素的增加，跌倒和受伤的风险也越大。

（1）生物因素：包含与人体有关的个体特征，例如，年龄、性别和种族是不可更改的生物因素。这些也与机体逐渐衰老引起的变化有关，如身体、认知和情感能力的下降以及与慢性疾病相关的一些因素。生物因素与行为和环境风险的相互作用增加了跌倒的风险，例如，肌肉力量的丧失导致功能丧失和更高的脆弱程度，这加剧了由于某些环境危险因素而导致跌倒的风险。

（2）行为因素：包括涉及人类行为、情绪或每日的决策和选择的诸多方面。经常参加适度的身体活动是健康和保持健康的必要条件，其有助于降低跌倒和跌倒相关伤害的风险；多吃富含钙的均衡饮食可以减少老年人跌倒和其造成伤害的风险；因不遵守医嘱而导致的不受控制的医疗情况和药物的影响可能引起或导致警觉性、判断力和协调性的改变，导致老年人头晕，改变其平衡机制以及识别和避开障碍物的能力，使其变得行动僵硬或虚弱；一些冒险行为会增加老年人跌倒的风险，包括爬梯子、站在不稳定的椅子上或在进行日常生活活动弯腰时不注意周围环境。

（3）环境因素：包括居家环境危险因素和公共场所危险因素。这些因素本身可能并不是跌倒的原因，而当其他因素与环境因素相互作用后可以导致跌倒的发生。居家环境危险因素包括狭窄的台阶、光滑的楼梯表面、松散的地毯和不足的照明。公共场所危险因素包括不合理的建筑设计、湿滑的地板、人行道破裂或不平整以及公共场所的照明不足等。

（4）社会经济因素：是与影响个人的社会条件和经济状况以及社区提供给他们的能力有关的因素，这些因素包括低收入、低教育程度、住房不足、缺乏社会互相支持和获得健康保健和社会关注的机会有限，特别是在偏远地区以及社区资源匮乏的地区。

（三）自杀

1. 自杀的概述　在全球范围内，每年有超过80万人死于自杀，这是15～29岁年龄组因伤害导致死亡的第二大原因。然而，由于自杀是一个非常敏感的问题，在某些国家，自杀甚至是与法律相抵触的，因此，官方报告数字中低报的现象很突出。全球约有75%的自杀案例发生在低收入和中等收入国家。此外，低收入和中等收入国家的年轻人和老年妇女的自杀率高于高收入国家，而高收入国家的中年男性自杀率高于低收入和中等收入国家。2013年，世界卫生大会通过了“2013—2020年精神卫生行动计划”，该行动计划将自杀预防列为全球优先项目，其全球目标是到2020年世界各国的自杀率下降10%。

2. 自杀的主要危险因素　通常，一些危险因素会累积起来从而增加一个人对自杀行为的脆弱性，社会因素、心理状况、文化背景和其他因素还可以产生相互作用，从而增加发生自杀行为的风险。

（1）与卫生系统和社会相关的危险因素：主要包括难以获得医疗保健和接受所需要的护理，很容易获得自杀的工具和自杀容易实施，不恰当的媒体报道煽动导致自杀并增加“模仿”自杀的风险，认为有自杀倾向的人寻求他人帮助是一种耻辱的社会氛围，以及精神出现问题和物质滥用。

（2）与社区和人际关系相关的危险因素：主要包括战争和灾难、文化适应过程中的压力（如原住民或流离失所者）、歧视、孤立感、虐待、暴力和冲突的关系。

（3）个人层面的危险因素：主要包括以前有自杀未遂的行为、精神障碍、酗酒、经济损失、慢性疼痛和家族自杀史。

（四）溺水

1. 溺水的概述　相对于其全球影响，无论是致命性溺水还是非致命性溺水，都是被广泛忽视的公共卫生问题。据WHO统计，全球每年约有372 000人死于溺水；我国每年因溺水致死约有57 000人。溺水事故常见于儿童和青少年，是14岁以下儿童首位致死原因；男性溺水者约为女性的2倍。目前溺水的官方数据分类方法不包括故意溺水死亡（自杀或他杀造成的溺水死亡）和因洪水灾害及水运事件造成的溺水死亡（包括运输移民、难民和无国籍人员的船只倾覆事件，即所谓的水上非法运输事件）。91%的溺水事件发生在低收入和中等收入国家。

2. 溺水的主要危险因素　①人与水域之间缺乏物理隔断，特别是靠近家庭的水域。②幼儿缺乏监护或监护不到位。③未加盖或未受保护的供水水源或水域和缺乏安全的水道。④人们缺乏关于溺水的安全意识和对溺水危险行为的认知。⑤在水上旅行，特别是在过度拥挤或维护不善的船只上。⑥洪水灾害，无论是极端降雨、风暴潮、海啸还是飓风。

二、意外伤害的健康教育与健康促进

为应对意外伤害给全球各国带来的一系列健康和社会问题，WHO提出了5E干预策略，分别是教育策略（education）、环境策略（environmental）、工程策略（engineering）、强化执法策略（enforcement）和评估策略（evaluation）。5E干预策略在伤害预防领域被认为是伤害干预的重要策略，而教育策略长期以来是公共卫生实践的中流砥柱。教育被视为培养安全和伤害预防行为的较合理和有效的方法之一，其作为伤害预防的核心和主导技术已经有相当长的历史。而且，教育方法相对于其他的干预方法而言，所需要的费用相对比较低。特别是近年来，由于应用了行为理论的指导和运用了社区参与的原则，以及教育媒介和教育方法的不断发展与创新，伤害预防与干预教育取得了很大的成功。

伤害预防与干预教育一般被视为是一个过程，教育策略的运用可以达到以下3个目的。

1. 为受教育对象提供相关和必要的信息　例如，为什么伤害会发生，什么是伤害发生的危险因素，怎样才能避免这些危险因素等。根据受教育对象对危险因素的认知程度，可以考虑采取不同的教育策略。因为有些导致伤害的危险因素可能是显而易见的，如酒后驾车、闯红灯、开车时使用手机，但有些可能还不是普遍接受的常识，例如，婴幼儿乘坐机动车时需使用儿童约束装置、坐在轿车后排需要使用安全带、使用桌布对幼儿而言可能是一个潜在的危险源等。还有一些被证实是具有保护作用的防护措施，受教育对象可能还没有得到相关的信息，或者还不是很相信这些防护措施的保护作用，例如，骑自行车戴头盔能减轻交通事故造成的伤害、安装烟雾报警器能预防火灾或给水域安装护栏能预防溺水，必须让受众信服然后才能采纳这些保护措施。

2. 帮助受教育对象转变其不安全的态度 虽然说知识是行为养成的必要条件，但不是充分条件。对某一行为的态度，由对这一特定行为的积极或消极的评价以及对这一行为结果的信念两个部分构成。有些伤害的发生并不是由于伤者缺乏有关伤害危险因素的知识，而是对某一特定行为的评价出现了偏差，存在侥幸心理，没有改变以前固有的不良态度，因而也就没有相关的安全行为，如电动车驾驶与诸多不安全的驾驶行为导致的交通事故与伤害、儿童监护人监护不到位导致的儿童受伤、电动车主私拉电线充电导致的火灾事故和人员伤亡等。

3. 避免事故和伤害的发生 教育的终极目标是使受教育对象有安全的行为，大多数伤害发生都有行为成分，而且人的行为在许多事故和伤害事件中是伤害发生的直接原因。因此，要预防和减少伤害的发生，教育人们采纳安全的行为非常重要。例如，有幼儿的家庭如果使用桌布，一定不可以把装满热水的杯子或者盛满热汤的碗等热的和烫的食品和物品放在桌布上，因为，如果幼儿扯拉桌布的话就会导致杯子或者碗的滑落，就很有可能发生烫伤或者砸伤等伤害事故。所以，家长只是有相关的知识和信息是远远不够的，他们还必须知道其重要性和后果的严重性，并决定采取相应的安全行为。

第五节 突发公共卫生事件健康教育与健康促进

案例导入

【案例】

2023年2月11日18时，某区疾病预防控制中心接到该区教育委员会电话报告：某中学高三年级3名学生出现呕吐、腹泻等症状。该区疾病预防控制中心立即组织人员，协同教育委员会和辖区社区卫生服务中心赶赴现场进行流行病学调查和标本采集检测，核实为诺如病毒感染性腹泻暴发疫情，于2月11日23时完成调查，并通过突发公共卫生事件报告管理信息系统上报。

【问题】

1. 该案例属于几级公共卫生事件？
2. 如何制订针对诺如病毒的健康教育计划？

一、突发公共卫生事件概述

（一）定义与分类

突发公共卫生事件是指突然发生，造成或者可能造成社会公众健康严重损害的重大传染病疫情、群体性不明原因疾病、重大食物和职业中毒以及其他严重影响公众健康的事件。目前突发公共卫生事件的分类常采用两种方法。一种按照引发突发公共卫生事件的原因和性质分为生物因素所致疾病和自然灾害、人为事故、不明原因引起的群体性疾病。另一种按照《突发公共卫生事件应急条例》将突发公共卫生事件分为重大传染病疫情、群体不明原因疾病、重大中毒和其他严重影响公众健康的事件四类。

（二）突发公共卫生事件的特征

1. 突发性　发生突然，较难预测，有的甚至不可预测。包含两层意思：①突发公共卫生事件大多具有不可预测因素，不具备一般事物发生前的征兆。②对突发公共卫生事件的处置必须十分专业和有效。例如，各种恐怖事件、自然灾害引起的重大疫情和食物中毒等，常常骤然而至并迅速扩散，很难预测其发生的时间和地点。

2. 危害性　突发公共卫生事件往往影响范围大，波及范围广，常导致大量伤亡，妨害居民的身心健康。主要表现为患者人数多或病死率高，甚至在较长时间内对人们的心理产生影响；还会破坏交通、通信等基础设施，造成巨大的财产损失；甚至还能扰乱社会稳定，影响到政治、经济、军事和文化等诸多领域；有时还伴有后期效应（如放射事故）。

3. 群体性　突发公共卫生事件所危及的对象可能是特定的个人，也可能是不特定的社会群体。突发公共卫生事件发生时，在事件影响范围内的人都有可能受到伤害，尤其是对儿童、老人、妇女和体弱多病者等特殊人群的影响更加突出。

4. 阶段性　突发公共卫生事件不论其大小都具有阶段性。根据其发生、发展的过程，一般分为先兆期、暴发期、消退期和消除期。先兆期即突发公共卫生事件发生的先兆阶段，这一阶段处理得好，突发公共卫生事件往往可以避免发生，否则就会进入下一个阶段；暴发期是指突发公共卫生事件发生的征兆在先兆期未被很好地识别，往往在发现时，已经迅速演变，并暴发；消退期是指突发公共卫生事件逐渐得到控制，但没有得到彻底解决；消除期是指突发公共卫生事件得到彻底解决。

5. 综合性　主要体现在治理的综合性上，综合治理需要多个方面的结合。①多层面：需要技术层面和价值层面的结合，所以，不仅要有一定的先进技术，还需要有一定的投入。②多任务：是直接任务与间接任务相结合，它是直接的愿望也是间接的社会任务，所以要结合起来。③多机构合作：它需要责任部门和其他部门结合起来。④多对象：同时需要国际和国内结合起来。只有通过综合的治理，才能使突发公共卫生事件得到很好的治理，另外，在解决突发公共卫生事件时，还要注意解决一些深层次的问题，如体制、机制等问题，工作效能问题及人群素质问题，所以要通过综合性的治理来解决突发公共卫生事件。

（三）突发公共卫生事件的分级

根据突发公共卫生事件的性质、危害程度、涉及范围，国家将突发公共卫生事件划分为四级：特别重大（Ⅰ级）、重大（Ⅱ级）、较大（Ⅲ级）和一般（Ⅳ级）。

1. 特别重大突发公共卫生事件（Ⅰ级）　有下列情形之一的为特别重大突发公共卫生事件（Ⅰ级）。

（1）肺鼠疫、肺炭疽在大、中城市发生并有扩散趋势，疫情波及2个及以上的省份，并有进一步扩散趋势；或人口稀少和交通不便地区1个县（区）域内，在一个平均潜伏区内发病10例及以上。

（2）发生严重急性呼吸综合征（传染性非典型肺炎）、人感染高致病性禽流感病例，疫情波及2个及以上的省份，并有继续扩散趋势。

（3）涉及多个省份的群体性不明原因疾病，并有扩散趋势，造成重大影响。

（4）发生新发传染病，或我国尚未发现的传染病发生或传入，并有扩散趋势，或发现我国已消灭的传染病重新流行。

（5）发生烈性病菌株、毒株、致病因子等丢失事件。

（6）周边以及与我国通航的国家和地区发生特大传染病疫情，并出现输入性病例，严重危及我国公共卫生安全的事件。

（7）一次放射事故超剂量照射人数200人以上，或轻、中度放射损伤人数50人以上；或重度放射损伤人数10人以上；或极重度放射损伤人数共5人以上。

（8）国务院卫生行政部门认定的其他特别重大突发公共卫生事件。

2. 重大突发公共卫生事件（Ⅱ级） 有下列情形之一的为重大突发公共卫生事件（Ⅱ级）。

（1）边远、地广人稀、交通不便地区发生肺鼠疫、肺炭疽病例，疫情波及2个及以上乡（镇），一个平均潜伏期内发病5例及以上；或其他地区出现肺鼠疫、肺炭疽病例。

（2）发生严重急性呼吸综合征（传染性非典型肺炎）续发病例；或疫情波及2个及以上地（市）。

（3）肺鼠疫发生流行，流行范围波及2个及以上县（区），在一个平均潜伏期内多点连续发病20例及以上。

（4）霍乱在一个地（市）范围内流行，1周内发病30例及以上；或疫情波及2个及以上地（市），1周内发病50例及以上。

（5）乙类、丙类传染病疫情波及2个及以上县（区），一周内发病水平超过前5年同期平均发病水平2倍以上。

（6）发生群体性不明原因疾病，扩散到县（区）以外的地区。

（7）预防接种或学生预防性服药出现人员死亡。

（8）一次食物中毒人数超过100人并出现死亡病例；或已出现10例及以上死亡病例。

（9）一次发生急性职业中毒50人以上，或死亡5人及以上。

（10）一次放射事故超剂量照射人数101～200人，或轻、中度放射损伤人数21～50人；或重度放射损伤人数3～10人；或极重度放射损伤人数3～5人。

（11）鼠疫、炭疽、严重急性呼吸综合征（传染性非典型肺炎）、艾滋病、霍乱、脊髓灰质炎等菌种、毒种丢失。

（12）省级以上人民政府卫生主管部门认定的其他严重突发公共卫生事件。

3. 较大突发公共卫生事件（Ⅲ级） 有下列情形之一的为较大突发公共卫生事件（Ⅲ级）。

（1）边远、地广人稀、交通不便的局部地区发生肺鼠疫、肺炭疽病例，流行范围在一个乡（镇）以内，一个平均潜伏期内病例数未超过5例。

（2）发生严重急性呼吸综合征（传染性非典型肺炎）病例。

（3）霍乱在县（区）域内发生，1周内发病10～30例；或疫情波及2个及以上县；或地级以上城市的市区首次发生。

（4）一周内在一个县（区）域内乙类、丙类传染病发病水平超过前5年同期平均发病水平1倍以上。

（5）在一个县（区）域内发现群体性不明原因疾病。

（6）一次食物中毒人数超过100人；或出现死亡病例；或食物中毒事件发生在学校、地区性或全国性重要活动期间的。

（7）预防接种或学生预防性服药出现群体心因性反应或不良反应。

（8）一次性发生急性职业中毒10～50人，或死亡5人以下。

（9）一次性放射事故超剂量照射人数51～100人，或轻、中度放射损伤人数11～20人。

（10）地市级以上人民政府卫生主管部门认定的其他较大的突发公共卫生事件。

4. 一般突发公共卫生事件（Ⅳ级） 有下列情形之一的为一般突发公共卫生事件（Ⅳ级）。

（1）鼠疫在县（区）域内发生，一个平均潜伏期内病例数未超过20例。
（2）霍乱在县（区）域内发生，1周内发病在10例以下。
（3）一次食物中毒人数30～100人，且无死亡病例报告。
（4）一次性急性职业中毒10人以下，未出现死亡。
（5）一次性放射事故超剂量照射人数10～50人，或轻、中度放射损伤人数3～10人。
（6）县级以上人民政府卫生主管部门认定的其他一般突发公共卫生事件。

二、健康教育在应对突发公共卫生事件中的应用

（一）目的与意义

突发公共卫生事件具有突发性、群体性等特征，健康教育与健康促进在预防和控制突发公共卫生事件方面具有非常重要的作用。突发公共卫生事件健康教育和健康促进可以增加公众对突发公共卫生事件相关知识的了解；增强公众的危机意识和防范意识；为社会公众、家庭或机构及时提供准确的风险信息，帮助人们克服心理上的恐惧和不安；告知公众突发公共卫生带来的潜在风险，帮助公众掌握医疗卫生保健知识。改变人们对风险的态度和行为，鼓励社会公众参与应对；增加公众与医疗卫生机构专家间的交流。

在没有突发公共卫生事件时，健康教育工作的重点是让人们掌握各种突发公共卫生事件的基本常识和应对技能，以便人们在突发公共卫生事件发生时能够作出正确的应对。突发公共卫生事件发生后，健康教育工作是让人们及时了解突发公共卫生事件的发生、发展情况和其他相关信息，提高自身正确的决策能力，配合和参与突发公共卫生事件的应对。突发公共卫生事件结束后，通过积极的宣传和沟通，健康教育可以帮助受到突发公共卫生事件影响的人群尽快恢复正常的社会生活。

在人类公共卫生的发展史上，很多重大事件的控制都要归功于健康教育与健康促进，如血吸虫病的防治、艾滋病的预防以及严重急性呼吸综合征的有效控制等。我国《突发公共卫生事件应急条例》明确规定：县级以上地方人民政府卫生行政主管部门应当对突发事件现场等采取控制措施，宣传突发事件防治知识。面对21世纪公共卫生领域的诸多挑战，必须加强和推动健康教育与健康促进工作，这不仅是我们迎接挑战的一个基本策略，也关系到卫生改革与发展。

（二）突发公共卫生事件健康教育的原则

1. 预防为主，平战结合 预防是应对突发公共卫生事件的首要环节，也是突发公共卫生事件处置的前提。开展当前常见突发公共卫生事件的健康教育和健康促进工作，坚持预防与应急相结合，常态与非常态相结合，对公众开展预防和应对突发公共卫生事件知识的宣传教育和行为干预，增强公众的忧患意识和对突发公共卫生事件的防范意识，提高公众自救、互救和应对各类突发公共卫生事件的综合素质。只要做好事前预防，一旦发生各类有可能危及公众生命，造成社会影响的突发公共卫生事件，就能迅速地组织力量，开展有效健康教育工作，最大限度地控制和减少危害。

2. 积极配合，服务主动 突发公共卫生事件的应对需要在各级政府的领导下，由卫生、教育、交通、农业、建设、广电、科技等相关部门共同参与来完成。各级健康教育机构应充分发挥专业技术优势，开展好各自职责范围内的健康教育工作，主动加强对全社会健康教育工作的组织指导，通过有计划、有组织、系统的健康教育活动，最大限度地减少突发公共卫生事件及其造成的人员伤亡和危害，避免或杜绝突发公共卫生事件所造成的次生或衍生的社会问题。

3. 阶段明确，策略得当 在不同性质的突发公共卫生事件的不同阶段，公众的需要是不同的。当

突发公共卫生事件发生后，如果事件本身对公众的危害轻，公众可能没有出现害怕、担心、恐惧、恐慌、愤怒情绪，对信息的需求不迫切；如果公众感知到事件对他们的生命和健康存在一定的危害时，对信息的需求就会变得很迫切。因此，在开展突发公共卫生事件健康教育和健康促进工作时，应该以向公众普及防治知识为基础，在事件发生发展的不同阶段，通过对社会公众心理变化及关键信息的分析，及时调整宣传教育策略，制订有针对性的干预措施，及时组织相应的科普宣传内容，通过各种有效的传播途径，利用各种适宜的宣传工具，大力开展宣传教育活动。

4. 信息可及，注重实效 选择的传播渠道必须是当地实际条件允许的、群众可及的。媒体作为卫生相关信息的主要手段，其不同类别意味着不同的传播特点和传播方式。在主动选择媒体进行健康教育和健康促进工作时，需要根据突发公共卫生事件发生的情况和受众的特点来选择恰当的媒体，既保证媒体的传播范围覆盖了所有的目标受众，又保证媒体的信息表达方式能够被目标受众充分理解和接受。

5. 监测到位，评估及时 为保障公众健康和生命财产安全，健康教育机构在政府行政部门的积极领导下，不断加强体系建设，构建健康教育社会网络，营造健康的支持性环境。突发公共卫生事件发生后，开展各类影响因素（包括公众知识、态度、行为状况）、健康干预措施及其效果的监测，快速分析评估。确定突发公共卫生事件的核心信息、目标人群和传播策略，才能充分利用和发挥健康教育促进工作网络的作用，指导社区和乡镇卫生服务机构，以及学校、工矿企业、医院和公共场所等更好地开展健康教育工作。

（三）突发公共卫生事件健康教育的策略

突发公共卫生事件的健康教育与健康促进应体现快速、准确、广泛的特点。突发公共卫生事件健康教育和健康促进工作就是让公众知道，要积极参与、配合卫生部门采取恰当的预防和控制措施，降低或消除突发公共卫生事件的危险因素，保护健康人群免受突发公共卫生事件的危害，消除社会恐慌心理和不稳定因素，从而维护社会经济正常发展。一般来说，突发公共卫生事件健康教育的策略包括以下几个方面。

1. 根据事件的不同阶段开展健康教育工作 在威胁尚远时，公众仅仅是希望了解一下事件的基本情况和进展，获取信息一般是被动的，主要渠道是电视新闻、报纸等。当威胁到达身边，并且疫情逐渐严重时，公众防护意识逐渐加强，信息的需求（疾病特征、个人防护措施、政府及卫生部门采取的措施、疫情进展和信息获取途径）逐渐增多，获取信息变得更主动，主要通过人际渠道寻求信息，如拨打电话（医院、疾病预防控制中心、居委会、熟人等），或到当地卫生部门、居委会询问，或邻居、熟人间相互询问等。突发公共卫生事件发生后需要根据不同阶段确定核心信息和主要的传播渠道，清楚什么时候需要将哪些知识和信息放在网上，什么时候提供热线服务，什么时候开展人际沟通。

2. 根据事件中的不同情况开展健康教育工作 突发公共卫生事件发生后的应对过程中，可能发生各种情况，需要健康教育工作者制定并实施针对性的健康传播策略。具体可参考知信行理论或健康信念模型。

3. 加强与权威媒体的合作 目前，互联网蓬勃发展，人们获取信息的渠道多种多样，其中难免有鱼目混珠的不良信息，为保证知识传播的可信度及可靠度，地方政府需要与官方媒体密切合作，发挥新闻媒介的权威特质，将准确、合理的信息传播给群众。

4. 扩大突发公共卫生事件健康教育开展渠道 突发公共卫生事件播散范围广，在进行健康教育时，需将宣传范围及宣传渠道进行有效扩展，加快健康教育信息传播速度，并使更多公众群体接触和认识健康教育知识，使突发公共卫生事件的发生率得到有效降低。

（四）突发公共卫生事件健康教育的内容

1. 突发公共卫生事件的核心信息 指在一定的阶段和范围内，针对特定的目标人群及主要健康问题而制定的健康信息，这是要求目标人群掌握的最重要的、最基本的健康信息。突发公共卫生事件的核心信息包括事件的类别、预警级别、起始时间、可能影响的范围、警示事项、采取的措施等，同时还要包含以下几个方面的内容：①政府应对突发公共卫生事件的决策、行政措施，适用的法律法规以及各项预防控制措施。②个人、单位、社区、公共场所要采取的主要应对措施以及相应的法律责任和义务。③与突发公共卫生事件相关的基本知识和技能。④政府应对突发公共卫生事件的主要处置机构、救治机构的名称、地点及其联系电话。⑤免费咨询或救助、心理疏导、心理危机干预的热线电话。⑥各种防控干预措施、取得的效果和科研工作的进展。

2. 各类突发公共卫生事件健康教育的重点内容

（1）传染病及生物恐怖事件应对知识：传染病基础知识，如各种传染病的传染源、传播途径、临床特点、流行病学特征、主要危害及预防控制措施，以及计划免疫与预防接种的知识；传染病防治相关法律法规、部门职责及公众责任的相关知识；生物恐怖的病原学基础知识、传播特点、危害及防控知识。

（2）救灾防病和自救知识：自然灾害的种类、特点及危害、发生因素及影响因素，引发的传染病、高热等问题；不同自然灾害时的自救知识。

（3）食物及职业中毒事件应对知识：食物中毒应对知识：食物中毒的分类、发生因素、主要症状及预防控制措施；职业中毒应对知识：职业中毒的分类、发生因素及影响因素，不同种类职业中毒的主要症状、预防控制措施及相关法律法规。

（4）化学、核与辐射事件应对知识：有毒有害化学物质应对知识；有毒有害化学物质的种类、对人体危害、主要症状与急救原则；核与辐射事件应对知识；大型核设施泄漏后的个人防护、超剂量核照射后的现场救护。

（5）心理健康指导：发生突发公共卫生事件后，人群普遍容易出现焦虑不安、恐惧、情绪不稳、抑郁悲观等情绪心理问题，必须给予必要的心理健康指导。

（五）各类突发公共卫生事件健康教育的方法

突发公共卫生事件发生后常用的健康教育、传播、干预方法如下。

（1）核心信息发布，根据《卫生部法定传染病疫情和突发公共卫生事件信息发布方案》规范突发公共卫生事件核心信息的发布工作，及时利用广播、电视、报纸和网络等大众媒体，迅速将核心信息覆盖到目标人群。

（2）制作、发放、张贴健康教育传播材料，如墙报、挂图、标语、传单等。

（3）利用讲座、培训对学校学生、单位职工、社区重点人群开展信息传播。

（4）利用热线电话开展免费咨询或救助、心理疏导、心理危机干预等。

（5）利用咨询、个别指导、小组培训等形式开展行为指导。

（6）其他经常可以利用的渠道还有大喇叭、黑板报等。

本章小结

教学课件

执考知识点总结

本章涉及的2019版及2024版公共卫生执业助理医师资格考试考点对比见表6-2。

表6-2 2019版及2024版公共卫生执业助理医师资格考试考点对比

单元	细目	知识点	2024版	2019版
重点公共卫生问题的健康教育与健康促进	生活方式	（1）膳食	√	—
		（2）运动	√	—
		（3）吸烟与饮酒	√	—
		（4）心理健康	√	—
	慢性非传染性疾病	（1）高血压	√	√
		（2）糖尿病	√	√
		（3）恶性肿瘤	√	√
	传染病	（1）艾滋病	√	√
		（2）结核病	√	√
		（3）病毒性肝炎	√	√
	意外伤害	（1）交通意外伤害	√	√
		（2）老年跌倒	√	√
		（3）溺水	√	√
	突发公共卫生事件	（1）概念	√	√
		（2）突发公共卫生事件的特征	√	√
		（3）健康教育在应对突发公共卫生事件中的作用	√	√

拓展练习及参考答案

（胡晓江　徐东剑）

第七章　健康教育活动

学习目标

素质目标： 培养学生积极主动开展健康教育活动的使命意识，帮助学生树立“大健康”的理念，牢固建立“每个人是自己健康的第一责任人”的科学健康观。

知识目标： 掌握健康教育活动策划的概念、要素及步骤；熟悉健康教育活动策划的步骤及注意事项；了解健康教育活动策划的目的、意义及总结评价。

能力目标： 能够运用相关知识策划健康教育活动并实施。

案例导入

【案例】

每年的5月31日是世界无烟日。《“健康中国2030”规划纲要》将“深入开展控烟宣传教育”纳入其中，各级医疗卫生机构以此为契机，在5月31日前后组织开展形式多样的控烟宣传活动。我国2023年“世界无烟日”的宣传主题是“无烟为成长护航”。各级健康教育机构、医疗卫生机构、基层卫生单位，根据各自职能，结合活动主题，开展控烟宣传咨询活动、控烟知识讲座、控烟知识竞赛等系列活动。同时利用广播、电视、报纸、微信公众号等媒体宣传烟草的危害，营造浓厚的控烟宣传氛围。

【问题】

1. 小李是某市卫生健康委员会负责健康教育与健康促进工作的工作人员，请帮他厘清开展“世界无烟日”宣传活动的主要步骤。

2. 小吴是某市疾病预防控制中心负责健康教育的工作人员，请在小李工作思路的基础上，指导小吴撰写一份“世界无烟日”宣传活动方案。

核心知识拆解

第一节　健康教育活动的概述

组织实施健康教育活动，是健康教育工作中最常采用的方式之一。通过开展各类健康教育活动，为受众提供获取健康知识、树立健康观念、掌握健康技能的机会，帮助他们作出有益于健康的决定，最终达到养成健康行为、预防和控制疾病、促进健康的目的。

一、健康教育活动的概念及特点

（一）健康教育活动的概念

活动是为了达到某种目的而采取的行动。健康教育活动是指为了帮助服务对象提高健康知识水平，树立正确的健康观念，养成健康的生活方式和行为，有计划、有步骤地组织众多人员和机构参与的社会协调行动。例如，常见的卫生节日宣传咨询活动、健康知识巡讲、心理健康沙龙等各类专题化、形式多样的活动，都属于健康教育活动。

知识拓展

健康中国行动（2019—2030年）

健康中国战略是在准确判断世界和中国卫生改革发展大势的基础上，在深化医药卫生体制改革实践中形成的一项需求牵引型的国民健康发展战略。人民健康是民族昌盛和国家富强的重要标志。2016年8月，全国卫生与健康大会明确提出建设健康中国是关系现代化建设全局的重大战略任务，首次提出把人民健康放在优先发展的战略地位，进一步提高了该战略的高度和全局意义，强调了坚持走有中国特色卫生与健康发展的道路。党的十九大作出了实施健康中国战略的重大决策部署，充分体现了对维护人民健康的坚定决心。为积极应对当前突出健康问题，必须关口前移，采取有效干预措施，努力使群众不生病、少生病，提高生活质量，延长健康寿命。这是以较低成本取得较高健康绩效的有效策略，是解决当前健康问题的现实途径，是落实健康中国战略的重要举措。

（二）健康教育活动的特点

1. 目标明确 健康教育活动的最终目标是通过实施各类活动，提高服务对象的健康知识水平，树立正确的健康观念，养成健康的生活方式和行为，促进服务对象自身健康，提高全人群健康素养水平。不同的健康教育活动需根据其实际情况制定切实可行的具体目标或具体的、量化的、可测量到的目标。

2. 主题鲜明 健康教育活动的主题要明确、简单、有号召力。围绕一个明确的健康主题，可组织实施一个或一系列健康教育活动。例如，每年的5月31日是世界无烟日，国家卫生健康委员会结合WHO发布的主题，制定我国的宣传主题。2023年世界无烟日我国的宣传主题为“无烟为成长护航”，各地围绕该主题，开展了形式多样的健康教育活动。健康教育活动可以是一次活动，如开展街头宣传咨询活动，也可以是系列活动，包括知识竞赛、进校园、进社区等活动内容。

3. 传播方式多元 一个成功的健康教育活动往往要利用人际传播、群体传播、组织传播和大众传播等多种传播方式，是综合性、全方位的，一旦实施便会产生一定的传播效果。通过吸引服务对象与媒体参与，活动信息得以在各种媒介和公众间继续传播，充分利用好这一特点就可以使活动产生更持久的影响力。

4. 公益性显著 健康教育是国家公共卫生服务的重要组成部分，具有公益性和服务性。因此，组织健康教育活动的主办方及参与单位，不能将获取经济利益作为活动的主要目标，更多的是提供健康服务。

5. 计划性较强 健康教育活动具有较强的计划性，针对每个健康教育活动的目的、主题、计划安排等，制定严谨的、详细的、可行的实施方案，并按照方案逐一落实。

二、健康教育活动的要素、类型及作用

（一）健康教育活动的基本要素

举办健康教育活动前，必须重点思考以下几个问题，这些问题作为举办活动的要素，对活动的成败至关重要，必须协调统一。

1. 活动目的 明确为什么要举办这次活动，要有充分的理由让相关人群在最短时间内确信举办本次活动的必要性和重要性，从而获得政策与环境的支持。要结合国家、政府的相关文件要求和服务对象的实际需求进行分析，这是活动能够顺利展开的基础。

2. 活动对象 一旦活动目的确定了，必须明确活动的服务人群，明确人群的特点和具体需求，才能选择出合适的活动展现形式，同时要明确活动的主办、承办和协办方等。如果泛泛地对“公众”开展活动，可能只会造成资源的浪费。

3. 活动内容和形式 根据活动目的和活动对象确定具体内容和采取的展现形式。内容必须与政策要求和活动对象的需求相一致。在活动开始前，开展需求评估，对问题与政策、形势及目标人群开展分析，根据需求情况研究制定健康教育活动的内容及形式。

4. 活动时间和地点 明确活动举办的时间节点，既要确保有充足的时间去准备、协调资源和组织实施，还需要考虑与当前的其他工作统筹协调进行，避免冲突，主要参加领导的时间也要考虑在内。要明确活动地点和活动场所，根据活动的规模大小、主题内容、气候特点等元素作出权衡，选择最佳地点。

5. 可支配资金和物资 经费是组织健康教育活动的制约因素，所有方案和计划都应该在预算范围内。活动过程中会用到很多物资，如布置现场的物资、现代化播放设备、现场发放的宣传资料、宣传品等，在活动之前要充分了解现有可用的物资，以及需要增加的物资等，确保活动顺利进行。

6. 如何评价 评价贯穿于整个活动的前、中、后期，评价的主要目的在于及时发现问题、解决问题，确保活动质量，为后期再进行此类活动提供参考和借鉴。活动开始之前，明确评价的内容和指标。例如，活动开始之前采用预演的方式了解活动的人力、组织、工作机制、资源分配是否合理与充足，活动过程中通过活动覆盖率、群众满意度等进行过程评价，活动结束后通过知识知晓率、信念持有率的前后对比情况等了解活动的效果。

（二）健康教育活动的类型

大多数健康教育活动主要基于社区开展。不同社区的居民构成、行为方式、价值取向、认知模式、生活方式、生活水平、社区设施、周边环境、文化资源等差别很大，往往形成不同的社区特征。生活在同一社区的人们之间会建立各种基本联系，这些联系是面对面的、直接的、非正式的、初级的和自然本色的。由于生活条件、社区环境、地理位置等方面的影响及社区成员之间互动方式的影响，健康教育活动的类型可以从以下4个方面进行划分。

1. 从活动性质上划分，可以分为公益活动、商业促销活动 公益活动是一定的组织或个人向社会捐

赠财物、时间、精力和知识等内容的活动。由政府机构、部门等组织的健康教育活动，一般均为公益性活动。商业促销活动是由企业举办的，以宣传企业文化、健康产品等为目的的社会活动，以降价或赠送礼品、免费体验服务等形式吸引居民参与，以实现促进销量、提升业绩、增加收益的目的。

2. 从活动频度上划分，可以分为举办的大型活动、日常开展的经常性活动 大型健康教育活动包括卫生节日宣传、主题活动启动仪式、健康知识及技能竞赛活动等，具有参与部门多、参与人数多、宣传效果好等特点。日常开展的经常性健康教育活动包括健康知识讲座、宣传咨询活动、自我管理小组活动等，具有活动经常化、形式多样化等特点。

3. 从参与人群上划分，可以分为面向大众开展的活动和针对特定人群开展的活动 健康教育活动既可以面向全人群，也可以根据不同的主题针对特定人群开展，如面向儿童、青少年、老年人、妇女、残疾人、某种慢性病患者、企业职工等开展的不同的健康教育活动。健康教育活动面向的人群不同，活动的场所也随之不同。例如，针对青少年开展的健康教育活动以学习场所为主，针对企事业单位职工开展的健康教育活动以工作场所为主，针对社区居民开展的健康教育活动以居住场所为主等。

4. 从活动形式上划分，可以分为线上活动、线下活动及线上线下联合活动 “线下”健康教育活动是指面对面参与的、可以即时交互的、真实具有实体存在的群众性活动。“线上”主要指利用互联网等虚拟媒介而实现的一系列没有发生面对面交谈交互的情况与动作的健康教育活动，如线上学习、知识竞答等活动。线上线下联合活动即既有线下真实开展的健康教育活动，又结合线下活动，开展线上的直播、互动、答题等。此类活动通常覆盖人群更广、关注度更高、传播效果更好。

（三）健康教育活动的作用

1. 传播卫生健康知识 组织实施各类健康教育活动的出发点是向服务对象传播其关注的卫生健康知识，促进其改变不健康行为，养成健康生活方式。健康教育活动通过制作宣传展板、发放宣传资料、邀请专家授课、组织竞赛答题、开展专题讨论等多种活动形式，达到宣传的预期目标。

2. 提高传播效率，引起广泛关注 一个好的活动一定会注重服务对象的参与性及互动性，还会充分发挥政府、社区、单位等的组织协调功能，动员社会各界的力量共同参与，同时通过形式多样的活动，利用多种传播方式对服务对象和活动所在地产生长远影响，从而达到预防疾病、提高生活质量和健康素养的目的。

3. 有助于开发领导，整合资源 活动不仅可以提升主办单位的公众形象和社会知名度，还可以增强与其他组织机构的联系。因此，在活动的前期准备、中期实施和后期总结评价过程中，要及时与领导和决策者进行沟通，更要利用好每一个阶段，为后续的工作造好势，形成一种多赢效应。

4. 营造健康的社会氛围 组织活动能吸引、激发服务对象对健康教育的关注，形成蝴蝶效应，有利于营造健康的社会氛围。在某种程度上说，组织活动的过程就是“制造新闻”的过程，就是吸引相关部门与服务对象参与的过程。

三、健康教育活动的影响因素

一项健康教育活动能否达到预期的效果，会受诸多方面因素的影响，一般可简单概括为人为因素和环境因素两大类。

（一）人为因素

健康教育活动需要多部门的合作，作为活动的组织者，做好各组织间的协调与合作，有助于活动的顺利实施并达到预期效果。在策划实施过程中，会涉及各方面的人员，如政府领导、专业机构人员、媒体、协调组织活动的人员、服务对象等，任何一个群体没有考虑到，就可能会造成一些麻烦，甚至导致达不到预期效果。所以，作为活动的策划和管理者，必须明确活动的领导机构、执行机构、协作机构、媒体部门、赞助单位、服务对象等单位或组织、人群的职责，协调各方关系，使活动取得最佳效果。

1. 领导机构 建立领导健康教育工作的领导机构是首要任务。一个办事效力高、具有影响力和决策能力的领导机构是顺利实施健康教育活动的基础。领导机构可由原行政机构兼任、替代或另行成立。领导机构的成员需根据健康教育活动所涉及的范围和部门来确定，应包括与该活动实施直接相关的部门领导和主持实施工作的业务负责人。领导机构的成员应了解和熟悉活动目的、内容，并提供政策支持，研究解决健康教育活动实施过程中的困难和问题。

2. 执行机构 执行机构的职责是具体负责落实和执行健康教育活动，分解活动中的每个环节并具体实施。一般执行机构往往设置在某一相关业务部门内，如健康教育机构、各级疾病预防控制中心、妇幼保健机构等疾病预防部门，其成员大多以一个部门为主体，吸收相关部门的专业人员参加。通常执行机构的确定或组成取决于健康教育活动申请单位和经费的来源。特殊情况下可另成立专门的项目机构。执行机构成员的数量和专业组成应根据健康教育活动规模大小、参与部门情况及活动内容确定，既要适应工作需要，又要避免人员庞杂。

3. 协作单位 健康教育活动的实施需要多个部门的协调与合作，利用各地已建立的社会多部门联合的组织网络，把协作单位组织起来，协调行动并提供支持。协调社会有关部门的关系并建立起多部门联合的组织网络是健康教育活动成功的保证和重要标志。

4. 媒体 活动策划者要考虑不同媒体的特点和需要，各取所长。例如，报纸等平面媒体可以刊登活动的消息和内容，广播电台和电视台可以对活动进行宣传报道，新媒体可以对活动进行直播。主办单位的及时报道既可以引起各级领导的重视，又可以提高活动在社会中的影响力。总之，通过与媒体合作，更能扩大活动的影响范围，确保更多的人参与到活动中。

5. 服务对象 作为健康教育活动的主要参与者，服务对象更加关注活动的内容、形式、地点和组织情况，包括是否便于到达活动现场、观看或参与活动的舒适性、内容的实用性、进入和退出活动的难易度等。例如，针对老年人的活动，必须结合老年人的身体状况，充分考虑到老年人的出行、现场的组织保障（如座椅舒适度、冷暖、医疗保障等），以免发生意外。

（二）环境因素

除人为因素外，环境因素的影响也是不能忽略的。环境因素既包括自然环境，又包括社会环境。要举办一次成功的健康教育活动就必须充分地了解、挖掘、利用好环境因素。

1. 自然环境 举办活动时的天气、场所、距离、环境布置和座位排列等因素，对营造交流氛围、传播效果均有影响。如果确定在室外举行活动，需要充分考虑天气状况。例如，遇上大风、降温、暴雨等，会导致参与人数远远低于预期，直接影响到活动效果。因此，任何一项室外活动的安排，都要有备用方案。

2. 社会环境 服务对象的社会经济状况、文化习俗、生活习惯以及周围人对其态度和行为的影响等，决定了他们的喜好和格局，活动要取得良好效果，需要充分了解和利用这些因素。此外，政府决策、政策法规、社会规范、制度规定、社区支持力度等，都是进行活动策划时要事先研究，并在活动组织和实施时加以考虑的。

第二节　健康教育活动的策划与实施

任何一项活动都需要经过严密策划，策划过程考虑得越细致，各种关系处理得越顺畅，组织实施过程就会越顺利，遇到的问题越少，整体活动的效果才会越好。这是一项活动成败的关键，也是必须有的基础过程。

一、活动策划的概述

（一）活动策划的定义

"策划"一词有广义与狭义之分。广义的"策划"是指策划的本义，即人类为达到某种目的，利用自己的智慧所采取的一种策略或谋划的过程。广义的策划运用于各行各业之中，运用于中外古今之中。狭义的"策划"即健康教育活动策划，是指利用、整合各种资源，通过创新概念、理念、手段、方法等，传播健康相关信息，实现普及健康知识、倡导健康行为、提高健康传播活动知名度等预期利益目标的创造性思维和方案制订过程。策划属于活动的设计阶段，策划内容主要包括活动名称、活动主题、举办机构、举办地点、举办时间、活动规模、活动定位、活动进度安排、现场管理和相关活动计划等。

（二）活动策划的特点

一项成功的健康教育活动策划，通常具有以下几个特点。

1. 创新性　概念创新和理念创新是策划的本质特征，策划的关键就是将现有资源整合在一起，能不能产生新的绩效、有没有创新。策划的创新非常强调通过资源整合进行创新，这与科技创新和发明创造是不同的，也是策划的精髓所在。

2. 资源性　没有资源的策划完全是想象、空想。这里所说的资源，可能是物质资源，也可能是关系资源或是政府资源，这是策划的物质基础。

3. 整合性　所有资源必须是能够整合在一块使用的，如果不能整合，也就没有使用价值，也是一种空想、想象，这是策划的条件。

4. 目的性　健康教育活动的策划应该有明确的目标，策划是一个行为过程，它不仅是人的行为过程，也是资源配置的行为过程，因此，达到一定预期目标是策划的目的。

5. 知识性　策划是人的智慧和经验总结，也就是为达到目标，运用人类的经验和知识的过程，知识是策划的工具。

（三）活动策划的原则

1. 目标性原则　健康教育活动策划要做到目标明确、重点突出，使有限的资源集中使用，切忌包罗万象，面面俱到，确保以最小或最少的投入取得最大的产出和效益。

2. 整体性原则　健康教育是整个卫生健康事业发展系统中的一个重要部分，设计健康教育活动计划要立足于大卫生观念，以健康为中心，在社会发展的各个方面、在社会发展的过程中明确居民健康发展目标，解决居民健康问题。

3. 参与性原则　服务对象积极参与健康教育活动是活动策划成功的关键。只有把目标和目标人群所关心的健康问题紧密结合起来，才能吸引群众参与。为提高活动效果，策划健康教育活动前，应对服务对象开展需求评估。

4. 可行性原则 在制订活动策划时要一切从实际出发，尽可能地预见到在实施计划过程中可能发生的情况，因地制宜地进行策划。

5. 灵活性原则 活动策划要留有余地，尽可能地预计活动实施过程中可能发生的其他变化，并制订基于过程评价和反馈问题的应变对策计划修订指征和原则。

6. 科学性原则 科学性应该是健康教育活动首先要考虑的，既要在策划程序方面符合科学的原则，又要在策划内容方面充分体现现代化的科学技术成就，通过活动传播出去的内容一定是科学的、合理的，是能够满足目标人群需求的。

7. 实用性原则 形式必须服务于内容，如果过分追求活动形式，会喧宾夺主，影响活动的真正目的，所采取的形式应该是受众乐于接受和吸收的，能够留下深刻印象，能够对行为改变有着促进作用的。如果一味为了吸引眼球，采用各种声光电效果，或者在活动中采用大量的气球、条幅等道具，但没有与活动主题相结合，是起不到好的效果的。

8. 可持续原则 健康教育活动的策划还必须考虑活动的后续影响，活动的目的是通过活动能够传播知识，改变受众的健康理念和不健康的生活方式。所以，活动结束后，应该采取进一步的措施跟进，促使受众作出实质性的改变，如果现场活动结束了，工作也就结束了，活动的影响也消失了，这种活动就不是成功的。

（四）活动策划应具备的能力

1. 发现能力 指在迅速掌握和理解所策划活动本质特征的前提下，判断其价值并发现其问题的能力。健康教育活动策划是对一个特定内容的传播活动进行预测和控制的过程，要积极培养在观察及思考的过程中发现和寻找亮点的能力。

2. 创意能力 是指与众不同、独一无二的想法，来自活跃的思维，是策划人想象力的发挥和灵感的迸发，基本要求是标新立异、破旧立新、出人意料。例如，在策划控烟宣传活动中，通过设计小朋友向吸烟者借打火机的环节，使吸烟者主动说出“小孩子怎么能抽烟呢？”的话语，引发吸烟者的思考。

3. 协调力 健康教育活动往往涉及多个部门，需要共同协作完成。因此，协调力对活动策划及组织者来说是必备的能力，要将资源进行组合配置，把既有资源集合在排列有序、新奇独特的构思里，让它们发挥最大的能量。例如，每年的“爱国卫生月”宣传活动，都会举办活动启动仪式及系列宣传活动，要协调发动爱国卫生运动委员会各成员单位，在各自的工作领域中开展具体活动。

（五）活动策划应注意的事项

1. 真人化 健康教育活动里出现的人物，即便是演员，也要以真实身份参加，角色与真人融为一体，如邀请某电视台著名主持人，或者邀请奥运冠军等知名人物参与到活动中来。

2. 平民化 邀请更多的普通居民参与到健康教育活动中来，与健康教育专家共同完成宣传活动，如在超市随机请消费者参与到“阅读营养标签”活动中。

3. 可视化 完整展示一项健康教育活动的全过程，让观众亲眼看见事情的开始、发展和结局。过程要具有悬念性，结局要具有戏剧性。例如，在厨艺大赛中，按照不同的烹饪方法、加盐方法，现场请观众品尝评价等。

4. 互动化 在健康教育活动中设计互动环节，能刺激服务对象的参与欲望，如设计现场答题赠送礼品环节。除线下互动外，也可以通过官方微信公众号、微博、抖音等新媒体进行线上互动。

5. 本土化 进行健康教育活动时要充分注意服务对象的特点，要充分考虑到健康教育活动的地域性特点，还要考虑到要传播的健康知识的特点等方面。例如，在某地区以地铁为传播介质成功开展爱国卫生运动宣传活动，在借鉴活动策划方案的过程中，未开通地铁的地区则可以用公交车作为传播介质。

6. 创新性 在信息化高度发展的今天，各种各样的信息铺天盖地，健康教育活动如果没有超前创新的宣传战略，也就很难得到服务对象的关注。因此，在常规活动策划的基础上，需要结合新形势、开拓新思路，吸引服务对象的注意力，达到健康教育活动的预期目标，如开展线上抽奖答题活动、创新脚本拍摄短视频等。

二、活动策划的步骤

活动策划的过程，是在需求分析的基础上，经过可行性分析、协调沟通，然后进行方案撰写、论证，最后作出决策。下面以在某社区开展高血压防治宣传活动为例，有针对性地总结一下活动策划的步骤。

（一）活动策划前的分析工作

1. 服务对象分析 在活动策划前，建立对服务人群的基本认识，确定目标服务对象。例如，该社区高血压患者及高血压前期人群有多少？年龄分布是什么？是否已经纳入国家基本公共卫生服务项目管理？预期活动中受益的人数有多少？

2. 问题分析 了解该社区服务对象主要关注的与本次健康教育活动相关的问题有哪些。例如，该社区主要关注高血压防治的哪些问题？哪类人群更关注此类问题？针对此类问题，目前提供了哪些活动？

3. 活动的逻辑推进步骤分析 即界定和确认问题→确认要达到的目标→选定评估的指标→寻找各种可行的方案→计算每个方案的成本（包括人力、物力、时间）→计算每个方案的成效→列举方案并进行比较分析。

（二）活动策划的过程

1. 确认服务对象的需求 健康教育活动是针对人群开展的。在活动策划过程中，首先要确认服务对象的需求，可将不同需求按照优先次序排列，然后在讨论其后的步骤过程中慢慢筛选出最优先的。在高血压防治宣传活动中，根据服务对象的分析，通过开展社区诊断（参见第四章），了解社区居民对高血压防治知识的知晓率不高，尤其是需要了解如何测量5g盐、如何烹饪减盐菜肴等。

在活动策划时，组织者须了解有需要的人有多少以及他们的需要或问题是什么。在选择需求评估方法时，从需求的迫切性、时间、人力、物力、工作者的能力等角度出发，选择一种或多种评估方法。需求评估的资料收集常采用定性调查（qualitative survey）和定量调查（quantitative survey）相结合的方式。定性调查中常用的方法有访谈和观察两大类。访谈包括专题小组讨论、个人深入访谈、小组投票法等；观察是视觉为主的资料收集方法，通常需要到现场进行调研，如果调查者参与被观察对象的行列之中，就称为参与性观察（participatory observation）。定量调查是指采用流行病学调查的理论与方法开展调查，并对调查资料进行统计学分析处理。一般在初步定性调查的基础上设计定量调查问卷，在定量调查获得健康问题及其分布以后，可对各相关因素进行分析，再有选择地进行较深入的定性调查以进一步弄清问题发生的原因。

知识拓展

布赖德肖需求理论

何谓需求？不同学者对此表述不同，英国学者布赖德肖（Bradshaw）总结了四种需求类型，结合本章需求评估的内容进行学习。

1. 规范性需要　指有关部门和专家制定的服务项目必须达到的质和量的标准，这种需求是专业人员、行政人员或专家学者，依据专业知识和现有的规定或规范，指出的在特定情况下所需要的标准。

2. 感觉性需要　指大部分居民感觉到自身的某些需要或期望不能满足，并把它说出来的个人期望的需要和想要的服务。例如，社区工作者在社区调查中发现大部分居民认为社区治安不好。这种需要表现为居民的主观感受，也可能是基于客观事实的体会。社区工作者需要以敏锐的视角，发现并询问社区居民的需要。若服务内容和设计照顾到居民的感觉性需要，一方面能确保居民愿意接受其服务，另一方面又能针对居民感受到的某些过高的需要进行及时调整与引导。

3. 表达性需要　居民把自身的感觉性需要通过行动表达和展现的需要。个体积极与相关机构联系，以期获得特定服务。例如，社区居委会通过建议信的形式向社区警务室反映社区治安问题。表达性需要主要反映了对社会服务数量上的需求，它不一定表示对服务质量的不满意；此外，表达性需要既可以来自个人，也可来自团体。

4. 比较性需要　当某个社区的居民获得某项服务，而条件相似或背景相同的另一个社区的居民却没有获得同样的服务，则后者便存在对该项服务的需要。这种与其他个人或社区比较而出现的需要，称为比较性需要。这种需要可以由居民提出，也可以由专家提出。例如，调查发现，情况基本相同的甲乙两个相邻的社区，甲社区为低保户提供了子女免费接受课程辅导，乙社区低保户却没有，乙社区低保户也非常希望获得这个服务。社区工作者开展社区服务活动时，必须全面正确地了解和界定社区的需要，然后才能准确地制订工作计划。

2. 订立工作目标　在清楚了解服务对象的需求后，根据需要设定活动所需达成的目标。清晰的目标能够有效地指引工作者计划活动，同时为后期评估、衡量活动的有效性和效益提供依据。订立工作目标时遵循SMART原则，即明确性（special）、衡量性（measurable）、可实现性（achievable）、相关性（reliability）、时限性（time-bound），具体地指出该活动在指定时间内服务对象要达到的具体改变情况。

订立工作目标具体包括三方面内容：一是清楚界定整个活动方案是以哪些人为服务对象；二是清楚列出活动的内容；三是表达出期望活动的成效，即服务对象参与该服务后可能产生的改变，如某社区高血压患者及前期人群高血压核心信息知晓率提高十个百分点。

3. 评估所拥有的资源　活动组织者客观评估开展此项活动拥有的资源，包括人力、财力、物力等。在人力资源方面，需考虑机构是否有足够人手开展这项活动。人力还包括专业知识，例如举办一场健康教育活动时，需要考虑是否能邀请到这方面的专家作为顾问。财力物力是不可或缺的，需要考虑机构的财政能力、申请资源的可能性等。健康教育活动属于公益性公众活动，其来源可能有：①政府或上级拨款。②企业赞助，在这类主题活动中可以要求医疗相关企业赞助。③基金会等社会团体或慈善机构以及一些国际组织资助。

在评估资源时，可运用SWOT分析方法对机构及其工作者对外所面临的机会和挑战，对内所存在的优势和不足进行分析，并要根据这些评估制订合乎实际、切实可行的服务计划。如果能力不足，可以寻求外来协助或更改原有的目标。

“SWOT分析法”是对各方面内容进行综合和概括，进而分析活动的优势与劣势、面临的机会和威胁的一种方法。S指优势（strength），W指劣势（weakness），O指机会（opportunity），T指威胁（threat）。其中，优势与劣势是组织部门自身存在的积极和消极因素，属主观因素；而机会和威胁则将注意力放在外部环境的变化对活动可能造成的影响上，属于客观因素。

4. 列出所有可行方案 在设立目标，评估分析资源后，考虑用不同的方法达到预期目标就非常重要了。一份好的活动方案通常需要考虑很多途径，然后逐一仔细描述和预测。发现各种可行性方案才有可能从中抉择出最佳方案。在健康教育活动策划中，为实现目标可以采用多种策略。在这个过程中，创新起着非常重要的作用，小组讨论和个人发言增加了提出新方法的可能性，也有利于有意义的可行方案的产生。

为了激发创造性，可以运用能够激发、促进创造性思维和创新性解决方案的群体讨论方法来解决问题，如头脑风暴法、名义群体法。

（1）头脑风暴法：是快速大量寻求解决问题构想的集体思考方法。运用这种方法时，活动规划小组成员聚在一起，提出各种各样的备选方案并对这些方案进行讨论。小组成员中任何人表达意见、观点时，都不应被批判和嘲笑；与会人员每人都要提出意见，尽情表达，鼓励“搭便车”，从其他人的看法中衍生出自己的新的意见。一般来说，这种方法需要5～10名工作者组成一个非公开的会议小组，然后按照下列程序进行：①由一位小组成员对小组要讨论的问题进行大致的描述。②小组成员分享各自的想法，提出各种备选行动方案。③在全部备选方案被介绍完之前，每一个人都得保留自己对某方案的评判。小组中的一名成员负责记录各个备选方案的要点。④鼓励小组成员尽可能地提出创新和激进的想法，并且提出的想法数量越多越好。此外，还要鼓励小组成员对彼此的意见进行深入思考。⑤当所有备选方案都被提出来以后，小组成员需要对每一种方案的优缺点进行讨论，形成一个备选方案清单。

（2）名义群体法：名义群体法提供了一种以书面方式提出备选方案的更为结构化的途径，并给予活动策划者更多的时间和机会来构思解决方案。当问题存在争议的时候，或者希望小组成员提出各自不相同的行动方案时，名义群体法相当有用。一般来说，在运用这种方法时，要求规划小组举行一个非公开的组内会议，会议遵照下列程序进行：①由一位小组成员对将要讨论的问题进行简要介绍，然后给出30～40分钟的时间，让每一个小组成员独立写下各自的想法和解决方案。鼓励小组成员尽可能有所创新。②小组成员轮流向大家说明自己的想法，由一名管理者在旁边记录这些备选方案。在所有备选方案被介绍完之前，不允许对任何一个方案进行批评或者评价。③按照首次提出的先后顺序，对这些备选方案依次进行讨论，小组成员可以要求了解备选方案的详细信息，并对每一个方案进行批评式考察，以便明确它的优点和缺陷。④在所有备选方案被讨论之后，每一位群体成员都按照自己的偏好程度对这些方案进行排序，形成一个备选方案清单。

5. 预测每种可行方案的结果 活动的计划过程是一个前瞻性的过程，活动组织者可以从不同角度去观察各种可能的情况，当知道了各种可行方案的可能结果时，就能对比各种方案，然后提出一个最优的方案。运用符合性、可接受性、可行性三个指标去评估上一阶段提出的每一个策略，删除那些明显不可能的策略，即不符合目标、不被人们接受、没有任何可行性的策略。在这个过程中，可以通过SWOT分析法逐一分析实践每个方案的可行性，选出一个或几个方案。

6. 确定最优方案 列举所有的可行方案并加以仔细研究，比较不同的方案，经过仔细审核，得出一个最明智的决定。在这个阶段最有挑战的一个方面是决定优先次序。在列举各种可行方案和确定各种目标之后，衡量其重要性和可行性就显得非常必要。对备选方案进行选择时，具体分析以下问题。

（1）该方案是否符合服务对象的需求及优先顺序？

（2）是否有足够的资源来完成该方案？

（3）该方案所提供的服务是否被服务对象和社会成员所接纳?

（4）该方案所产生的效益是否比成本更重要?

（5）是否能测量出该方案的服务效能?

（6）该方案是否具备可操作性?

（7）在推行该方案时，是否会有严重的危机产生?

通常，一个策划方案经过上述几轮的筛选、论证、优化，再加上决策者的明断，这时方案就可以“拍板”了。

7. 制订具体行动计划　即将计划分为开始、推行和评估三个阶段，为达到服务目标制订具体的行动方案，在方案中，详细列出各阶段要完成的工作及其完成的期限，然后按照完成日期排列出先后次序，规定完成任务的具体时间，保证服务可以按照计划的时间来完成。方案设计了一系列与目标相关的活动，而且每个活动都有其具体的目标，因此要将这些活动一方面按照推行时间先后排出次序，另一方面还要根据服务活动的目标、场地（环境）、资源等要素进行编排。

8. 预期困难及解决方法　弹性对于总体计划过程十分重要。活动组织者要严格遵守计划，除非情况发生改变或者有更好的推进计划产生。然而，当计划被具体制订和贯彻时，变化是经常发生的，在必要的时候可调整计划。因此，一定的弹性应对计划在计划中是必要的，针对活动中可能出现的状况进行预计，并提出相应的解决方法，如活动期间的人员疏散，名人、嘉宾出席时的安保措施，以及如何应对突然出现的会场扩音设备故障、下雨、停电或火灾隐患等，总之要充分分析出可能出现的问题，制订相应的防范措施和解决办法，确保整个活动安全实施。

（三）活动方案的撰写

在取得上级领导和相关部门的支持后，策划者就要着重进行策划方案的撰写环节。主要有以下两步。

第一步是主题设计。主题是策划者所要陈述的思想，是活动的灵魂，任何一项健康教育活动，都必须确立鲜明的活动主题。一个好的主题基本具有以下特点：一是与目标一致；二是富于特色；三要适应服务对象的需求；四要易于传播。可以准备多个主题进行选择。

第二步是策划提纲，设定具体内容，形成方案。做任何一项活动，在动手写具体方案之前，一定要先写好提纲，然后再填充具体的内容。一份完整的活动策划方案可以利用“6W＋2H＋I＋E”程序方程式协助制定并检查计划书内容有无遗漏。“6W＋2H＋I＋E”程序方程式包含以下十项方案构成要素。

1. 背景理念 / 目标（why）　首先要定位的背景理念是，要举办的活动是基于政策要求还是广大服务对象的需求，如果是基于政策要求，根据政策提出的目标、规模、形式等要求落实就行；如果是根据需求来策划活动，就需要对实际需求有明确了解，才能选出一个针对性更强、更有吸引力的活动主题。

其次主题要单一，要继承总的宣传思想，要根据各方面信息的分析，提取当前最重要的，也是最值得推广的一个主题，而且只能是一个主题。在一次活动中，不能做所有的事情，只要把一些最重要的、最有用的、最容易记住的信息传达给服务对象即可。

2. 活动参与者（whom）　明确参与此次健康教育活动的人员是谁，有哪些特征。例如，高血压防治宣传活动中，要明确哪些部门参与活动及各部门的参与人员、参与的服务对象有哪些等。

3. 活动时间（when）　指活动计划在什么时候举办。举办时间有两方面的含义：一是举办活动的日期和具体时间点；二是活动的筹备和结束日期。活动时间的长短没有统一标准，根据活动内容和规模而定。

4. 活动地点（where） 即健康教育活动在什么地方举办、需要什么场所。首先明确活动的地区，即在某市/县/社区；而后根据活动的规模，如涉及单位的数量、参加活动人群的数量等选择适当的活动场所，如学校礼堂、影剧院、广场、社区等。在具体选择开展活动的场地时，还要综合考虑使用该场地的成本，以及活动现场的设施和服务等因素。

5. 活动内容（what） 详细介绍活动内容是什么，以何种形式开展，主要议程有哪些，要注意活动内容要为实现目标而服务。

6. 人手安排（who） 为了便于活动的实施，在活动方案中需详细列出各部门或人员的职责。如卫生行政部门负责组织协调，协办单位负责组织实施、方案制定、物料准备等，承办单位负责服务对象的组织、活动现场布置等，要尽量细化、清晰明了，以保障活动的顺利进行。要充分考虑到现场可能出现的问题，并安排专人负责。例如，室外的宣传活动中，场地的使用需要提前向城管部门备案，集中人员超过1000人，需要向当地公安部门、消防部门备案，这些问题需提前考虑并有所应对。

7. 程序安排（how） 清晰列明活动如何进行，包括宣传、招募、活动前期准备、活动流程、后期跟进等事宜。活动进度计划是在时间上对各项工作进行统筹安排，可以使用项目实施时间表，明确在筹办过程中，到什么阶段应该完成哪些工作，直到活动成功举办。计划中要对所要完成的事项（包括资源的协调、物资的准备等）、截止时间和负责人都作出明确安排，以保证活动的各项工作能有条不紊地进行。

8. 所需资源（how much） 列出活动中所需要的资源，包括物力，如活动物资等；财力，主要指财政预算，如收费、资助、各项支出的情况等。

9. 应变计划（if then） 预计活动过程中可能突发的情况（如项目合作方的不配合等），并提出针对性的预防性措施和补救性措施。

10. 总结评估（evaluation） 明确活动评估中的过程评估与结果评估，阐明评估如何进行，如评估的内容指标、资料收集的方法、时间安排等。

三、活动实施的注意事项

健康教育活动的实施既是按照策划方案实现目标、获得效果的过程，又是体现活动策划根本思想的过程。失去了有效的组织实施，再优秀的策划也只是废纸一张，不能产生经济效益和社会效益。项目的实施流程需遵循SCOPE模式（参见第四章），这里简要介绍一下在活动的组织实施过程中应该注意的一些事项。

（一）营造有感染力的现场氛围

健康教育活动的感染力，最重要的莫过于场景的设计。当参加者走进活动场区，首先会感受到现场布置是热烈还是冷清，是整齐协调还是凌乱无序，这都会给参与者留下第一印象。富于感染力的场景布置，应该是一幅立体图画，能够给人留下深刻的印象和美的享受。场景的设计，一般情况下应该遵循以下原则：第一，必须紧密围绕主题、表现主题、突出主题、深化主题，充分利用地形地物，使场景布置更具特色，只有这样才能有效利用好活动资源，提升活动效果；第二，要注重色彩的运用，在这方面，既有约定俗成的习惯，又有较强的民族性，如营造喜庆的氛围多用红色、黄色，营造庄重的氛围多用藏青色、深蓝色等。在健康教育活动现场氛围的营造中，要注意讲究色彩的协调性，既包括活动本身各个部分色彩的协调，又包括与活动现场其他固有部分色彩的一致性。

（二）扩大活动的传播效果

信息化时代，运用包括网络在内的传播媒介进行活动的宣传，是一项重要策略。在进行活动策划时，必须着力研究应如何进行信息加工、利用传播媒介，扩大传播规模，争取更大的传播效果。

1. 把握受众心理，抓住热点问题　一项有传播力的健康教育活动，首先要把握受众的心理，抓住其所关注的热点切入主题，这样才能有效地扩大传播力，提高传播效果。

2. 传播信息的科普化　在健康教育活动中，所传播的信息要想让服务对象能够听得懂、用得上、做得到，必须要对其进行科普化，将专业性较强的内容转变为服务对象能够接受的东西。要做到以下几点：第一，每次活动所传播的信息应尽量保证为单一方面的内容。例如，宣传乙肝防治知识，就从防治乙肝的核心信息着手，设计科普内容，并告诉服务对象该如何去做。第二，所传播的信息要使用多种形式表现出来，如语言、文字、图画、音视频等，并需要精心提炼，用一个形象的概念表达出来。

3. 发挥新闻的传播效应　发挥新闻传播效应需要策划出能达到宣传目标的“新闻点”。一般来说，具有新闻性的事件，具有以下特点：①涉及的人数众多，与大众有直接关系。②事情非同寻常。③与著名人物或重要人物相关。④有新的或权威的发现。⑤事件主题契合当前热点话题。⑥事件有人情味和独特性。

4. 把握传播的压力效应　在传播的内容与服务对象的观念不一致的情况下，传播者对受众就会构成一定的压力，压力越大，传播效果越好。健康教育活动的主要目的是要改变不良的生活方式和行为，对于某些既定的做法或习惯，要作出改变难度比较大，因此在传播过程中，应该加大压力效应，可以采取以下3种方法：第一，扩大活动规模，产生更强烈的压力效应；第二，提高主办机构的规格，规格越高的组织发出的信息，受众的认同度就会越强，信息的压力效应也就越大；第三，邀请地位高的名人出席，运用名人效应，加大信息传播的压力效应。

（三）利用名人效应

大型宣传活动一般都会邀请社会名流、政治领袖或政府相关部门领导作为主礼嘉宾，以提高活动层次，促进传播效果，并起到激发服务对象参与热情的作用。当然，想利用好名人效应，所邀请的名人需达到以下几点要求。

（1）在其职业范围内受到高度尊重。

（2）具有广泛的公众知名度和影响力。

（3）热衷于公益事业并具有良好的目的性。

（4）曾关注相关的活动并有理性的认识。

（5）具有大众亲和力、良好的个人声誉和公众形象。

邀请名人参加活动，要周密计划、妥善安排，尤其要安排好他们在活动中承担的角色，事前要清楚地告知其活动的基本程序，明确其应该出现在哪个环节，该做些什么，角色任务完成后有哪些安排等，在活动过程中要安排好引导员，随时关注所邀请人员的即时需求。同时注意，如果参与受众较多，需提前规划安全疏散路线，确保到场人员安全。

（四）分门别类实施管理

就是要将无数具体的工作，以一定的逻辑关系，划分成若干个类别实施管理。划分标准一般是两类：一类是以工作的专业划分为标准，如方案设计、现场布置、新闻报道、保安工作等；另一类是以时空标准予以划分，即以时间或空间为标准。通常情况下，为方便筹备工作和现场工作的一体化，会遵循一个基本的模式，以专业标准划分为主，时空标准划分为辅，分为六部分进行分类管理。

1. 程序控制 负责整个活动的程序落实与现场的指挥组织。

2. 人员组织 负责出席活动的所有人，包括嘉宾、一般参与者、工作人员以及服务对象，从邀请、接待、迎送，到人员参与活动的具体安排，都要负责。

3. 场地布置 场地是活动的硬件设施，场地布置既包括实施场地的外围布置，使用区域的划分（如座位、通道、活动场所），灯光、音响的调试，现场氛围的营造等，还要包括现场所用道具的准备、运输、监督使用、用后整理归还等。

4. 资料收集 在健康教育活动中，现场往往需要收集和保管好相关资料，比如领导发言稿、主持稿、活动流程表等，一些比赛类活动还需要提前收集资料供活动时使用，如参赛者的个人信息、介绍视频、演讲PPT等。需要有专人负责资料收集工作，以确保每个环节得以完美展示。

5. 宣传工作 宣传是一项重要而又很专业的工作，要研究宣传的途径、方式方法，准备宣传的内容，联系不同性质的媒体，现场接待及妥善安排记者采访等。任何一项健康教育活动，都应将宣传视为独立且较为重要的工作，充分发挥媒体的宣传作用，进一步扩大活动的实际效果。

6. 保卫工作 安保是活动的幕后英雄，尤其是有重要嘉宾出席时，其重要性更加凸显。安保人员既要注意场内的秩序，同时还要关注场外环境的变化，遇到突发事件要及时应对。

（五）时间进程与活动进程的协调

健康教育活动涉及较多的环节和事项，需要处理的问题纷繁复杂，但实质问题是时间与事件进程的划分、协调、整合与统一，即在实施过程中如何合理安排时间和工作协调推进。由主办机构或领导主持的前期协调会（落实责任和各项工作到部门或到人）、中期通报会（各项准备工作的进程及质量）、活动前所有设备检查、组织预演都是必要的。

除此之外，还应该注重活动全程的监督与评价。

第三节 健康教育活动的评价、总结与报道

健康教育活动现场活动结束后，需要开展活动后期的评价、总结和报道等。评价总结旨在发现活动在计划、筹备、组织、实施过程中出现的问题，探讨更好的解决思路；同时梳理出一些好的经验和做法，为以后举办类似的活动提供借鉴和参考。

一、健康教育活动的评价

健康教育活动评价是一个系统地收集、分析、表达资料的过程，它贯穿于健康教育活动的过程始终，旨在随时发现活动过程中可能会出现的问题，为活动的进一步实施和以后项目的决策提供依据。活动评价不仅能了解健康教育活动的效果，还能全面监测、控制、保障计划的实施和实施质量，从而成为取得预期效果的关键措施。

（一）评价的目的

健康教育活动评价的主要目的包括核实活动计划的先进性和合理性；监督活动计划的执行情况；判断活动预期目标的实现程度，以及活动的可持续性；总结活动的成功与不足之处，总结活动过程中应该注意的事项，提出进一步提高的途径和方法。

（二）评价的种类、方法以及评价过程中的注意事项

活动开展过程中同样也要进行形成评价、过程评价和效果评价，即对活动的方案设计、实施过程、产生效果等进行全面评估。不同种类的评估使用的指标及方法可参考本书第四章内容。

二、健康教育活动的总结

总结是随着活动评价而来的，通过对活动前、中、后的评价，对整个健康教育活动有一个完整的认识，活动中成功的经验、失败的教训，都需要总结出来，为后期同类活动的进行打下良好基础。同时需要撰写活动总结报告。

活动总结报告没有固定的格式，通常包括以下内容。

1. 活动的基本情况介绍　如活动的名称、性质、活动的目标、活动开展日期、时间和地点、活动对象参与情况等。

2. 活动开展情况及反思　对服务对象进行分析，了解预期对象在数量和特征方面的差距；对所采用的宣传媒体效果进行反思；整理资源链接情况；总结活动程序执行过程中的情况，尤其是出现的突发状况；评估活动目标的达成度；评估参与者对程序安排的满意度；对活动进行检视，提出未来改进的方向等。

3. 活动经费使用情况　报告活动的开支情况，解释超支或盈余的原因。

总结报告写完之后应该呈报给上级领导审阅，第一，通过简洁的口头汇报和总结中呈现的详细报告，让其了解整个活动的准备和举办效果；第二，对前期的请示做一个反馈，形成文件流程中的闭环；第三，通过严谨的办事思路和严密的办事流程，给领导形成一个良好的印象，便于争取后期的项目。

三、健康教育活动的报道

健康教育活动并不是现场活动结束，整个活动就随之结束了，现场活动的气氛会调动参加活动人员的健康意识和投入健康的动力，而一个活动更大的效益是通过后期的宣传报道产生的。第一，宣传报道会让更多的人了解到活动的目的和意义，学习到活动过程中所传播的知识和理念，进一步扩大传播范围，提升现场活动的有限效果；第二，宣传报道能将健康教育活动的一些新理念、新形式、新做法传播出去，供同行或相关行业借鉴和参考；第三，通过宣传报道，也能让各级领导对相关工作加以了解，以争取更大的支持。总之，新闻报道绝不是哗众取宠，而是活动效果的延伸和扩展，是健康教育活动中不可或缺的一环。

一篇新闻报道的扩展面或大众的阅读量有多少，也就是宣传效果如何，主要取决于以下几个因素。

1. 标题　标题不宜过长，也不要太短，10～20个字为宜。一个好的新闻标题能够吸引更多的读者阅读新闻内容，所以，在拟标题的时候要择取活动亮点，简述活动内容，力求上口，夺人眼球；切忌制作虚假或刻意夸大的新闻标题。

2. 导语　好的开头会激发读者读下去的欲望。导语是一篇新闻稿中第一段话或者是第一句话，它由新闻稿中最新鲜、最主要的事实或精辟的议论组成。导语的写法一般分为：叙述式（今年的5月31日，是第36个世界无烟日，主题是：无烟为成长护航。）、提问式（提起艾滋病，您会觉得恐惧吗？）、引用式（2016年召开的全国卫生与健康大会上提出：每个人是自己健康的第一责任人。）。

3. 主体　主体是新闻稿中的主要部分，它是新闻稿的核心。首先要承接导语，阐述导语所揭示的主题（或者是回答导语中提出的问题），然后要对消息事实做具体的叙述与展开。书写主体时需要

注意：主题突出，内容充实，结构严谨，层次分明。在主体部分，要着重注意新闻的特点：内容真实准确，内容新鲜有价值，时效性强，简明扼要。主体的主要内容包括五要素（5W：何时when、何地where、何人who、何因why、何事what），也可简单加入事件的意义。主体的描述一定要生动、有层次，让人有读下去的欲望，要适当简洁，不可简单罗列，要有顺序和层次，一般以时间为序。

4. 结语 指新闻稿中的最后一句或者最后一段话，用来阐明新闻所述事实的意义，加深读者对新闻稿的理解和感受，从而得到更多启示。新闻稿的结尾方式分为小结式、评论式、希望式等。

在撰写新闻稿的过程中，还应该注意如下细节：第一，注意稿件的新闻性、时效性；第二，事件的真实性不可更改；第三，导语避免千篇一律，要将最重要或最吸引人的部分写进去；第四，稿件要有细节描述，但要抓住重点，内容要丰富；第五，新闻中可以引用重要人物原话，较大程度地还原现场；第六，新闻报道谨慎使用第一人称，只有当指群体时，才可能会出现“我们”这样的字眼。

本章小结

教学课件

执考知识点总结

本章无执考知识点。

拓展练习及参考答案

（王丽萍　顾　娟）

参考文献

[1] 白金辉．社区营养健康教育现状与对策［J］．中国初级卫生保健，2021，(09)：22-24.

[2] 陈美君，林昊翔，云青萍，等．职业人群工作场所健康促进服务利用状况及其对主观幸福感的影响［J］．中国健康教育，2021，37（4）：7.

[3] 崔子禕，吴佳倩，柳怡章，等．学校健康教育实践案例分析［J］．健康教育与健康促进，2022，17（5）：548-550.

[4] 傅华．健康教育学［M］．3版．北京：人民卫生出版社，2019.

[5] 葛均波，徐永健，王辰．内科学［M］．9版．北京：人民卫生出版社，2018.

[6] 顾沈兵，魏晓敏，刘惠琳，等．社会动员策略在健康教育与健康促进中的应用［J］．上海预防医学，2015，27（8）：4.

[7] 郭航远，陈利坚，陈爱霞，等．代谢综合征社区宣教及家庭防治［M］．杭州：浙江大学出版社，2020.

[8] 国家心血管病中心．中国心血管健康与疾病报告2021［M］．北京：北京科学出版社，2022.

[9] 胡伟，许亮文．医院健康教育与健康促进［M］．北京：人民卫生出版社，2016.

[10] 江海东，琚雄飞．基本公共卫生服务技术［M］．北京：中国医药科技出版社，2023.

[11] 李兰，汪建平，赵继宗．外科学［M］．9版．北京：人民卫生出版社，2018.

[12] 李立明，詹思延．流行病学［M］．8版．北京：人民卫生出版社，2017.

[13] 李晓阳，周德华．健康教育与健康促进［M］．北京：北京大学医学出版社，2011.

[14] 李浴峰，马海燕．健康教育与健康促进［M］．北京：人民卫生出版社，2020.

[15] 李长宁，李杰．新媒体健康传播［M］．北京：中医协和医科大学出版社，2019.

[16] 刘芳丽，袁圣敏，吴键．应用国际教育经验的健康“处方”探索我国学校健康教育发展之策［J］．体育教学，2021，12（3）：58-60.

[17] 吕姿之．健康教育与健康促进［M］．2版．北京：北京大学医学出版社，2020.

[18] 聂静虹．健康传播学［M］．广州：中山大学出版社，2019.

[19] 钱秋海，倪青，黄延芹．糖尿病高血压病证结合诊疗指南［J］．环球中医药，2024，17（01）：173-187.

[20] 孙恕，易松．2023年《中国高血压防治指南》更新临床实践［J］．心电与循环，2023，42（3）：203-206.

[21] 谭一君，梁景荣，张海润．开展社区健康教育对社区慢性病管理的影响［J］．深圳中西医结合杂志，2020，（07）：196-197.

[22] 田本淳．健康教育与健康促进实用方法［M］．2版．北京：北京大学医学出版社，2014.

[23] 王福顺．情绪心理学［M］．3版．北京：人民卫生出版社，2022.

[24] 王健，马军，王翔．健康教育学［M］．3版．北京：高等教育出版社，2021.

[25] 许鸣，陆嘉惠．从痰、瘀、毒论恶性肿瘤的病机与辨治［J］．国际中医中药杂志，2016，38（11）：1028-1029.

[26] 杨磊，李卫东．职业健康服务与管理［M］．北京：人民卫生出版社，2020.

[27] 杨启光．健康中国与学校健康教育治理［M］．上海：上海交通大学出版社，2024.

[28] 尤莉莉，刘远立．国家基本公共卫生服务项目十年评价（2009—2019年）实施国家基本公共卫生服务项目

的意义和经验［J］. 中国全科医学，2022，25（26）：3203-3208.

［29］尤莉莉，赵金红，陈新月，等. 国家基本公共卫生服务项目实施十年的进展与成效［J］. 中国全科医学，2022，25（26）：3209-3219.

［30］张硕峰. 药理学［M］. 北京：中国中医药出版社，2021.

［31］张晓琴. 社区活动策划［M］. 南京：南京大学出版社，2021.

［32］张作风，李晓光. 国家基本公共卫生服务项目实施现状、问题与对策［J］. 中国卫生政策研究，2019，12（3）：27-33.

［33］Chen，W.，Xia，C.，Zheng，R.，et al. Disparities by province，age，and sex in site-specific cancer burden attributable to 23 potentially modifiable risk factors in China：a comparative risk assessment［J］. Lancet Glob Health，2019，7（2）：e257-e269.

［34］Tran，K. B.，Lang，J. J.，Compton，K.，et al. The global burden of cancer attributable to risk factors，2010-19：a systematic analysis for the Global Burden of Disease Study 2019［J］. The Lancet，2022，400（10352）：563-591.